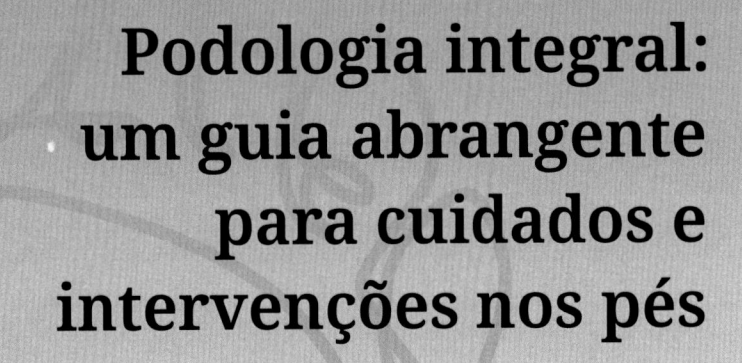

# Podologia integral: um guia abrangente para cuidados e intervenções nos pés

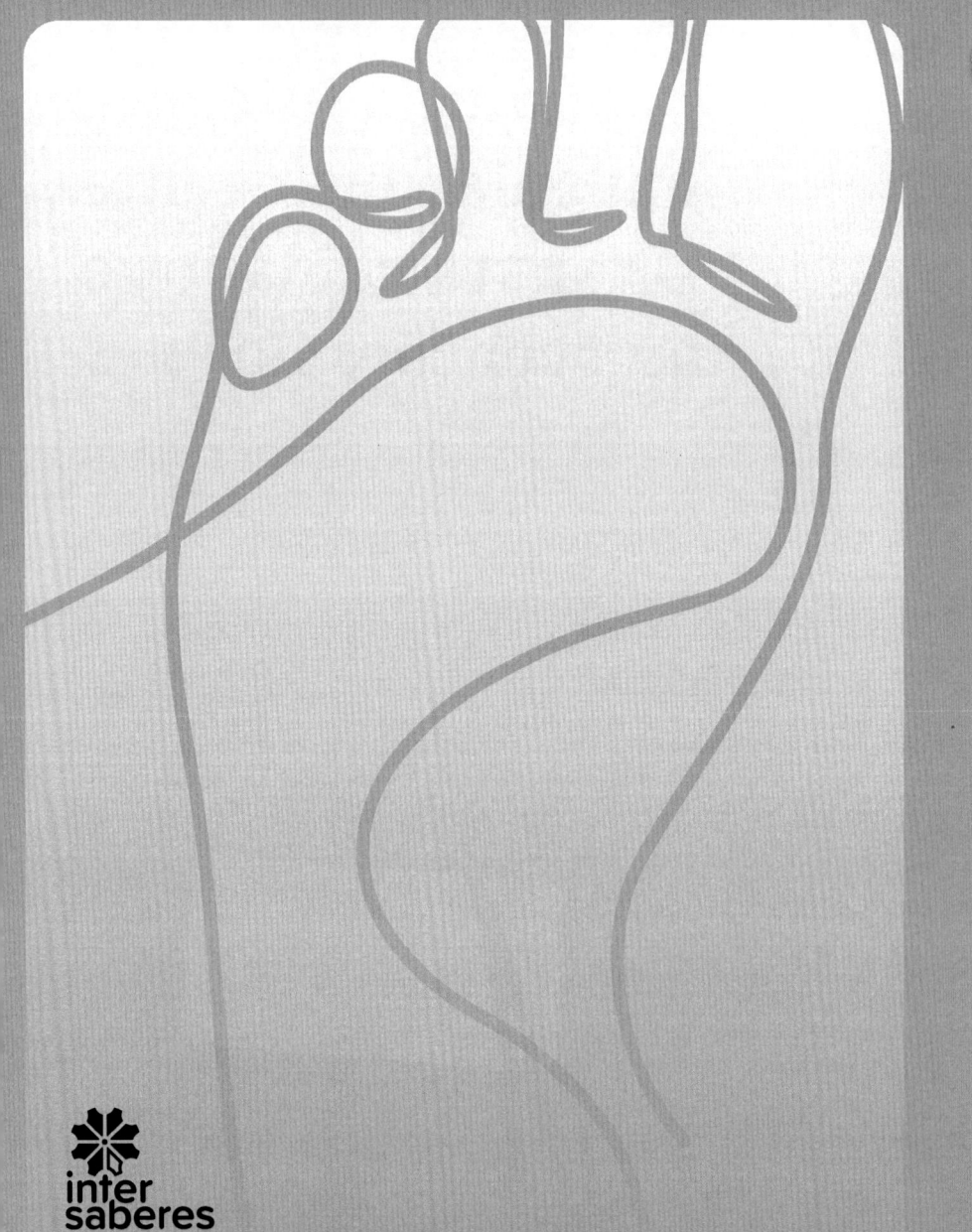

# Podologia integral: um guia abrangente para cuidados e intervenções nos pés

Rozelia da Aparecida da Silva

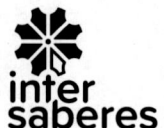
**inter saberes**

Rua Clara Vendramin, 58 . Mossunguê
Cep 81200-170 . Curitiba . PR . Brasil
Fone: (41) 2106-4170
www.intersaberes.com
editora@intersaberes.com

**Conselho editorial**
Dr. Alexandre Coutinho Pagliarini
Dr.ª Elena Godoy
Dr. Neri dos Santos
M.ª Maria Lúcia Prado Sabatella

**Editora-chefe**
Lindsay Azambuja

**Gerente editorial**
Ariadne Nunes Wenger

**Assistente editorial**
Daniela Viroli Pereira Pinto

**Preparação de originais**
Fabrícia E. de Souza

**Edição de texto**
Caroline Rabelo Gomes
Palavra do Editor

**Capa**
Sílvio Gabriel Spannenberg (*design*)
ChekmanDaria/Shutterstock (imagem)

**Projeto gráfico**
Sílvio Gabriel Spannenberg (*design*)
Olga Rai/Shutterstock (imagens)

**Diagramação**
Kátia Priscila Irokawa

***Designer* responsável**
Sílvio Gabriel Spannenberg

**Iconografia**
Regina Claudia Cruz Prestes
Sandra Lopis da Silveira

**Dados Internacionais de Catalogação na Publicação (CIP)**
**(Câmara Brasileira do Livro, SP, Brasil)**

Silva, Rozelia da Aparecida da
  Podologia : um guia abrangente para cuidados e intervenções nos pés / Rozelia da Aparecida da Silva. – Curitiba, PR : InterSaberes, 2024.
  Bibliografia.
  ISBN 978-85-227-1347-9
  1. Pés – Cuidado e higiene 2. Pés – Doenças – Tratamento 3. Podiatria I. Título.

24-204526                                                                                              CDD-617.585

**Índices para catálogo sistemático:**
1. Podiatria : Ciências médicas    617.585
            Cibele Maria Dias – Bibliotecária – CRB-8/9427

1ª edição, 2024.
Foi feito o depósito legal.
Informamos que é de inteira responsabilidade da autora a emissão de conceitos.
Nenhuma parte desta publicação poderá ser reproduzida por qualquer meio ou forma sem a prévia autorização da Editora InterSaberes.
A violação dos direitos autorais é crime estabelecido na Lei n. 9.610/1998 e punido pelo art. 184 do Código Penal.

# Sumário

11 Apresentação
13 Como aproveitar ao máximo este livro

*Capítulo 1*
17 **Introdução à podologia**
19 1.1 Definição e história da podologia
26 1.2 Regulamentação e ética da profissão de podólogo/podologista
31 1.3 Processo de trabalho na podologia
42 1.4 Atuação podológica em diferentes locais

*Capítulo 2*
51 **Os pés**
54 2.1 Anatomia dos pés
66 2.2 Movimentos do tornozelo e do pé
70 2.3 Pele
79 2.4 Lesões elementares dermatológicas (LEDs)
84 2.5 Unhas
97 2.6 Dores nos pés

*Capítulo 3*
121 **Áreas de atuação podológica**
 123 3.1 Podologia clínica
 124 3.2 Podopediatria ou podologia infantil
 129 3.3 Podogeriatria
 132 3.4 Podologia esportiva e de diferentes movimentos
 134 3.5 Podologia laboral

*Capítulo 4*
143 **Podologia para diabéticos**
 147 4.1 Conceito e classificação do diabetes
 155 4.2 Fatores de risco para desencadear diabetes mellitus
 159 4.3 Neuropatia diabética (ND)
 162 4.4 Fatores que influenciam na circulação
 166 4.5 Características do pé diabético
 176 4.6 Orientações gerais para a pessoa diabética

*Capítulo 5*
183 **Intervenções podológicas específicas**
 185 5.1 Inspeção do pé
 187 5.2 Exame físico do pé
 189 5.3 Exame ITB (índice tornozelo-braquial)
 193 5.4 Testes biomecânicos e neurológicos
 197 5.5 Intervenção para onicocriptose
 206 5.6 Intervenção para onicomicose
 216 5.7 Intervenções para fissuras

*Capítulo 6*
**225 Podologia cosmética natural**
  *229* 6.1 Cosméticos naturais, orgânicos, veganos, sustentáveis e *cruelty free*: certificações
  *234* 6.2 Ação de substâncias na pele
  *239* 6.3 Ativos naturais na podologia
  *245* 6.4 Ingredientes que devem ser evitados nos cosméticos
  *249* 6.5 Vitaminas e minerais essenciais para a saúde das unhas
  *264* 6.6 Aromaterapia
  *273* 6.7 Podoaromaterapia
  *281* 6.8 Argiloterapia ou geoterapia

*295* Considerações finais
*298* Referências
*315* Respostas
*319* Sobre a autora

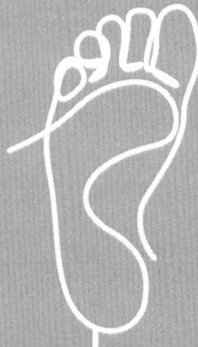

Dedico este livro às minhas joias preciosas, meus filhos, Matheus Wesley Pretko e Nicolas Willy Pretko. Também à minha mãe, Devanir Ribas da Silva, e ao meu pai, Marins Cristino da Silva.

Agradeço imensamente a Deus! Minha fé me conduziu até aqui, e Deus, com sua infinita bondade, me fará ir além!

Agradeço à professora e amiga Vera Lucia Pereira dos Santos, pelo incentivo e apoio, pela participação no projeto deste livro e, principalmente, pelo fato de acreditar em meu potencial para a realização desta obra.

Meu sincero agradecimento ao amigo, escritor e vice-reitor do Centro Universitário Internacional (Uninter), professor Jorge Bernardi, pela confiança em meu trabalho como docente de podologia, o qual resultou nesta oportunidade de escrita.

> *Nossa Vida é manifestação da Vida de Deus. Por isso, somos donos de potencialidade infinita.*
> (TANIGUCHI, 2012, P. 7)

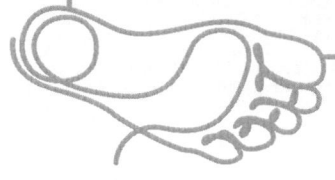

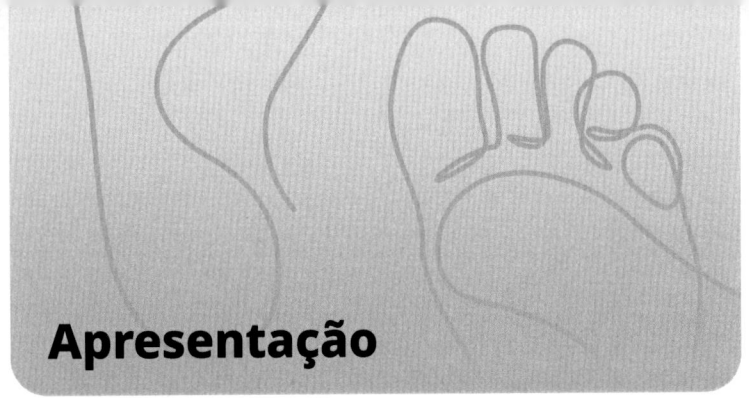

# Apresentação

Este livro objetiva levar o leitor à reflexão e à compreensão acerca da pluralidade dos conhecimentos necessários para o exercício profissional da podologia, além de ampliar conhecimentos específicos da área para que se possa atuar de forma competente e conscienciosa, como convém ao profissional que busca vencer os desafios trazidos pela evolução científico-tecnológica.

Para tanto, o Capítulo 1 apresentará a história da podologia, das origens mais antigas aos dias atuais, bem como sua introdução no Brasil e princípios éticos, bioéticos e de biossegurança. Sob um olhar empreendedor, será possível perceber que a podologia deve ser planejada, implantada e tratada como um negócio, mesmo sendo da área da saúde.

O Capítulo 2 abordará especialmente os pés, base de sustentação da estrutura corpórea e a parte do corpo humano que recebe os cuidados podológicos. Serão examinadas suas estruturas e seus anexos, bem como algumas das principais queixas de pacientes e patologias que podem acometê-los.

A podologia vem evoluindo positivamente, e estudos e pesquisas vêm ganhando espaço, o que resulta em novos nichos de atendimento e especializações. O Capítulo 3 terá como foco as áreas de atuação que estão surgindo para os profissionais de podologia.

O profissional de podologia não deve limitar-se ao tecnicismo replicante. Por isso, o Capítulo 4 mostrará que a evolução humana e científica proporcionou às pessoas a longevidade e, com isso, houve o surgimento, o agravamento ou o aumento das consequências de doenças já existentes, como é o caso do diabetes, tema do capítulo. A sobrevida tem seu preço, e as complicações do diabetes são um exemplo disso. Por isso, será possível compreender um pouco mais sobre essa doença tão relevante e associada a questões tão severas, mas negligenciadas por muitos.

Nesse contexto, o profissional da área deve considerar o estado nutricional, emocional e físico do paciente e acolhê-lo sob uma visão integrativa e sistêmica, saber interpretar exames laboratoriais, montar um plano terapêutico individualizado, ajudar a melhorar a condição física e, consequentemente, emocional – requisitos para oferecer uma podologia de qualidade com resultado e engajamento do paciente e dos familiares. O Capítulo 5 tratará de avaliações clínicas e exames físicos dos pés. Sem a intenção de esgotar o assunto, mas de instigar a curiosidade, serão abordadas algumas intervenções importantes para o profissional de podologia.

Por fim, o Capítulo 6 versará sobre um tema leve, moderno e encantador, a podologia cosmética natural: óleos essenciais, vitaminas e minerais que contribuem para a saúde dos pés, argiloterapia, entre outros aspectos relacionados.

No decorrer deste livro, a autora registra sua experiência e trajetória de 10 anos de atuação e de mais de 12 anos de estudos ininterruptos na área de podologia. Portanto, a intenção é tornar a obra um subsídio valioso, que facilite a caminhada do leitor tanto na vida pessoal quanto na profissional.

Boa leitura!

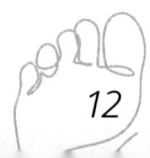

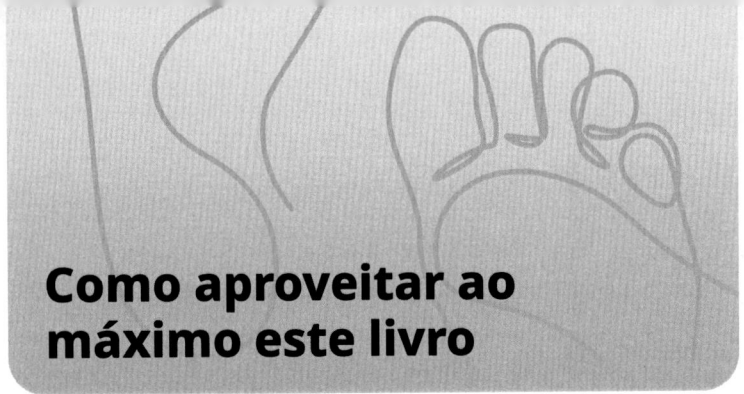

# Como aproveitar ao máximo este livro

Empregamos nesta obra recursos que visam enriquecer seu aprendizado, facilitar a compreensão dos conteúdos e tornar a leitura mais dinâmica. Conheça a seguir cada uma dessas ferramentas e saiba como estão distribuídas no decorrer deste livro para bem aproveitá-las.

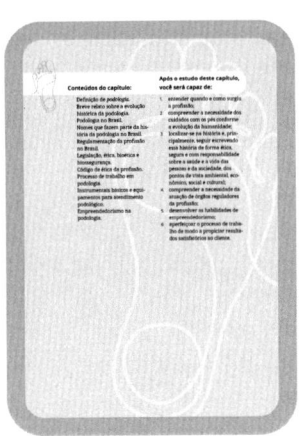

**Conteúdos do capítulo:**

Logo na abertura do capítulo, relacionamos os conteúdos que nele serão abordados.

**Após o estudo deste capítulo, você será capaz de:**

Antes de iniciarmos nossa abordagem, listamos as habilidades trabalhadas no capítulo e os conhecimentos que você assimilará no decorrer do texto.

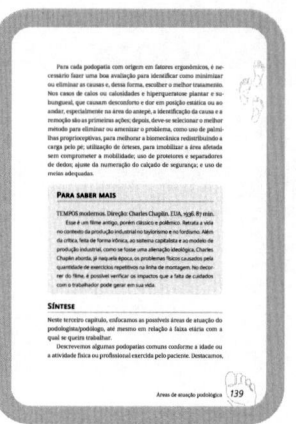

## Para saber mais

Sugerimos a leitura de diferentes conteúdos digitais e impressos para que você aprofunde sua aprendizagem e siga buscando conhecimento.

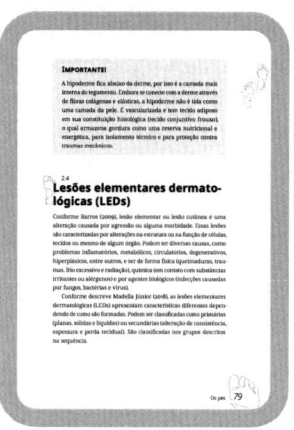

## Importante!

Algumas das informações centrais para a compreensão da obra aparecem nesta seção. Aproveite para refletir sobre os conteúdos apresentados.

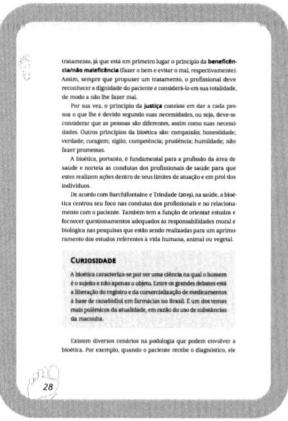

## Curiosidade

Nestes boxes, apresentamos informações complementares e interessantes relacionadas aos assuntos expostos no capítulo.

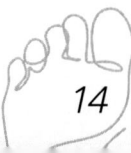

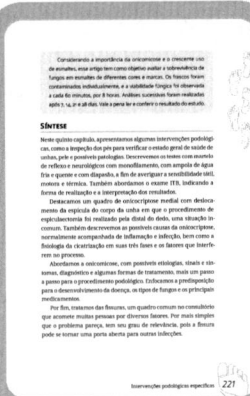

**Síntese**

Ao final de cada capítulo, relacionamos as principais informações nele abordadas a fim de que você avalie as conclusões a que chegou, confirmando-as ou redefinindo-as.

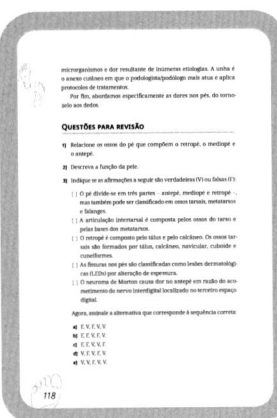

**Questões para revisão**

Ao realizar estas atividades, você poderá rever os principais conceitos analisados. Ao final do livro, disponibilizamos as respostas às questões para a verificação de sua aprendizagem.

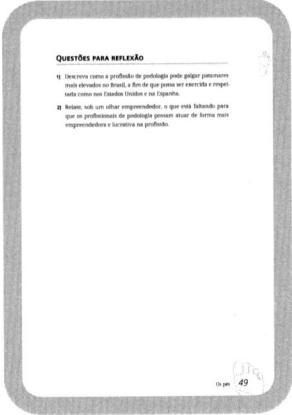

**Questões para reflexão**

Ao propormos estas questões, pretendemos estimular sua reflexão crítica sobre temas que ampliam a discussão dos conteúdos tratados no capítulo, contemplando ideias e experiências que podem ser compartilhadas com seus pares.

Capítulo 1

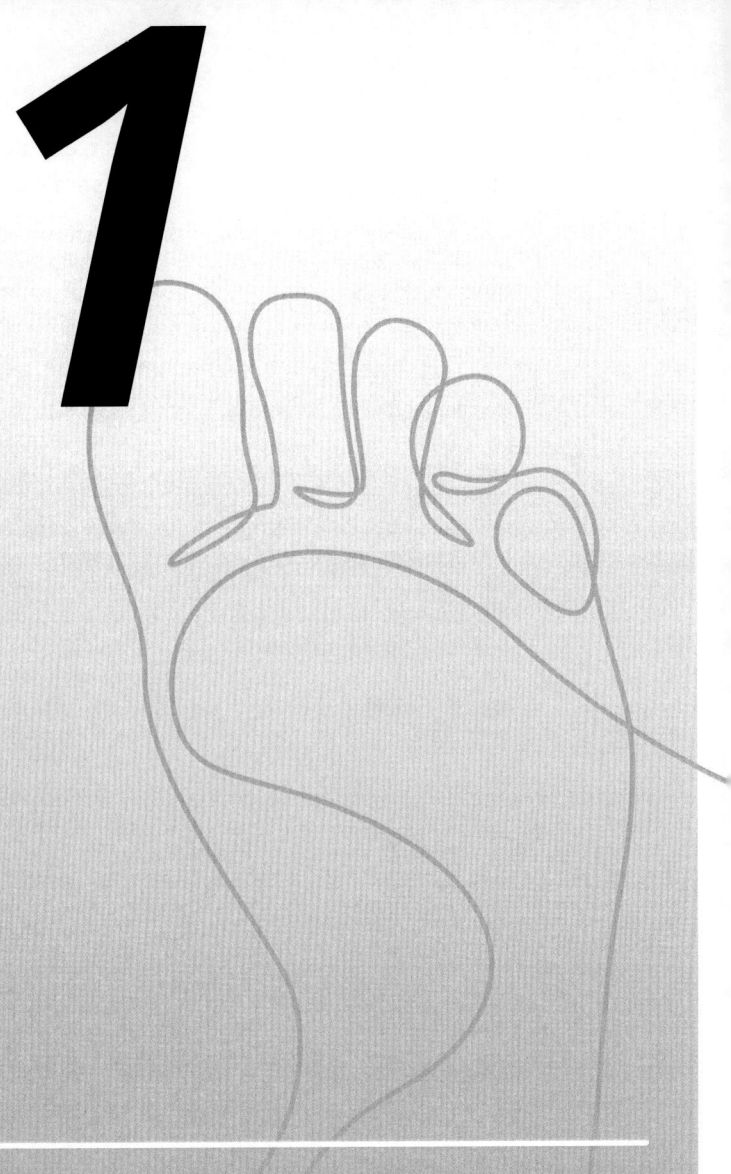

# Introdução à podologia

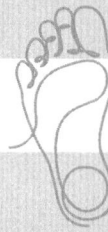

**Conteúdos do capítulo:**

- Definição de *podologia*.
- Breve relato sobre a evolução histórica da podologia.
- Podologia no Brasil.
- Nomes que fazem parte da história da podologia no Brasil.
- Regulamentação da profissão no Brasil.
- Legislação, ética, bioética e biossegurança.
- Código de ética da profissão.
- Processo de trabalho em podologia.
- Instrumentais básicos e equipamentos para atendimento podológico.
- Empreendedorismo na podologia.

**Após o estudo deste capítulo, você será capaz de:**

1. entender quando e como surgiu a profissão;
2. compreender a necessidade dos cuidados com os pés conforme a evolução da humanidade;
3. localizar-se na história e, principalmente, seguir escrevendo essa história de forma ética, segura e com responsabilidade sobre a saúde e a vida das pessoas e da sociedade, dos pontos de vista ambiental, econômico, social e cultural;
4. compreender a necessidade da atuação de órgãos reguladores da profissão;
5. desenvolver as habilidades de empreendedorismo;
6. aperfeiçoar o processo de trabalho de modo a propiciar resultados satisfatórios ao cliente.

A podologia proporciona diversos benefícios à saúde humana. Além de propiciar bem-estar e melhora na qualidade de vida das pessoas, ajuda a salvar vidas. Isso acontece porque trata infecções que poderiam evoluir para uma sepse, controla quadros de psoríase, corrige alterações anatômicas, orienta, educa, previne e trata. A podologia ajuda outros profissionais da área da saúde a tratar feridas e salvar pé diabético, entre outros aspectos. Todas essas e outras patologias podem oferecer riscos à saúde e à vida humana.

Conforme Bega e Larosa (2010), o profissional de podologia deve ser apaixonado, ético e comprometido, lançar um olhar holístico ao seu paciente/cliente e atuar de forma integrativa e complementar. Conhecendo a história da podologia, o profissional poderá compreender o que ela representa na vida das pessoas, bem como sua aplicabilidade na área de saúde, da qual a podologia faz parte.

Por fim, a prática da podologia natural ou podologia verde e também da podoaromaterapia abrange diversos protocolos, e os ativos utilizados devem ser naturais e orgânicos, ou ainda veganos, a depender do que for proposto ao cliente. Dessa maneira, estaremos atentos à saúde, ao meio ambiente, aos animais, à sustentabilidade e à política social, cultural e econômica.

## 1.1 Definição e história da podologia

Segundo Madella Júnior (2018), a palavra *podologia* origina-se do grego: *podos* (pés) + *logia* (estudo). Logo, corresponde ao "estudo dos pés".

A podologia é vista como uma ciência e também como uma arte milenar conhecida por diversos povos desde a Antiguidade. Vem sendo transformada e moldada conforme a evolução da humanidade, da ciência e da tecnologia.

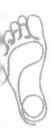

É um ramo auxiliar da medicina, a ciência que estuda a anatomia e a fisiologia dos pés, investiga, prognostica e trata, de forma específica, as podopatias e as deformidades dos membros inferiores (MMII). Atua cientificamente na área da saúde e, além disso, demanda potencial consumo de tecnologias, empregando equipamentos como laser, LED, Ilib, baropodômetro, podoscópio, aparelho de ozônio, instrumentos perfurocortantes, ativos de uso tópico, órteses e próteses, entre outros. Busca acompanhar o desenvolvimento da ciência e da tecnologia no tratamento das afecções do pé e do tornozelo de forma integrativa e complementar.

O profissional **podólogo** é aquele que conclui o curso **técnico** em Podologia e que aplica terapia nos pés. O **podologista**, em tese, tem a mesma função, porém é aquele que conclui a formação em **nível superior** como tecnólogo ou bacharel em Podologia, obtendo uma formação mais aprofundada em anatomia, fisiologia, biomecânica da marcha, podoposturologia, microbiologia, doenças sistêmicas com repercussão nos pés, cosmetologia, entre outros. Desse modo, desenvolve habilidades mais amplas para emitir diagnósticos e prognósticos podológicos, além da confecção de palmilha postural (no caso do bacharelado).

Assim, o podólogo/podologista é profissional da área da saúde habilitado legalmente para cuidar dos pés, orientando e cuidando de forma preventiva, curativa ou paliativa, abrangendo diabéticos, deficientes físicos, deformidades, pacientes com hanseníase, psoríase, hipertensos, hipo e hipertireoidismo, entre outros, os quais acabam tendo repercussões nos pés. Além desses perfis, desportistas, dançarinos, fisioterapeutas, professores de natação e outros profissionais que desenvolvem seu trabalho na água acabam desenvolvendo alguma podopatia por conta do tempo que os pés ficam em ambientes molhados.

Como vimos, o leque de usuários do serviço de podologia é amplo, tendo em vista que todas as pessoas deveriam desenvolver o hábito de cuidar da saúde dos pés. No entanto, o profissional deve desempenhar sua função respeitando os níveis de competência estabelecidos, ou

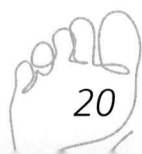

seja, o limite de atuação. Isso reforça a importância da atuação do profissional de podologia em equipe multi e interdisciplinar, para, dessa forma, entregar resultados satisfatórios, eficientes e eficazes ao paciente.

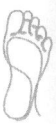

## 1.1.1
# Evolução histórica da podologia

Madella Júnior (2004) relata que o surgimento da podologia, na Pré--História, ocorreu em torno de cinco milhões de anos atrás, com a evolução da espécie humana, quando passou a ser bípede e teve de se adaptar à nova anatomia e ao surgimento de diferentes dores, lesões, alterações e deformidades pela nova posição e forma de se locomover nos terrenos acidentados.

Bega (2014) descreve o desenvolvimento da podologia ao longo dos séculos. Em 54 d.C., na Roma Antiga, havia um soldado chamado Cayus, que era o calista responsável por cuidar dos pés de Popea, esposa do Imperador Nero. Os soldados, ao retornarem das guerras, também recebiam esse serviço, na época chamado de *quitacallos*.

No Egito, nas gravuras históricas nas pirâmides, foram encontradas pinturas que representavam pessoas recebendo cuidados para os pés. A China sempre deu muita importância a isso – a preocupação em desenvolver a habilidade era tanta que o aluno demorava três anos para praticar sozinho; antes disso era acompanhado pelo seu mestre.

Os primeiros quirópodos surgiram na França, nos reinados de Luís XIV e Luís XV. É possível conferir os registros por meio das obras de arte expostas nos museus franceses.

Madella Júnior (2004) destaca que, no país francês, no século XVIII, havia um lugar chamado *Convento dos Sacerdotes da Ordem Santa Ana*. Uma interna de 14 anos, Clotilde Heristal, fugindo da pobreza e da miséria das ruas, buscou refúgio no convento e passou a praticar a pedicuria aos enfermos. Com isso, Santa Ana passou a ser a padroeira dos profissionais da pedicuria. O autor ainda cita que, em 1700, o francês Nicolas-Laurent Laforest publicou o livro *L'art de soigner les pieds*,

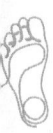

o primeiro livro a falar sobre calos, verrugas e doenças das unhas e a trazer ilustrações de instrumentais utilizados na época. Na segunda edição, o livro ganhou um capítulo que descrevia o cuidado com os pés dos soldados e duas placas gravadas, dobradas, que indicavam o uso de instrumentos e várias deformidades dos pés.

De acordo com Bega (2014), em meados do século XX, as pessoas que cuidavam dos pés eram chamadas de *raspadores e curadores de calos, operadores de calos* e *calistas*. No decorrer dos anos, as nomenclaturas foram mudando, e esses profissionais passaram a ser denominados também de *cirurgiões menores de aldeia*, na China; *calistas* e *quitacallos*, em Roma e no Egito; e *quirópodos*, na França.

Hoje, em outros países, a podologia está bem mais avançada do que no Brasil. Além dos técnicos profissionais, há os graduados, que atendem a uma grade curricular bem mais ampla, aprofundada e extensa. Nos Estados Unidos, é utilizado o termo *podiatria*, e a profissão é exercida por médicos com especialização em cuidados com os pés. Em Portugal, os profissionais de podologia também atuam em ambiente hospitalar, como acontece no Hospital Lusíadas.

## 1.1.2
## Podologia no Brasil

Em terras brasileiras, os cuidados com os pés se iniciaram com os povos originários, os pajés, que, com sua sabedoria, faziam uso de instrumentos rudimentares e plantas medicinais para curar os males dos pés. Andarilhos, viajavam e prestavam serviço como calistas, removendo calos e calosidades. Conforme Bega (2014), os instrumentos utilizados eram penas de pato ou de ganso para desencravar unhas, cacos de vidro para raspar e canivetes ou navalhas para desbastar calos e calosidades.

Contudo, apesar de o cuidado com os pés ser uma prática ancestral, a podologia no Brasil é relativamente nova se comparada com outras profissões da área da saúde. Madella Júnior (2004) aponta que o primeiro registro oficial ocorreu em 1930, no governo Getúlio Vargas.

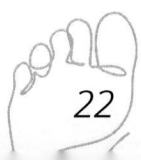

Em 1950, ocorreu a chegada da Dr. Scholl, uma franquia alemã que atuava em diversos países, fato que teve fundamental importância para o desenvolvimento da podologia no território brasileiro.

Segundo Bega (2014), a principal atividade da época era a venda de produtos ortopédicos e, paralelamente, os cuidados com pés e unhas, feitos por quiropodistas/calistas, formados pela Dr. Scholl. Essa empresa levou os funcionários à sindicalização, por meio do Sindicato dos Barbeiros no Estado de São Paulo. Anos mais tarde, a profissão passou a ser exercida pelos profissionais da enfermagem, chamados então de *enfermeiros pedicuros*.

A família Caúzzo Vagli teve grande destaque na podologia brasileira a partir de 1954, chegando à fundação do Centro de Atividades Podológicas (CAP) em 1992. Em meados de 1957, a profissão foi considerada como atividade afim da medicina, passando, portanto, a ser fiscalizada como tal (Bega, 2014).

Em 4 de dezembro de 1964, foi fundada a Associação Brasileira de Pedicuro (ABP), por Lacy Neves de Azevedo juntamente com outros profissionais pedicuros/calistas. Quatro anos depois, mudou-se o nome para *Associação Brasileira de Podólogos* (Madella Júnior, 2004).

Assim, no Brasil, comemora-se em 4 de dezembro o Dia Nacional do Podólogo; já o dia 22 de julho é dedicado à padroeira dos podólogos, Santa Maria Madalena, com inspiração no Evangelho de São João (João, 12: 3): "Tomando Maria uma libra de bálsamo de nardo puro, de grande preço, ungiu os pés de Jesus e enxugou-os com seus cabelos. A casa encheu-se do perfume do bálsamo".

Nesse contexto, o nome de Lacy Neves de Azevedo merece destaque como um importante precursor da podologia brasileira. Azevedo trabalhava na fábrica de sapatos da Dr. Scholl, onde teve a oportunidade de conhecer o serviço de pedicuro e buscou novos conhecimentos técnicos na área para gerenciar uma franquia como pedicuro. Em 1960, abriu sua própria clínica, o Centro Podológico Lacy Azevedo. Na década de 1980, atuou como professor do curso de Pedicuro no Serviço Nacional de Aprendizagem Comercial (Senac) de São Paulo, que, mais tarde, passou a ser curso técnico em Podologia

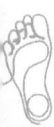

(Bega, 2014). O aluno, após formado, fazia um registro na Vigilância Sanitária para adquirir o alvará de funcionamento (Madella Júnior, 2004).

Apenas em 1993, por meio da ABP, conseguiu-se instituir o primeiro código sanitário para nortear os profissionais quanto às práticas sanitárias no exercício da profissão. Esse documento vigorou até 2018, vindo a ser atualizado e substituído pela Lei n. 16.763, de 11 de junho de 2018. A lei exige a formação mínima de técnico em podologia ou diplomado em nível superior para o exercício da profissão (Madella Júnior, 2004).

Em 2002, a Universidade Anhembi Morumbi (UAM) lançou seu primeiro curso sequencial de Podologia. Nesse mesmo ano, a podologia deu um grande passo e passou a fazer parte do Código Brasileiro de Ocupações (CBO), sob o número 3221-10, que traz descrição sumária, formação, experiência e condições gerais para o exercício da profissão. Já em 2008, a UAM iniciou a graduação de tecnólogo em Podologia, tendo como coordenador e idealizador o professor Armando Bega (Bega, 2014).

Em 2015, o Centro Universitário Filadélfia (UniFil) começou a ofertar o curso de tecnólogo em Podologia, o primeiro do sul do país. Nos anos seguintes, outras instituições brasileiras passaram a oferecer curso de Podologia.

Por fim, cabe ressaltar que, como uma área da saúde, a podologia precisa acompanhar a evolução da ciência e da tecnologia. Além disso, é necessário realizar atendimentos humanizados e empáticos, respeitando cada indivíduo como ser único que é, de corpo e mente.

### NOMES IMPORTANTES DA PODOLOGIA BRASILEIRA

O professor **Armando Bega**, conhecido internacionalmente por seu trabalho na podologia brasileira, lançou, em 2010, o livro *Podologia: bases clínicas e anatômicas*, juntamente com Paulo Ricardo Ronconi Larosa e outros colaboradores. Em 2014, lançou a segunda edição de *Tratado de podologia*.

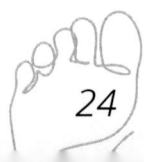

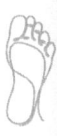

Bega tem realizado diversos estudos e trabalhos em prol da podologia brasileira, assim como a busca por regulamentar a profissão – inicialmente por meio do Projeto de Lei da Câmara (PLC) n. 151/2005 e atualmente pelo Projeto de Lei (PL) n. 618/2022.

Além de professor, Armando Bega é palestrante nacional e internacional e organizador do Congresso Internacional de Podologia. Enfim, é um precursor da podologia brasileira e um defensor da podologia fundamentada cientificamente.

Outra grande referência nacional e internacional, também precursor da podologia no Brasil, é o professor **Orlando Madella Júnior**. Com mais de 50 anos de atuação, é um grande pesquisador. Professor, podologista, laserterapeuta, pesquisador e autor, em 2018 lançou a oitava edição do *Dicionário ilustrado de podologia*. Além disso, é coordenador e organizador do evento Encontro das Estrelas na Podologia. Participou como membro colaborador pesquisador do Projeto dos Microrganismos Causadores de Onicomicose, do Laboratório de Biofotônica de Física da Universidade de São Carlos (UFSCar). Conferencista e palestrante nacional e internacional, ministra diversos cursos sobre procedimentos e desenvolve protocolos podológicos em todo o território nacional.

Outro registro importante é o trabalho da podóloga **Ana Cristina Lima Brandini**, autora do *Primeiro atlas temático sobre pé diabético*. Brandini desenvolveu seu trabalho na Fundação Pró-Renal Brasil, em Curitiba, com pacientes renais crônicos diabéticos atendidos em clínicas dialíticas. Ela realizava o serviço podológico de prevenção e orientação, a fim de evitar complicações nos pés de pacientes diabéticos renais crônicos. Segundo Brandini (2015), o número de amputações de membros de pacientes assistidos pela podologia na fundação caiu consideravelmente, em torno de 70%. Essa informação enaltece o atendimento podológico especializado no tratamento e na prevenção do pé diabético.

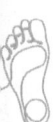

## 1.2
# Regulamentação e ética da profissão de podólogo/podologista

No processo histórico da podologia no Brasil, buscaram-se o crescimento e o fortalecimento da profissão, mas, até o presente, a profissão de podologia não está regulamentada. Existem normas regulamentadoras e um código de ética que norteiam a profissão, além das exigências da Agência Nacional de Vigilância Sanitária (Anvisa), dos bombeiros e das prefeituras para abertura e funcionamento de clínicas de podologia. Cabe ao profissional da área posicionar-se e praticar ações que correspondam à importância da profissão perante colegas profissionais e profissionais de outras áreas da saúde, sociedade, governo e órgãos institucionais, para que, dessa forma, a profissão de podologia seja sempre respeitada, reconhecida, acolhida e difundida como merece e deve ser.

### 1.2.1
## Ética

*Ética* é uma palavra de origem grega (*éthos*, que significa "aquilo que pertence ao caráter"). A ética conduz a consciência humana e direciona as ações do homem, tanto de forma individual quanto no meio social. É o resultado da história e da cultura de cada sociedade conforme o que é considerado certo ou errado, bom ou ruim, permitido ou proibido. É um tema muito discutido ao longo da trajetória da humanidade e que se modifica conforme o homem vai se desenvolvendo. Relaciona-se com diversos meios – social, cultural, religioso, profissional, científico, econômico e político – e exige o resgate de valores morais em todas as suas instâncias para que se mantenham a ordem e o bem comum. A ética tem o papel de compreender, explicar, criticar e justificar a moral de uma sociedade (Pretko, 2021).

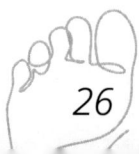

Ser respeitoso e responsável são práticas e valores humanos que aproximam o profissional do sucesso. O valor moral de uma pessoa está em suas ações, sua atitude, no fato, no acontecimento, e não na pessoa.

## 1.2.2
## Bioética

*Bioética* é uma palavra composta de *bio* (conhecimento biológico, a ciência da vida) e *ética* (conhecimento dos sistemas dos valores humanos). A bioética sofre modificações com o tempo e com o avanço da tecnologia, no entanto o valor da vida humana infelizmente foi e ainda é desrespeitado por parte da sociedade. Por exemplo, quando são desrespeitados os direitos de uma pessoa preta, LGBTQIA+, de certa condição social/econômica, de determinada religião, com necessidades especiais ou mulher, o valor de suas vidas é desrespeitado também. Ou seja, é atribuído um valor desigual para a vida dessas pessoas (Pretko, 2021).

Cada pessoa é única, e as pessoas são diferentes em características, anseios, necessidades e em sua identidade. Todos merecem respeito. Cada pessoa é provida de dignidade e tem valor pelo simples fato de ser pessoa, sendo constituída por várias dimensões (biológica, psicológica, social ou moral e espiritual), configurando-se como uma totalidade (Pretko, 2021).

Os princípios da bioética devem ser levados em consideração pelo profissional de podologia, pois são ferramentas para o dia a dia. Um desses princípios é a **autonomia**, a qual garante que a pessoa decida conforme a sua vontade, isto é, ela tem a liberdade de escolher, de decidir sobre a sua vida. Outro princípio é o **consentimento**, embora nem sempre o paciente esteja em condições de avaliar e decidir sobre fazer ou não um tratamento e qual é o melhor a ser feito. Nesse caso, o profissional não pode alegar que respeitou a autonomia do paciente por ele ser adulto e fazer escolhas; ao contrário, deve se dedicar ao máximo para explicar ao paciente a importância da realização do

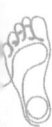

tratamento, já que está em primeiro lugar o princípio da **beneficência/não maleficência** (fazer o bem e evitar o mal, respectivamente). Assim, sempre que propuser um tratamento, o profissional deve reconhecer a dignidade do paciente e considerá-lo em sua totalidade, de modo a não lhe fazer mal.

Por sua vez, o princípio da **justiça** consiste em dar a cada pessoa o que lhe é devido segundo suas necessidades, ou seja, deve-se considerar que as pessoas são diferentes, assim como suas necessidades. Outros princípios da bioética são: compaixão; honestidade; verdade; coragem; sigilo; competência; prudência; humildade; não fazer promessas.

A bioética, portanto, é fundamental para a profissão da área de saúde e norteia as condutas dos profissionais de saúde para que estes realizem ações dentro de seus limites de atuação e em prol dos indivíduos.

De acordo com Barchifontaine e Trindade (2019), na saúde, a bioética centrou seu foco nas condutas dos profissionais e no relacionamento com o paciente. Também tem a função de orientar estudos e fornecer questionamentos adequados às responsabilidades moral e biológica nas pesquisas que estão sendo realizadas para um aprimoramento dos estudos referentes à vida humana, animal ou vegetal.

## Curiosidade

A bioética caracteriza-se por ser uma ciência na qual o homem é o sujeito e não apenas o objeto. Entre os grandes debates está a liberação do registro e da comercialização de medicamentos à base de canabidiol em farmácias no Brasil. É um dos temas mais polêmicos da atualidade, em razão do uso de substâncias da maconha.

Existem diversos cenários na podologia que podem envolver a bioética. Por exemplo, quando o paciente recebe o diagnóstico, ele

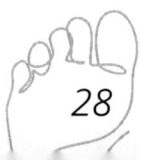

precisa ser informado sobre o procedimento mais adequado e a conduta para sua realização; cabe destacar também quando o profissional recebe a permissão do paciente para fazer o tratamento do modo especificado (pelo uso de órteses, próteses, palmilhas, tratamentos a laser, entre outros).

Todo profissional deve ter ciência de sua conduta e considerar que pode sofrer penalizações (penalidades), dependendo de sua decisão. A relação profissional-paciente também deve ser norteada pela ética; da mesma forma, qualquer relação interpessoal deve contemplar entendimento, sociabilidade, credibilidade e manutenção da relação. O cliente deve sentir-se único, pois o atendimento podológico é personalizado. O profissional deve ser discreto e não fazer comparações de sua podopatia ou tratamento com outros pacientes, mesmo que conhecidos ou parentes. As informações dos pacientes devem ser sigilosas, salvo em caso de risco iminente de morte.

### 1.2.3
## Código de ética aplicado à podologia e limite da atuação profissional

Assim como outras profissões, a podologia tem seu código de ética, o qual norteia ações e condutas do profissional de podologia. São indispensáveis uma postura ética organizada e a união da classe para o fortalecimento da profissão de podologia. Só assim se pode conseguir que a profissão seja regulamentada, e as entidades governamentais terão autoridade para colocar em prática a fiscalização e o código de ética.

O profissional de podologia deve realizar o exercício da profissão respeitando os limites de sua competência, sem deixar de lançar mão de todos os recursos disponíveis, dentro de suas atribuições, para alcançar a cura e tratar as podopatias.

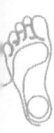

Pretko (2021) afirma que, de forma alguma, o podólogo/podologista deve ministrar tratamentos que são de competência de outro profissional da área da saúde, quando sua competência não estiver atribuída de modo específico e formal. Por exemplo, a prescrição de medicamentos alopáticos, via oral ou tópica, cabe aos médicos e aos demais profissionais prescritores, e não ao podologista/podólogo. É desse modo que o profissional de podologia transmite confiança e seriedade para o paciente.

O Código de Ética do Podólogo define atribuições do profissional, exigências educacionais com relação à escolaridade, conhecimento mínimo de um profissional de podologia, o mínimo para uma formação (nível técnico com no mínimo 1.200 horas-aula, ou superior tecnólogo, ou bacharel) e princípios fundamentais relacionados à ética. O código ainda trata das condições de trabalho e remuneração, do bom desempenho ético da podologia, do zelo pela boa imagem da profissão e da necessidade de reciclar-se. Além disso, traz disposições gerais, normas disciplinares, a condição do podólogo/podologista perante as entidades de classe, responsabilidade profissional e direitos dos profissionais.

### Curiosidade

Atualmente, a podologia brasileira conta com duas instituições representativas em nível nacional, ambas ativas.

Uma delas é a Associação Brasileira de Podólogos (ABP), fundada em 1964, que criou o primeiro código de ética da profissão (<https://www.podologo.com.br/>). Já em 2021, foi fundada a Sociedade Brasileira de Podólogos (SBP), que elaborou um novo código de ética para atender às novas necessidades do exercício profissional na atualidade (<https://www.sbpodologos.org.br>).

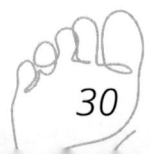

## 1.2.4
## Normas regulamentadoras e licenças sanitárias para estabelecimentos de podologia

Como visto anteriormente, no Brasil o processo de regulamentação da profissão de podologia está em tramitação na Casa Legislativa, por meio do PL 618/2022. Após a regulamentação, a classe poderá participar de concursos públicos e ter conselhos de classe nos níveis federal e regional.

Além disso, ações da Vigilância Sanitária buscam proteger a saúde da população, eliminar, diminuir ou prevenir riscos à saúde e intervir nos problemas sanitários decorrentes do meio ambiente, da produção e circulação de bens e da prestação de serviços de interesse da saúde.

No Paraná, existe a Resolução da Secretaria de Estado da Saúde (Sesa) n. 204, de 17 de março de 2009 (Paraná, 2009), que elenca um roteiro de inspeção, estabelecendo condições para instalação e funcionamento de estabelecimentos de podologia, com a finalidade de liberar licença sanitária. É dever do profissional de podologia zelar pela segurança e pelo bem-estar de pacientes/clientes e acompanhantes. O profissional é o responsável legal pela própria conduta e pela conduta de seus colaboradores. Não importa se a clínica é modesta ou luxuosa, o que não pode faltar é um profissional que ame sua profissão, goste de cuidar das pessoas e conduza suas ações pela ética.

## 1.3
## Processo de trabalho na podologia

O processo de trabalho em saúde, formulado a partir da análise do processo de trabalho médico, segundo Borges e Trindade (2021), diz respeito às relações entre saúde e sociedade e entre profissão médica

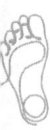

e demais profissionais da área da saúde e práticas sociais. Nesse contexto, a ação do homem se dá pela transformação do objeto, por meio de instrumentos de trabalho, para a produção de produtos e/ou serviços. Os elementos que compõem o processo de trabalho são três: atividade adequada a um fim; objeto de trabalho; e instrumentos ou meios de trabalho. A seguir, identificamos esses elementos adaptados para a podologia, com o acréscimo de um quarto elemento:

1. **Atividade adequada a um fim**: o próprio trabalho, o exercício da profissão de podologia.
2. **Objeto de trabalho**: na podologia, não é um objeto propriamente, pois não se fabrica algo palpável; dessa forma, o objeto é o paciente/cliente.
3. **Instrumentos ou meios de trabalho**: bisturis, alicates, micromotor, laser etc.
4. **Trabalhador**: o profissional podólogo/podologista.

Portanto, o processo de trabalho em podologia pode ser definido como ações passíveis de análise, as quais compreendem intervenções (cuidar), administrações, gerenciamentos, aspectos estruturais e de interação entre podólogo/podologista e paciente/cliente, ensino e pesquisa, ação política.

Até o momento, a podologia não está devidamente regulamentada, como já foi mencionado, porém, por ser uma área de atuação na saúde, a regulamentação certamente fará toda a diferença, principalmente no que diz respeito à fiscalização da prática ilegal da profissão, aspecto que coloca em risco a saúde da população. Além disso, a regulamentação promoverá uma melhora no nível científico e técnico dos profissionais de podologia, assim como na amplitude da oferta do serviço, que poderá ser estendido àqueles que hoje não o acessam, sendo disponibilizado a todos os usuários pelo Sistema Único de Saúde (SUS), por exemplo.

Para que a podologia brasileira possa ocupar esse espaço e tantos outros almejados, cumprindo com maestria o que se propõe, a continuidade dos estudos é indispensável ao profissional, assim como

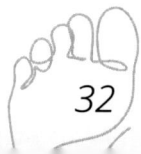

a atuação em equipes inter e multidisciplinares de forma efetiva, já que a podologia vai muito além da podoprofilaxia ou espiculaectomia.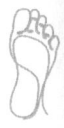

Para tanto, é preciso refletir sobre o processo de trabalho na podologia: Os objetivos estão sendo alcançados? Os resultados são satisfatórios? Desse modo, é possível analisar o processo de trabalho e identificar diferentes possibilidades e ferramentas, considerando os objetivos da ação desenvolvida, fazendo alterações ou escolhendo outro método se necessário.

Conhecer ferramentas e recursos que podem ser utilizados na podologia é um dos primeiros passos. Um exemplo é o Índice Tornozelo-Braquial (ITB), um valioso recurso não invasivo, com alta sensibilidade e especificidade, empregado como instrumento para a detecção precoce da doença arterial obstrutiva dos membros inferiores, bem como para a classificação de risco cardiovascular. O profissional de podologia bem preparado pode realizar esse exame, visto que é um dos primeiros profissionais de saúde a ser procurado ao menor sinal de desconforto e dores nos pés. A doença arterial obstrutiva é, na maioria das vezes, assintomática, e o ITB pode indicar alteração em fase inicial, permitindo encaminhar o paciente ao médico, para que adote medidas preventivas e tratamento precoce.

O profissional de podologia vende um serviço com a promessa de um determinado resultado, porém tal resultado conta com a resposta do organismo do indivíduo em face daquilo que foi realizado. Dessa maneira, é preciso fazer uso de elementos e ferramentas que proporcionem os melhores resultados, bem como avaliar o conjunto de ações propostas e, se necessário, mudar elementos e/ou ferramentas e condutas.

A podologia dispõe de muitos meios de produção mais instrumentais e equipamentos, como laser, alta frequência, LED, softwares, aplicativos, computadores, celulares, oxímetro, fotopolimerizador, esfigmomanômetro, diapasão, monofilamento, silicone, bandagem, artigos e insumos. Além disso, também é necessário ter conhecimento científico em anatomia, fisiologia, microbiologia, farmacologia, entre outros campos, para o exercício da profissão (Pretko, 2021).

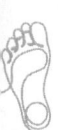

## 1.3.1
## Artigos e equipamentos para intervenções podológicas

A podologia científica brasileira está ocupando seu merecido e devido espaço, aprimorando e desenvolvendo protocolos diariamente, enfrentando os desafios e agigantando-se perante a sociedade e órgãos políticos. Seu importante papel no cuidado da saúde dos pés tem abrangido questões mais simples, como a podoprofilaxia, que é preventiva mas também curativa, e mais complexas, como o estudo, o entendimento e as intervenções da biomecânica e da marcha, com vistas ao conforto, ao bem-estar, à qualidade de vida e à saúde em geral, buscando-se lançar um olhar integrativo para o paciente.

De acordo com Bega e Larosa (2010), a Sistematização da Assistência na Podologia (SAP) caracteriza-se pela organização de um sistema, uma metodologia ordenada para padronizar a prática do serviço de podologia. O protocolo de podologia contempla coleta de dados, realização de histórico, exame físico dos MMII, diagnóstico, prescrição e evolução podológica e prognóstico, cuidado, atenção e organização com os instrumentais, pois a sistematização facilita a realização dos atendimentos e garante segurança tanto para o paciente quanto para o profissional.

A seguir, indicaremos, de forma breve, alguns instrumentais, equipamentos e insumos e sua utilização no consultório de podologia. Veremos, inicialmente, o kit básico de atendimento, que inclui artigos críticos utilizados na grande maioria dos procedimentos de podoprofilaxia.

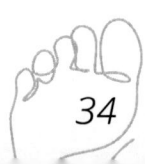

*Quadro 1.1*
Kit básico para atendimento de podologia

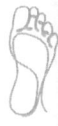

| Item | Descrição |
|---|---|
| Alicate de eponíquio | Instrumental listado na Portaria CVS-11, de 16 de agosto de 1993, é utilizado para remover apenas o excesso de eponíquio, facilitando a realização do procedimento e conferindo beleza (Pods, 2021). O profissional de podologia não recomenda e não realiza a cutilagem, pelo fato de o eponíquio ser a camada córnea da prega ungueal que protege a matriz ungueal contra microrganismos e agentes químicos que possam causar algum tipo de podopatia. |
| Alicate de corte reto das unhas | Conforme a Portaria CVS-11, de 16 de agosto de 1993, faz parte dos artigos/instrumentais exigidos para que um estabelecimento de podologia possa funcionar. Esse instrumento faz o corte reto das unhas, porém o corte adequado é aquele que respeita a anatomia das unhas. O corte reto é indicado na maioria dos casos, pela anatomia e pelo fato de prevenir alteração na curvatura transversa da unha, que pode evoluir para um quadro de onicocriptose. O alicate deve ser de aço inox, material resistente à esterilização. |
| Bisturi nuclear | Apresenta-se em três larguras: micronuclear ou estreito, n. 208; médio, n. 209; largo, n. 214. Seu uso depende do quadro de podopatia (extensão, profundidade e localização da lesão, largura, espessura e flexibilidade da unha, profundidade do leito ungueal, tamanho do dedo etc.). Em geral, é utilizado para a remoção de calo da prega ungueal, calo subungueal, calo e calosidade do leito ungueal, calo de cicatriz, calo millet, calo interdigital, calo do joanete, calo miliar e hiperqueratose subungueal, remoção de *Tungas penetrans* e procedimento de espiculaectomia (Pretko, 2021). |
| Fresas/brocas | Variam na espessura, de muito finas (n. 715) a mais grossas (vai aumentando a numeração: n. 718, 720 e 721). É um instrumento rotatório utilizado para corte, desbastamento de queratose subungueal e bordas laterais das unhas, para retirada de onicofose, excesso de eponíquio, calo, calosidade. |
| Fresas de tungstênio ou titânio | Têm corte cruzado e estão disponíveis em variadas numerações e formatos. Fazem corte grosso, médio e fino, para fazer desbridamento de unhas com quadros de onicogrifose, unhas acometidas por micose com alteração na anatomia e em alguns casos de onicorrexe. |

(continua)

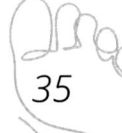

(Quadro 1.1 – conclusão)

| Item | Descrição |
|---|---|
| Mandril | Consiste em um suporte, uma base para as lixas plantares e laminares. É uma haste metálica com parafuso ou base e encaixe para segurar o disco de lixa. Deve receber tratamento de lavagem e esterilização tanto quanto os demais instrumentais, pois apresenta alto nível de sujidade por resíduos biológicos das unhas e da pele, potenciais disseminadores de infecção cruzada. |
| Goiva ou gubia | Tem basicamente a mesma função dos bisturis nucleares. Seu formato e sua capacidade de remoção e corte tornam o procedimento menos doloroso ou até mesmo indolor em relação ao bisturi nuclear. Porém, seu manuseio exige um pouco mais de habilidade, em virtude do formato e poder de corte, que requerem certa desenvoltura do profissional para não causar lesão no paciente.<br>A profundidade do sulco ungueal pode inviabilizar a utilização da goiva pela angulação necessária à realização do procedimento, podendo causar lesão no paciente; nesses casos, é mais segura a utilização do bisturi nuclear.<br>Pode ser encontrada em dois formatos: em peça única ou em lâminas descartáveis, requerendo a utilização do cabo de lâmina de gubia. |

*Figura 1.1*
Gubia ou goiva

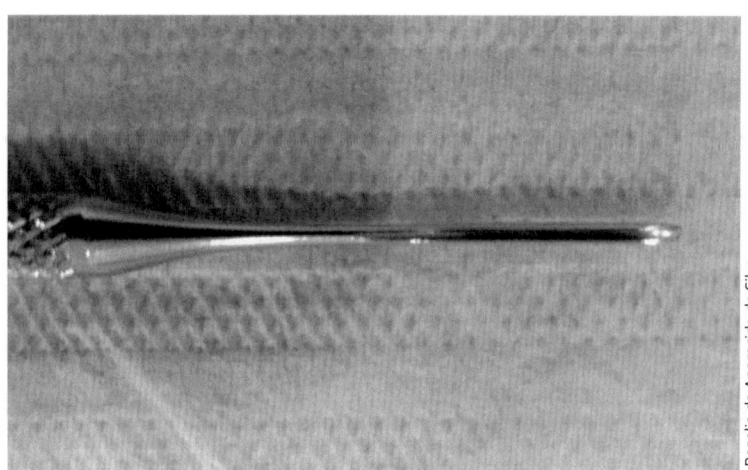

Rozelia da Aparecida da Silva

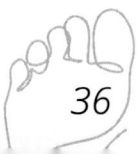

*Figura 1.2*
Artigos e instrumentais podológicos

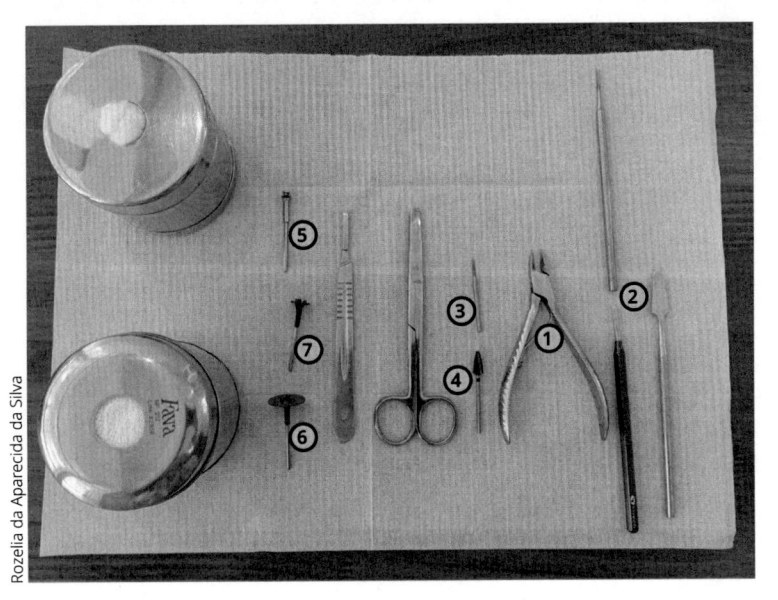

**Legenda:** 1: Alicate de corte reto das unhas; 2: Bisturi nuclear; 3: Fresas/brocas; 4: Fresas de tungstênio ou titânio n. 95; 5: Mandril para lixas plantar e laminar; 6: Mandril de inox para lixa plantar; 7: Mandril menor para lixa laminar.

Na sequência, relacionaremos os demais materiais que não podem faltar em uma clínica de podologia.

## Lixa

O lixamento pode ser feito em diversos quadros de calos e calosidades, além dos casos de ceratodermia, psoríase plantar, hiperqueratose na região do calcâneo e hiperceratose (pele espessa e ressecada na região plantar e nas distais dos dedos).

O lixamento laminar ocorre em onicoatrofias, desbridamento laminar, acabamento das unhas, em quase todos os casos de podoprofilaxia, exceto naqueles em que as unhas estão muito finas.

Os pés

A lixa é um papel ao qual se aglutina substância abrasiva, utilizada para polir e desgastar. Existem diversas gramaturas de lixas, da gramatura 600, extremamente fina, para as mais grossas, de gramatura 400, 320, 220, 180, 150, 120 e 80 – esta última extremamente grossa, pouco utilizada.

> **Importante!**
>
> As gramaturas 320 e 220 são as mais utilizadas no lixamento plantar; as gramaturas 400, 320 e 220, no lixamento laminar.

Além de fazerem o polimento das unhas, as lixas dão acabamento ao procedimento de desbridamento químico ou mecânico, ou simplesmente removem o excesso de células mortas na região plantar.

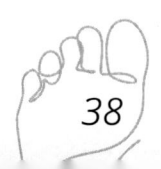

### Instrumental para ortoníquia

Ortoníquia é uma técnica utilizada para correção da curvatura transversa da unha, quadro que normalmente evolui para onicocriptose. São utilizados: órtese metálica em formato de ômega com ganchos e brackets; órteses fotopolimerizáveis; fibra de memória molecular; órtese metálica com mola flexível; dispositivos afastadores; bandagens, entre outros. São necessários alguns instrumentais para a aplicação da técnica escolhida. Confira alguns deles na imagem a seguir.

*Figura 1.3*
Instrumental e insumos para ortoníquia

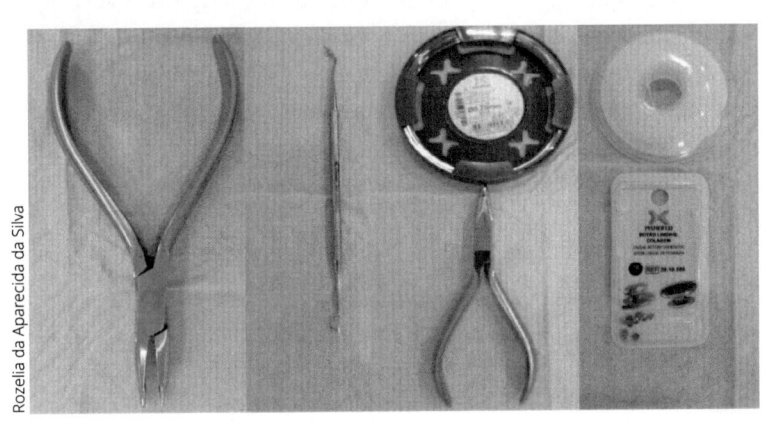

Outros artigos e utensílios (pinças, espátulas, tesouras, bandejas, estojos, dappen, aplicador de gaze tubular, cabo para bisturi e enucleadora) e insumos (algodão, gaze, papel toalha etc.) são necessários para a realização dos mais diversos procedimentos podológicos. Alguns estão descritos na Portaria CVS-11/1993; outros foram surgindo e sendo testados por podólogos/podologistas.

### MICROMOTOR OU MOTOR DE BAIXA ROTAÇÃO
No micromotor é acoplado um acessório no qual são colocados brocas, fresas, mandril, enucleadoras etc. Também pode ser utilizado com dispositivo para massagens.

### LASER TERAPÊUTICO OU LASER DE BAIXA INTENSIDADE
Segundo Bega (2010), é comum a utilização do laser terapêutico por diversos profissionais da área da saúde e da estética. Na podologia, pode ser empregado no tratamento de podopatias inflamatórias, como calo interdigital inflamado, fascite plantar, esporão de calcâneo, heloma, neuroma de Morton, metatarsalgia, tendinite, hálux valgo, hálux rígido e outras patologias, como sesamoide, calo dorsal, fissuras,

bolhas, feridas e úlceras plantares, entorse e infecções diversas, como paroníquia, onicomicose, tínea interdigital, onicocriptose e verruga plantar. Nos quadros em que há necessidade de terapia fotodinâmica (TFD), é utilizado um fotossensibilizante, normalmente o azul de metileno. Este apresenta efeito antibacteriano e, em alguns casos, virucida quando interage com a luz do laser. A imagem seguinte ilustra a laserterapia.

*Figura 1.4*
Laserterapia

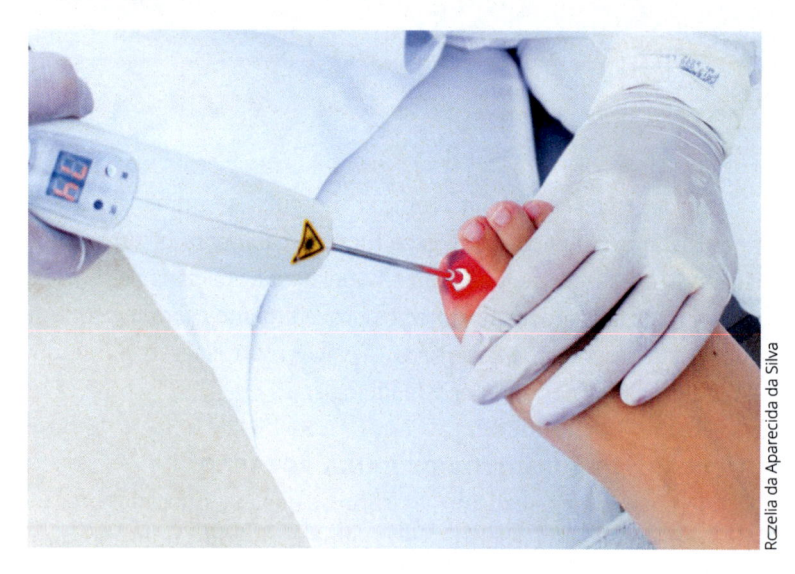

Rczelia da Aparecida da Silva

A radiação do laser é absorvida pelo tecido e, na sequência, desencadeia uma série de efeitos primários: estimulação do sistema imunológico, modificando reações enzimáticas e aumentando a produção de adenosina trifosfato (ATP), o que aumenta o metabolismo celular, além de ter efeito bioenergético e fazer reposição de energia orgânica. Os efeitos secundários incluem analgesia, melhora na circulação e aumento da produção de fibras elásticas e colágenas, importantes para a cicatrização.

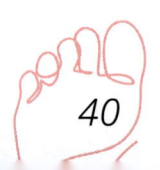

## APARELHO DE ALTA FREQUÊNCIA

Atualmente, vem diminuindo o uso de aparelho de alta frequência, mas é um equipamento bastante eficiente quando utilizado corretamente. Na eletroterapia, sua ação ocorre por meio da descarga de energia elétrica, com produção de $O_3$, um tipo de gás de ozônio com ação bactericida, virucida e fungicida. Dessa forma, pode ser utilizado nos tratamentos de verruga plantar, onicomicose, paroníquia, onicocriptose e outros.

## FOTOPOLIMERIZADOR

Equipamento bastante utilizado na odontologia e na podologia, o fotopolimerizador irradia uma luz azul que interage quimicamente com determinado tipo de resina ou outro material fotossensível, sendo usada como um tipo de fixador. A interação com a luz endurece a resina. Especificamente na podologia, o fotopolimerizador é bastante empregado para aplicação de órtese fotopolimerizável nas unhas, como órtese de fibras de memória molecular, ômega, fio de titânio ou órtese inteiramente de resina.

*Figura 1.5*
Fotopolimerizador

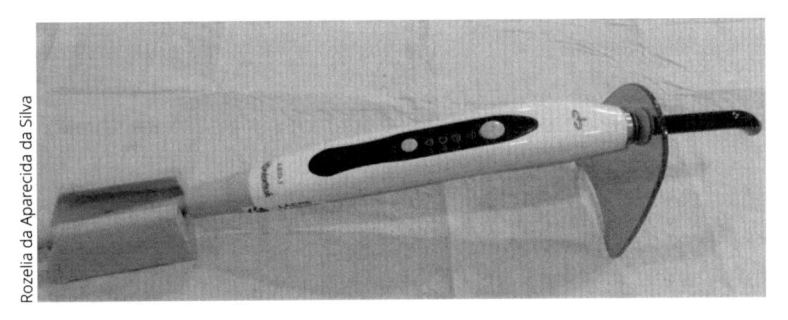

Esses são alguns dos equipamentos e artigos mais utilizados na podologia no dias de hoje. Com a revolução tecnológica, logo ficarão obsoletos e serão substituídos por equipamentos mais potentes, com nova tecnologia e melhores resultados.

> **IMPORTANTE!**
>
> Os profissionais de podologia utilizam artigos invasivos e não invasivos, os quais devem receber tratamento de limpeza, desinfecção e esterilização adequados. Segundo a Resolução Sesa n. 204/2009, os artigos são classificados como críticos, semicríticos e não críticos.
>
> O processo que antecede a esterilização deve ser respeitado e cumprido rigorosamente para garantir a segurança dos pacientes, bem como a dos profissionais de podologia, evitando-se a contaminação direta e cruzada.

## 1.4 Atuação podológica em diferentes locais

Sabe-se que a podologia brasileira vem buscando cada vez mais se especializar para atender às diversas faixas etárias e, dessa maneira, se apropriar de conhecimento aprofundado acerca das podopatias comuns de cada fase da vida. O serviço podológico é disponibilizado nos mais variados locais, como salões de beleza e shopping centers. Em algumas clínicas médicas, já é possível encontrar o profissional de podologia trabalhando de forma multidisciplinar. Nesse espaço, há muito para crescer ainda, considerando-se que o podologista pode atuar em clínicas dermatológicas, ortopédicas, fisioterapêuticas e estéticas. O podólogo/podologista também pode atender idosos em instituições de longa permanência ou em domicílio.

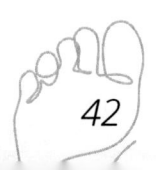

Além disso, a podologia brasileira vem se destacando em clubes de futebol e em ambientes dos mais variados esportes, como no atendimento a atletas de natação, corrida, salto em distância, salto em altura e balé. Nas academias e em muitos outros esportes, danças, treinos e competições, diariamente os limites da resistência dos pés humanos são colocados à prova.

O ambiente hospitalar vem sendo espaço de formação dos profissionais de podologia em cursos, *workshops* e outros eventos e ainda um local muito importante para a valorização e o reconhecimento do serviço de podologia. Em algumas cidades brasileiras, já acontecem atendimentos dentro de hospitais para pacientes diabéticos e hansênicos, por exemplo; há também aqueles casos em que o próprio paciente ou familiar solicita o atendimento durante o período de internação.

Entre todos os locais possíveis de se realizar atendimento podológico, o mais comum, atualmente, são as clínicas de podologia, nas quais o profissional pode ser um colaborador ou o proprietário. Portanto, o profissional de podologia também deve desenvolver certas habilidades e conhecimentos de empreendedorismo, tanto para a abertura de clínica quanto para o desenvolvimento profissional e do negócio.

## 1.4.1
## Empreendedorismo na podologia

A podologia vem crescendo com o aumento da oferta de cursos em nível superior. Desse modo, a profissão e o serviço tornaram-se mais conhecidos e pode-se perceber um mercado que busca novas tecnologias. Logo, profissionais de podologia, assim como em qualquer outra área, devem acompanhar os avanços tecnológicos, olhar sua clínica como uma empresa e administrar o próprio negócio (Pretko, 2021).

Assim, além da busca pelo conhecimento técnico e científico sobre saúde, é necessário apropriar-se de novos conhecimentos, inovar e utilizar novas metodologias de administração dos serviços. Segundo o Serviço Brasileiro de Apoio às Micro e Pequenas Empresas (Sebrae, 2024), "Abrir uma empresa ou um novo negócio exige um conjunto de habilidades e conhecimentos, como entender o mercado, o público e planejar bem cada etapa".

É primordial buscar profissionais especializados em propaganda, administração, contabilidade etc. Com a internet e o fácil acesso à rede pela grande maioria da população, estão disponíveis aplicativos que vendem tais serviços, que divulgam a imagem e monitoram o resultado do trabalho para captar mais e mais pacientes/clientes. Há ainda a possibilidade de desenvolver a profissão apenas no mundo virtual, com cursos, mentorias, atualizações de técnicas e divulgação de produtos.

Por isso tudo, é possível afirmar que a podologia brasileira entrou para o mundo do metaverso, "que propõe uma conexão entre o mundo real e o virtual, ou melhor, a vida em um mundo virtual, em razão de nossa real existência" (Pironti; Keppen, 2021, p. 58). É, portanto, um mundo virtual em que as pessoas realizam as mais diversas atividades, até mesmo negócios jurídicos, como adquirir propriedades, fechar negócios, firmar contratos e realizar compras de varejo. Nesse contexto, a área da saúde vem passando por constante transformação. Com a pandemia de Covid-19, novos desafios surgiram tanto para os profissionais quanto para as empresas do segmento, que viram a necessidade de novos recursos tecnológicos. Dessa forma, a podologia precisa estar preparada para o mundo que está sendo construído com as tecnologias de realidade virtual, realidade estendida e realidade aumentada.

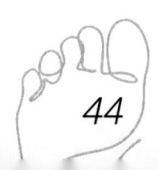

Isso destaca a importância e a necessidade de parcerias com profissionais e empresas e também de entidades competentes para atuar com mais eficiência em um mercado que, como citado anteriormente, cresce diariamente. Nesse sentido, o Sebrae, uma entidade privada sem fins lucrativos, promove capacitação e desenvolvimento para dar apoio aos pequenos negócios do país. Auxilia no estudo e no planejamento para a abertura de uma clínica de podologia, por exemplo, a criação de logomarca, a escolha do ponto, do registro de marca no Instituto Nacional de Propriedade Industrial (Inpi) até a aquisição de capital inicial para investimento em mobiliário, materiais e insumos.

## Importante!

Além de equipamentos, mobiliários e insumos para procedimentos podológicos, a Resolução Sesa n. 204/2009 determina que, para a abertura de uma clínica, deve haver espaço para recepção, laboratório para esterilização, local para armazenamento de material de limpeza e ambiente para a realização dos procedimentos.

## Para saber mais

FARIA, H. P. de et al. **O processo de trabalho e seus componentes.** Disponível em: <https://www.nescon.medicina.ufmg.br/biblioteca/imagem/4247.pdf>. Acesso em: 19 fev. 2024.

Em um cenário de exigência cada vez maior, faz-se necessário aprofundar o conhecimento sobre atividades técnicas e gerenciais para poder ofertar produtos e serviços de qualidade. Com a leitura desse artigo, é possível aprofundar conhecimentos sobre o processo de trabalho e seus componentes. É, com certeza, uma leitura indispensável para se manter em um mercado competitivo como o da podologia.

## Síntese

Como foi visto neste primeiro capítulo, a podologia vem se modificando e se adaptando conforme a evolução humana, técnica e científica. Ao longo de sua história, há registros rudimentares da prática com o cuidado das afecções podais. Mesmo não estando regulamentada, o reconhecimento da profissão está estabelecido perante os órgãos competentes, os profissionais de podologia e a sociedade. Do mesmo modo que outras profissões, a podologia deve obedecer às normas regulamentadoras e ao código de ética.

Como um serviço prestado na área da saúde, a podologia deve ser estruturada em um processo de trabalho para promover a obtenção de resultados eficientes, entregando o que foi vendido ao cliente, mantendo a organização do empreendimento, reduzindo gastos e alcançando o máximo aproveitamento de materiais e equipamentos. Além disso, é preciso saber avaliar os resultados e entender em que pontos podem ser feitos ajustes.

Com o passar do tempo, os instrumentais utilizados na podologia foram sendo aprimorados no Brasil. Passou-se a contar com os avanços da tecnologia, porém há muito ainda a ser explorado, estudado e adaptado para se chegar ao mesmo nível da podologia em outros países, como a Espanha, por exemplo.

Por fim, podemos constatar que há ainda muito espaço a ser ocupado pela podologia em prestação de serviços, venda de produtos e desenvolvimento de tecnologias. O profissional empreendedor pode encontrar muitas oportunidades na área, tanto para administrar o próprio negócio como para desenvolver produtos e tecnologias que atendam às necessidades da profissão.

## QUESTÕES PARA REVISÃO

1] Marque as sentenças como falsas (F) ou verdadeiras (V):

[ ] A palavra *podologia* origina-se do grego: *podos* (pés) + *logia* (estudo). Logo, corresponde ao "estudo dos pés".

[ ] A podologia é um ramo auxiliar da medicina; é a ciência que estuda a anatomia e a fisiologia dos pés, investiga, prognostica e trata, de forma específica, as podopatias e as deformidades dos membros inferiores.

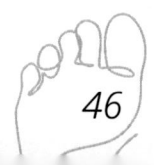

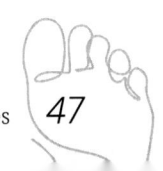

[ ] No Egito, nas gravuras históricas nas pirâmides foram encontradas pinturas que representavam pessoas recebendo cuidados para os pés.

[ ] A podologia brasileira é uma profissão reconhecida e regulamentada desde 2005.

[ ] Todo profissional de podologia deve ter ciência de sua conduta e considerar que pode sofrer penalizações (penalidades), dependendo de sua decisão.

Agora, assinale a opção que contém a sequência correta:

**a]** F, F, V, V, F.
**b]** V, V, V, F, V.
**c]** F, F, V, V, V.
**d]** F, V, V, V, F.
**e]** V, V, V, F, F.

**2]** Classifique as afirmativas como falsas (F) ou verdadeiras (V):

[ ] O kit básico de instrumentais para atendimento de podologia é composto por alicates, bisturis, fresas e mandril.

[ ] O laser não deve ser utilizado nos casos de inflamação e infecção; apenas para analgesia nos casos de onicocriptose.

[ ] A lixa é um papel composto por substâncias abrasivas de utilização única, ou seja, é descartável.

[ ] O lixamento pode ser feito em calos e calosidades, casos de ceratodermia, psoríase plantar, hiperqueratose na região do calcâneo e hiperceratose (pele espessa e ressecada na região plantar e nas distais dos dedos).

[ ] A ortoníquia é uma técnica utilizada para correção da curvatura do dedo, quadro que normalmente evolui para onicocriptose.

Agora, marque a alternativa que contém a sequência correta:

**a]** F, F, V, V, V.
**b]** V, V, F, F, V.
**c]** V, F, V, V, V.

**d]** F, V, V, F, F.
**e]** V, F, V, V, F.

**3]** Acerca da atuação podológica, marque V (verdadeiro) ou F (falso):

[ ] O serviço podológico é disponibilizado em salões de beleza, shopping centers, clínicas médicas e clínicas especializadas em podologia.

[ ] Atualmente, o profissional de podologia vem ganhando espaço nos clubes de futebol e em outros desportos.

[ ] O profissional de podologia pode exercer a podogeriatria e desenvolver seu trabalho em instituições de longa permanência ou em domicílio.

[ ] Em ambientes hospitalares, o profissional de podologia pode atuar em equipe multidisciplinar no cuidado de pacientes hansênicos, diabéticos ou quando solicitado esse serviço.

[ ] O profissional de podologia deve desenvolver habilidades técnicas e empreendedoras e acompanhar os avanços da tecnologia.

Agora, assinale a alternativa que contém a sequência correta:

**a]** V, F, F, F, V.
**b]** V, V, F, V, F.
**c]** F, F, F, V, V.
**d]** V, V, V, V, V.
**e]** F, F, V, F, F.

**4]** Explique o que é processo de trabalho.

**5]** Indique quais benefícios a podologia pode proporcionar à saúde humana.

## QUESTÕES PARA REFLEXÃO

1] Descreva como a profissão de podologia pode galgar patamares mais elevados no Brasil, a fim de que possa ser exercida e respeitada como nos Estados Unidos e na Espanha.

2] Relate, sob um olhar empreendedor, o que está faltando para que os profissionais de podologia possam atuar de forma mais empreendedora e lucrativa na profissão.

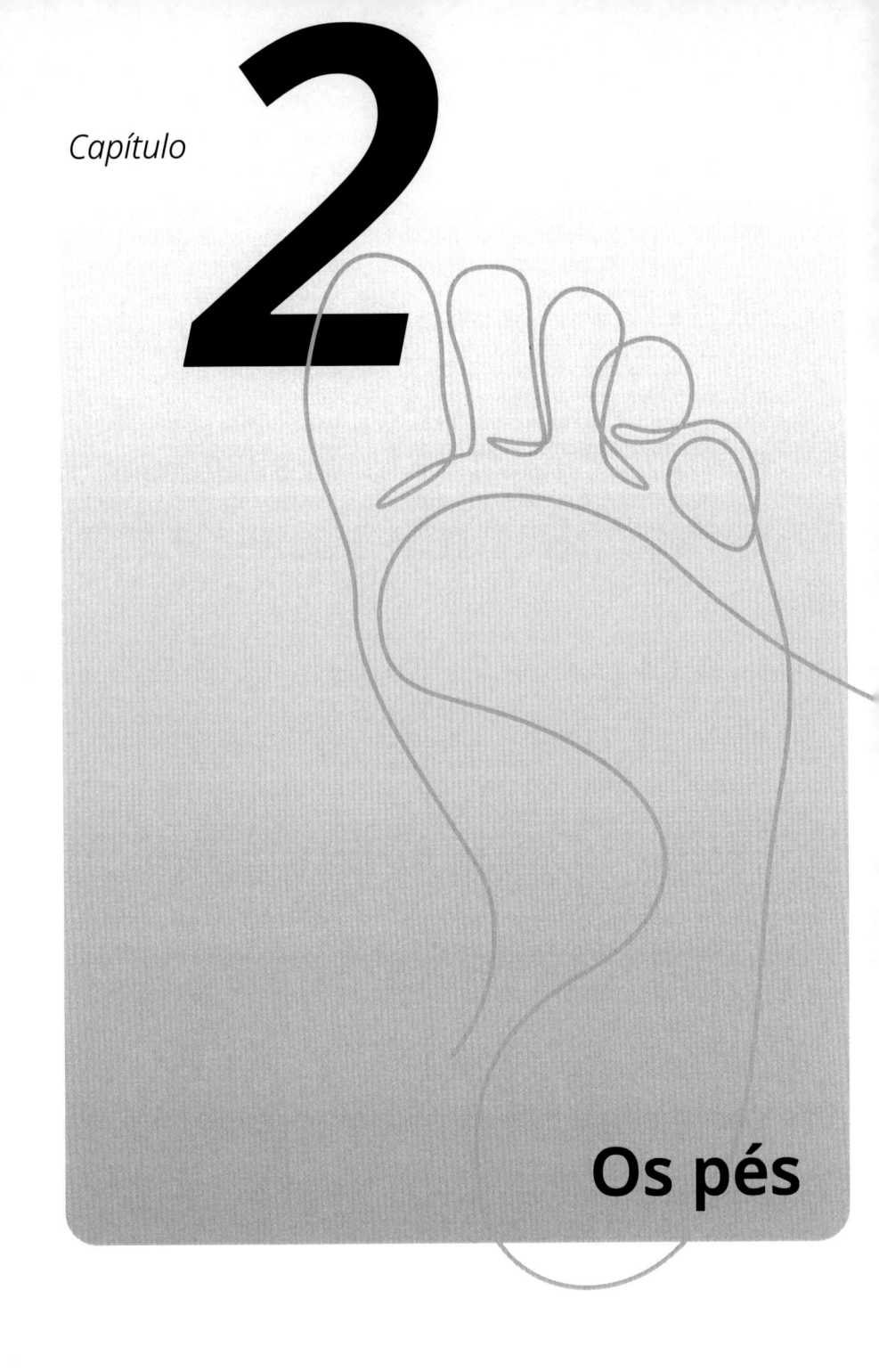

*Capítulo*

# 2

# Os pés

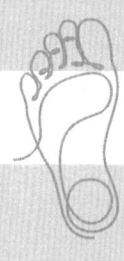

| Conteúdos do capítulo: | Após o estudo deste capítulo, você será capaz de: |
|---|---|
| • Ossos, músculos dos pés, nervos, articulações, tipos de pés, tipos de pisada, classificação dos pés, mobilidade dos pés.<br>• Pele, camadas da pele, estruturas da pele e anexos cutâneos.<br>• Lesões dermatológicas (LEDs).<br>• Unhas, composição do aparelho ungueal, camadas das unhas, principais alterações nas unhas.<br>• Dores mais comuns no retropé, no mediopé e no antepé, deformidades dos dedos, principais doenças que acometem os dedos. | 1. entender a anatomia dos pés (ossos, músculos, nervos e articulações), conhecimento fundamental para o exercício da profissão;<br>2. familiarizar-se com a anatomia da pele e suas camadas, origem e anexo;<br>3. reconhecer as lesões elementares dermatológica;<br>4. identificar as principais afecções que acometem as unhas;<br>5. identificar as principais dores nos pés. |

Todos os elementos do universo estão conectados e, ao se analisar essa afirmação, pode-se dizer que o pé conecta as pessoas diretamente com o planeta! A região que toca o solo e propicia tal conexão é chamada de *face plantar*; a parte de cima, popularmente conhecida como *peito do pé*, é denominada *face dorsal*.

Para a manutenção do equilíbrio, o organismo necessita dos sistemas visuais, proprioceptivos e vestibulares, que enviam informações ao sistema nervoso central (SNC). Os pés são o único ponto básico que permite a posição bípede, juntamente com a ação muscular, a qual atua sobre todo o restante do corpo. Portanto, qualquer alteração postural afeta todos os elementos que contribuem para a dinâmica do corpo.

Não é possível estudar os pés como partes isoladas do corpo ou do aparelho locomotor; assim, diferentes estudos se fazem necessários para o cuidado dos pés sob um olhar científico e amplo.

Os pés suportam cargas fisiológicas e cargas extras quando são submetidos ao estresse biomecânico por meio da demanda física, postural e do manuseio de cargas, a exemplo do que acontece com trabalhadores da limpeza urbana (Lessa; Fernandes, 2022) e com os trabalhadores da construção civil, entre outras áreas. Embora muitos equipamentos e maquinários sejam utilizados para levantar cargas pesadas, ainda existem muitos trabalhos em que as cargas são levadas pelos trabalhadores.

Na gestação, as mulheres carregam o peso do bebê e ainda desenvolvem edemas e têm ganho de peso. Nas academias, treinos de musculação ou fisiculturismo colocam à prova a resistência dos pés por usarem cargas de duas, três ou até mais vezes que o peso corporal da pessoa. Essas ações sobrecarregam os pés.

Para manter a capacidade funcional e a correta biomecânica do pé e do tornozelo, é indispensável que o sistema musculoesquelético, principalmente das extremidades inferiores, independentemente da força exercida, esteja em perfeita harmonia.

Logo, o pé é um conjunto de estruturas complexas perfeitas que recebem a grande missão de carregar diariamente um verdadeiro fardo: realiza desde um simples caminhar prazeroso ou um bailar suave até os movimentos graciosos e harmoniosos do balé, na maioria das vezes, sem deixar transparecer seu sofrimento.

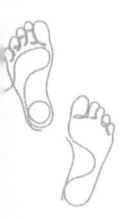

## 2.1
## Anatomia dos pés

O pé humano é formado por 26 ossos, mais 2 sesamoides, 33 articulações, 114 ligamentos e 20 músculos, os quais mantêm uma perfeita harmonia para que a movimentação seja constante. Entre essas diversas estruturas, encontram-se: o sistema esquelético, dividido em três segmentos funcionais (tarso, metatarso e falanges); o sistema muscular; ligamentos e articulações sinoviais metatarsianas, tarsometatarsianas, metatarsofalangeanas e interfalangeanas (Nascimento Junior, 2020).

*Figura 2.1*
Ossos do pé

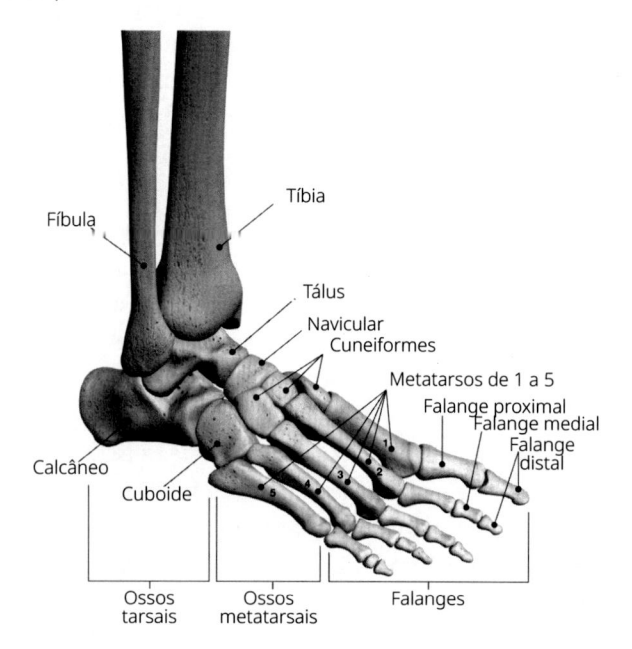

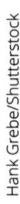

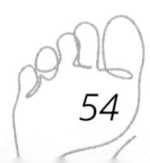

Assim, os pés são formados por uma delicada e, ao mesmo tempo, resistente estrutura, capaz de suportar e equilibrar o peso corporal, bem como os pesos extras a eles impostos. Apresentam uma das maiores variedades estruturais do corpo humano, vital para o correto funcionamento dos membros inferiores (MMII), que dependem da energia trazida pela corrente sanguínea através de inúmeras artérias e do controle do SNC pelos nervos periféricos que chegam até os pés.

Descritos por Álvarez (2008), os pés apresentam formas diferenciadas tanto pela anatomia do arco plantar como pelo tipo de pisada. Veja o quadro a seguir.

*Quadro 2.1*
Tipos de pés

| Tipo | Descrição |
|---|---|
| Pé plano valgo | Desabamento do arco plantar interno com depressão no nível das articulações tálus, com o navicular juntamente com os cuneiformes. Dessa forma, o pé inclina para a margem interna. |
| Pé plano anterior | Separação em leque dos raios metatarsofalangeanos. Normalmente ocorre o surgimento de hiperqueratose plantar na cabeça dos metatarsos centrais. |
| Pé cavo | Curvatura excessiva do arco longitudinal. As principais causas são neurológicas, congênitas e traumáticas. |
| Pé equino | Deformação caracterizada por flexão plantar acentuada. O indivíduo, ao caminhar, utiliza apenas a região anterior do pé. |
| Pé calcâneo | Tipo raro caracterizado por uma flexão dorsal excessiva. O indivíduo apoia a região do calcâneo e levanta a parte anterior do pé. |
| Pé normal | Três pontos de apoio, sem calos ou calosidades. |

FONTE: Elaborado com base em Álvarez, 2008.

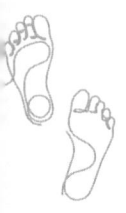

*Figura 2.2*
Pé plano valgo

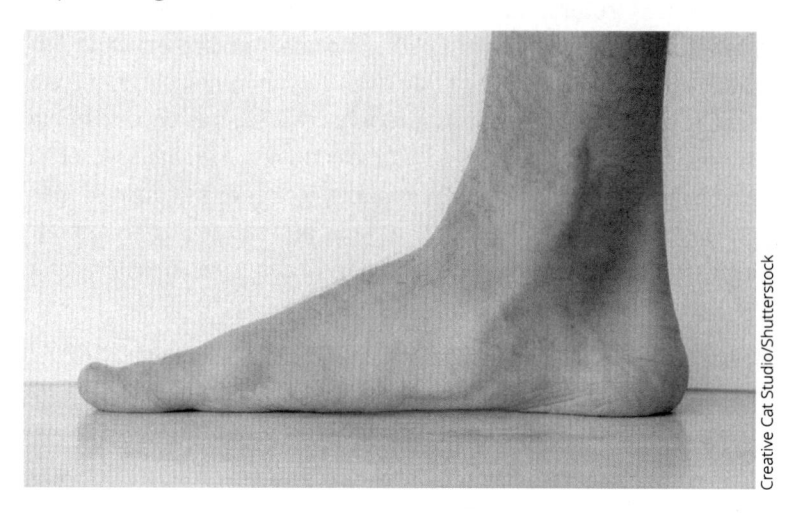

*Figura 2.3*
Formatos do pé

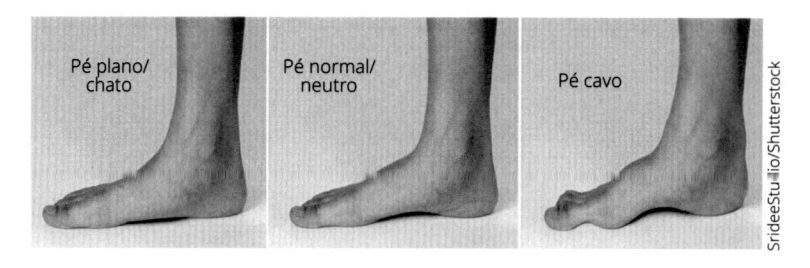

Pé plano/chato — Pé normal/neutro — Pé cavo

Além dos tipos descritos, Macedo et al. (2020) descrevem quatro **tipos de pisada**: neutra, supinada, pronada e acentuadamente pronada.

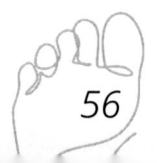

Quadro 2.2
Tipos de pisada

| Tipo | Descrição |
| --- | --- |
| Pisada neutra | Considerada a pisada ideal, em que o pé toca o solo e rola pela parte interna para absorver e distribuir a força. |
| Pisada supinada | Não prona o suficiente quando toca o solo, forçando a pisada para a lateral do corpo. |
| Pisada pronada | Caracterizada pelo pequeno arco que causa uma pronação do pé ao tocar o solo, forçando o pé para a medial. |
| Pisada acentuadamente pronada | Aumenta consideravelmente o risco de lesão, como fascite plantar, esporão de calcâneo e hálux valgo. |

FONTE: Elaborado com base em Macedo et al., 2020.

Figura 2.4
Pisadas supinada, neutra e pronada

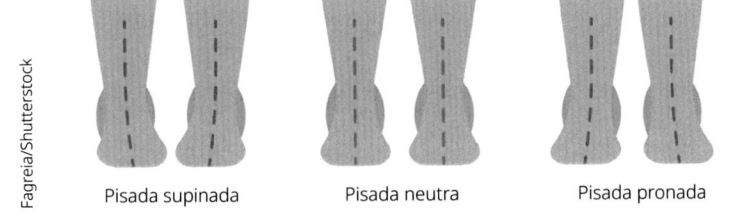

Pisada supinada   Pisada neutra   Pisada pronada

Fagreia/Shutterstock

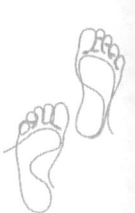

Álvarez (2008) classifica a **forma digital do pé** segundo a longitude dos dedos. O autor identifica três tipos de formas digitais normais:

1. Pé grego: quando o segundo dedo é maior que todos os outros, inclusive o hálux.
2. Pé egípcio: quando o hálux é maior que todos os outros dedos.
3. Pé romano: também conhecido como *pé quadrado*, ocorre quando o hálux tem o mesmo comprimento do segundo dedo e, às vezes, até o terceiro. Cada dedo seguinte vai ficando mais curto em relação ao segundo ou terceiro dedo.

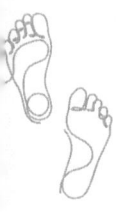

*Figura 2.5*
Classificação digital do pé

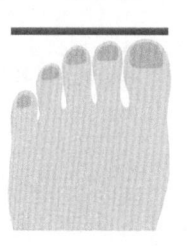

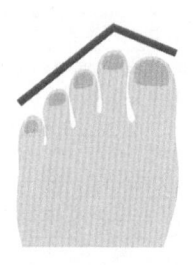

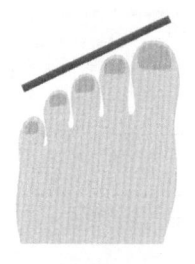

Pé romano        Pé grego        Pé egípcio

Oshima_yk/Shutterstock

As formas digitais que não se enquadram nessa classificação são pés que apresentam alguma alteração, ou seja, que saem da normalidade.

Além das formas digitais, Álvarez (2008) descreve a **forma metatarsal**:

- *Index minus*: o primeiro metatarso é mais curto que o segundo, e os três metatarsos seguintes são mais curtos que o segundo.
- *Index plus*: o primeiro metatarso é mais longo que o segundo, e os três metatarsos seguintes são mais curtos que o segundo.
- *Index plus minus*: o primeiro metatarso e o segundo são minimamente iguais, e os três metatarsos seguintes são mais curtos que o primeiro e o segundo.

De acordo com Álvarez (2008), as formas metatarsais só podem ser visualizadas em radiografia. As formas digitais e metatarsais podem ser encontradas associadas entre si. Destas, a que causa menos problemas nos pés é a forma digital grega com a forma metatarsal *index plus*; a que apresenta mais problemas é a forma digital egípcia com a forma metatarsal *index plus*.

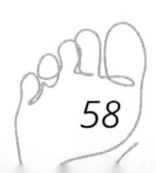

## 2.1.1
# Ossos do pé

Os ossos são mantidos unidos por meio dos ligamentos, constituindo as articulações. Nesse aspecto, o pé divide-se em três segmentos funcionais: retropé ou segmento posterior; mediopé ou segmento médio; antepé ou segmento anterior (Nascimento Junior, 2020). Observe a imagem a seguir.

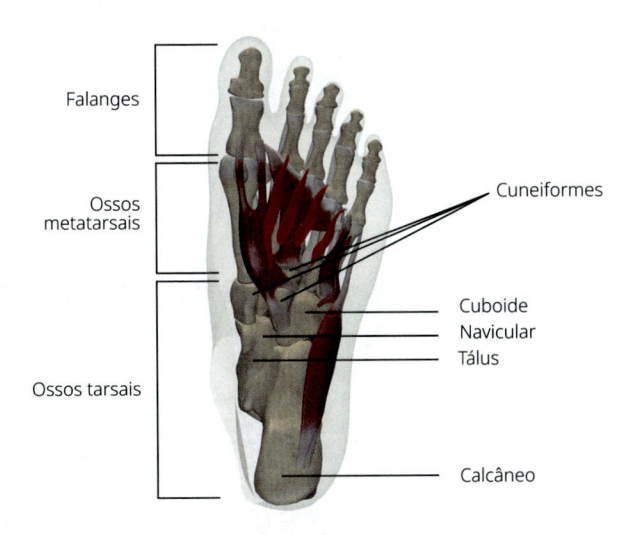

*Figura 2.6*
Anatomia do pé

bekirevren/Shutterstock

A seguir, veremos os principais ossos indicados na figura anterior.

### Tarsos

São formados por sete ossos:

- ossos proximais: tálus e calcâneo;
- osso intermediário: navicular;
- osso distais: um cuboide e três cuneiformes (medial, intermédio e lateral).

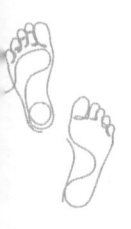

O tálus articula-se com a fíbula lateralmente e com a tíbia medialmente, na parte inferior com o calcâneo e na anterior com o navicular. O navicular está localizado na parte medial do pé, e o cuboide na lateral. Os cuneiformes estão localizados à frente do navicular (Nascimento Junior, 2020).

## Metatarsos

São um total de cinco ossos, nomeados a partir da borda medial para a lateral do pé, em algarismos romanos (I metatarso, II metatarso, III metatarso, IV metatarso e V metatarso). Conectam os ossos do tarso às falanges. Nos metatarsos podem ser encontrados os pequenos sesamoides, conforme ilustrado na figura a seguir, localizados abaixo da cabeça do I metatarso. Os sesamoides servem de sustentação ao metatarso, formando um sólido apoio, e protegem os tendões circundantes, importantes para a mobilidade do hálux.

*Figura 2.7*
Osso sesamoide

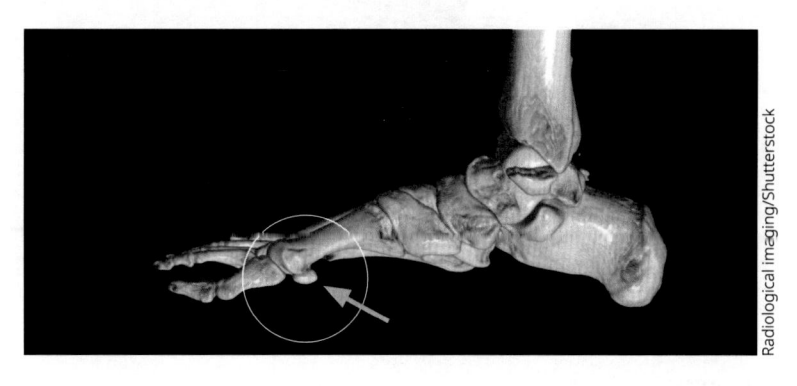

## Falanges

São os ossos que formam os cinco dedos, nomeados da medial para a lateral. O hálux é composto de duas falanges: proximal e distal, sendo importante para a manutenção do equilíbrio do corpo.

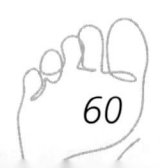

Os demais dedos são identificados como II dedo, III dedo, IV dedo e V dedo e compostos por três falanges: proximal, medial e distal.

O pé e suas estruturas formam **três arcos**: um transversal e dois longitudinais (medial e lateral):

- O **arco transversal** está localizado na parte anterior do tarso e na parte posterior do metatarso. É fortalecido pelos ligamentos interósseo, plantar e dorsal, pelos músculos curtos do primeiro e quinto dedos e pelo músculo fibular longo.
- O **arco longitudinal lateral** é o mais plano dos arcos, formado pelo calcâneo, pelo cuboide e pelo IV e V metatarsos. Sua cúpula está na articulação talocalcânea, e a principal articulação é a calcâneo-cuboide. Por ser mais baixo que o arco medial, faz contato com o solo e apoia parte do peso corporal durante a locomoção. Sua estruturação conta com os tendões extensores e os músculos curtos do V dedo.
- O **arco longitudinal medial** é mais dinâmico e mais flexível que o lateral, portanto, mais alto. É formado pelos ossos calcâneo, tálus, navicular, I, II e III cuneiformes e I, II e III cabeças dos metatarsos. Seu ápice fica na superfície articular superior do tálus e suas extremidades – posteriormente, na superfície plantar do calcâneo e, anteriormente, nos I, II e III ossos metatarsais. Diferentemente do lateral, não faz contato com o solo, a não ser que apresente alterações, como no pé plano.

## 2.1.2
## Músculos do pé

De forma geral, os músculos são constituídos por tecido muscular e funcionam pela contração e extensão de suas fibras. A contração muscular ocorre por impulsos elétricos do SNC que, através de um nervo, são conduzidos ao músculo.

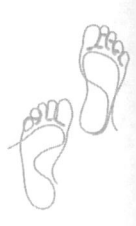

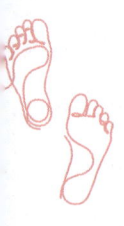

Os músculos estão divididos em dois grupos distintos: extrínsecos e intrínsecos (músculos curtos). A maioria deles – **intrínsecos** – tem origem e inserção no pé e está localizada na região plantar, originando-se abaixo da articulação do tornozelo e inserindo-se na face plantar ou dorsal. Os intrínsecos realizam a movimentação dos dedos (Bega; Larosa, 2010). Já os **extrínsecos** têm origem na perna e estão inseridos nos pés, podendo ser da parte anterior, posterior ou lateral da perna. São responsáveis pelos movimentos como dorsiflexão, flexão plantar, inversão e eversão do pé (Nascimento Junior, 2020).

Na face dorsal, encontra-se o músculo extensor curto dos dedos, que se origina no calcâneo e forma uma ramificação que se estende pelo segundo, terceiro, quarto e quinto dedos.

O músculo extensor curto do hálux origina-se no calcâneo, e esse é o único dedo que tem um músculo somente para ele, sem ramificações para os demais dedos.

*Figura 2.8*
Anatomia dos músculos: vista superior

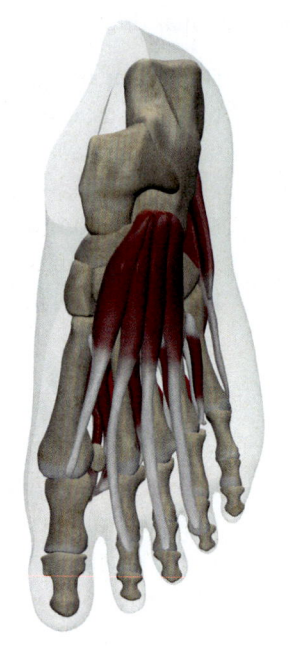

bekirevren/Shutterstock

> ### Curiosidade
>
> O nome *extensor curto* deve-se ao fato de que o músculo tem origem e inserção no pé; no caso da denominação *extensor longo*, o músculo se origina na perna e está inserido no pé (Nascimento Junior, 2020).

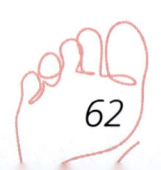

Para facilitar os estudos, a **face plantar** pode ser dividida em **quatro camadas musculares**, assim descritas:

- Camada superficial: é formada por três músculos – abdutor do hálux, abdutor do quinto dedo e flexor curto dos dedos. Na medial do pé, encontra-se o abdutor do hálux (origina-se no calcâneo e está inserido no hálux); na lateral do pé, o abdutor do quinto dedo (origina-se no calcâneo e está inserido nos últimos dedos). Portanto, os músculos das laterais do pé são abdutores. No centro do pé, localiza-se o flexor curto dos dedos (origina-se no calcâneo e está inserido no segundo, terceiro e quarto dedos).
- Camada superficial intermediária: é formada por dois músculos e um grupo muscular – músculo quadrado plantar e músculos lumbricais. Estes últimos não têm origem óssea; originam-se no tendão do flexor longo dos dedos e inserem-se nas falanges proximais.
- Camada profunda intermediária: são três músculos e mais uma variação anatômica – flexor curto do hálux (onde se localizam os sesamoides dos pés), adutor do hálux, flexor curto do dedo mínimo e variação anatômica oponente do dedo mínimo.
- Camada profunda: agrega os nervos interósseos dos pés – três plantares e quatro dorsais. Há também o músculo fibular curto, inserido na base do quinto metatarso, e o músculo fibular longo, que se insere no cuneiforme medial e na base do primeiro metatarso.

Quando se fala em músculos, deve-se mencionar a importância das vitaminas e dos minerais para o sistema muscular. Minerais e vitaminas são fundamentais para o funcionamento do organismo. Podem ser encontrados em pequenas quantidades nos mais diversos alimentos, e a carência desses micronutrientes pode provocar disfunções (Silva et al., 2020).

Para que ocorra a contração muscular, após o relaxamento, é necessário que haja a entrada de sódio na célula e a saída de potássio, para estimular a liberação de cálcio no organismo. A falta ou má distribuição de cálcio e magnésio no organismo implica alterações na contração muscular, além de afetar o metabolismo intracelular, a coagulação sanguínea, as funções cardíacas, a condução nervosa e o crescimento ósseo.

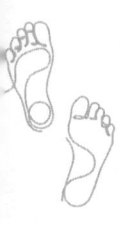

Para que haja a absorção de cálcio pelo intestino, segundo a Sociedade Brasileira de Endocrinologia e Metabologia (SBEM, 2021), precisa-se da ação da vitamina D, também denominada de *pré-hormônio*; o tecido muscular necessita dessa vitamina. A deficiência pode ser uma das causas de quadros de fraqueza muscular e miopatia.

### 2.1.3
## Nervos do pé

O sistema nervoso controla diversas funções do organismo – movimento, função glandular, pensamento, fonação, órgãos do sentido. No sistema nervoso periférico (SNP), encontram-se os **nervos eferentes**, que comandam os movimentos. Sendo extensões dos neurônios, tais nervos transmitem impulsos originados pelo cérebro ou pela medula para os músculos, que se contraem, realizando os movimentos dos tendões, presos nos ossos, e assim se dá o movimento.

Já os **nervos sensitivos** transmitem estímulos sensoriais – tato, pressão, temperatura – e levam a informação no sentido contrário, ou seja, do músculo para o cérebro, para que este dê o comando do movimento.

A **inervação da face plantar**, tanto a parte cutânea quanto a parte muscular, é formada por ramos do nervo tibial: nervo plantar medial e nervo plantar lateral. Estes são responsáveis por inervar os músculos da planta do pé e pela inervação cutânea, ou seja, os nervos dos músculos e da pele da região plantar.

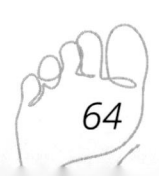

Os **nervos plantares medial e lateral** são responsáveis pela inervação dos músculos dos pés. O medial inerva quatro músculos. Na figura a seguir, é possível observar o músculo superficial abdutor do hálux, o flexor curto dos dedos, o abdutor do dedo mínimo e o primeiro lumbrical. O **nervo plantar medial** inerva menos músculos, porém é responsável pela maior parte da inervação cutânea do pé, ou seja, inerva menos músculo e mais pele.

O **nervo plantar lateral** e suas ramificações são responsáveis pelos outros seis músculos do pé, isto é, pela maior parte da inervação motora dos pés.

A parte do pé que não é inervada pelos ramos do nervo tibial (nervos lateral e medial) é o arco plantar longitudinal, inervado pelo nervo safena, uma ramificação do femoral.

*Figura 2.9*
Músculos na face plantar do pé

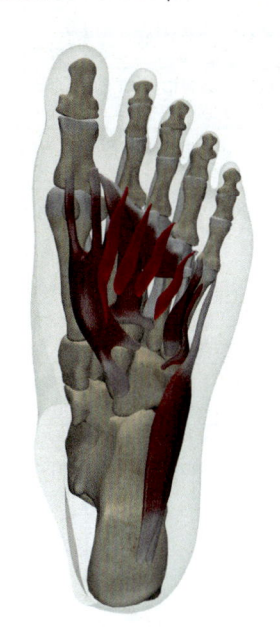

bekirevren/Shutterstock

### 2.1.4
## Articulações do pé

Bega e Larosa (2010) descrevem as articulações do pé: articulação superior do tornozelo, articulação inferior do tornozelo, articulação intertarsal ou transverso do tarso, articulações tarsometatarsianas, articulações metatarsofalangeanas e articulações interfalangeanas. São estruturas responsáveis por segurar os ossos uns aos outros. O quadro a seguir apresenta a composição de cada articulação.

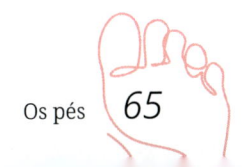

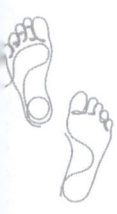

*Quadro 2.3*
Tipos de articulações

| Tipo | Descrição |
|---|---|
| Articulação superior do tornozelo | Composta pela superfície inferior da fíbula e da tíbia e pela superfície superior do tálus. |
| Articulação inferior do tornozelo | Formada pelos ossos navicular, calcâneo e tálus. |
| Articulação intertarsal ou transverso do tarso | Está entre os ossos do tarso. São as articulações subtalar (talocalcânea), talocalcaneonavicular, calcaneocubóidea, cuneoneonavicular, cuboideonavicular e intercuneiforme. |
| Articulação tarsometatarsiana | Localizada entre os ossos do tarso e do metatarso. |
| Articulação metatarsofalangeana | Localizada entre as cabeças dos metatarsos e a base das falanges proximais. |
| Articulação interfalangeana | Localizada entre as falanges. O hálux tem uma única articulação interfalangeana, pois tem apenas duas falanges, isto é, uma única junção entre elas. Os demais dedos apresentam duas articulações: interfalangeana proximal e interfalangeana distal. Desse modo, há um total de nove articulações interfalangeanas no pé. |

**Fonte:** Elaborado com base em Bega; Larosa, 2010.

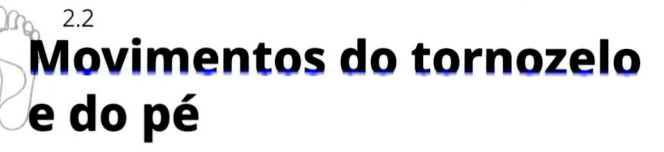

## 2.2 Movimentos do tornozelo e do pé

Os pés são estruturas anatômicas com, basicamente, duas funções distintas: uma é estática, ou seja, manter a pessoa parada e em pé, quando ocorre a distribuição de forças que o peso do corpo descarrega sobre os pés; outra é dinâmica, isto é, quando o indivíduo está em movimento, sendo uma função bem complexa em virtude da inclusão da mecânica do pé e de todo o corpo, também denominada *biomecânica* (Mezêncio; Ferreira; Amadio, 2021).

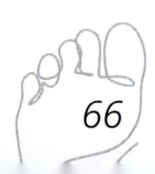

Mezêncio, Ferreira e Amadio (2021) descrevem a **biomecânica** como as análises físico-matemáticas de sistemas biológicos que geram os movimentos do corpo e as forças que induzem esses movimentos. Segundo Bega e Larosa (2010), a podologia, com o passar dos anos, vem se aprofundando no estudo da biomecânica e da marcha, suas diferentes fases e seus movimentos, apoios, posturas, entre outros aspectos. Na biomecânica, é importante compreender o funcionamento do pé, uma vez que a maioria das podopatias tem origem mecânica, resultante de esforços e forças repetitivas a que os pés são submetidos diariamente. Conforme Mezêncio, Ferreira e Amadio (2021, p. 88), "Estes movimentos são estudados através de leis e padrões mecânicos em função das características específicas do sistema biológico humano, incluindo conhecimentos anatômicos e fisiológicos".

Para Loupa et al. (2020), caminhar é uma das funções de maior complexidade do corpo humano, pois envolve músculos, ossos e articulações do esqueleto. É preciso considerar ainda a cinética, que examina as forças que agem para que os movimentos sejam executados. Além disso, a cinemática descreve os movimentos do corpo e suas características e os movimentos das partes do corpo durante as fases da marcha.

A biomecânica permite a propulsão, o caminhar, o saltar e o correr. É também um tipo de amortecedor das pressões que atingem o pé durante a marcha, o salto e a corrida, pois promove uma adaptação a movimentos complexos e especializados essenciais na sustentação do corpo, no equilíbrio e na locomoção, ou seja, o tornozelo e o pé têm como função primária absorver os impactos com o solo.

A biomecânica do antepé é direcionada, principalmente, para a função da marcha, chamada de *triângulo de propulsão*. Existem diferentes formas de classificar as fases do ciclo da marcha, embora a mais comumente utilizada seja a que considera que o ciclo da marcha compreende o período que vai do contato de um pé no solo até o contato seguinte desse mesmo pé. Portanto, há uma sequência de movimentos entre duas repetições consecutivas de qualquer um dos eventos da marcha, que comporta duas fases: de apoio, começando com o contato inicial e terminando com a decolagem do pé; de balanço, executada desde o momento da decolagem do antepé até o contato seguinte com o solo. Para a execução da marcha, primeiro acontece o impacto do calcanhar com o solo; em seguida, o apoio do calcâneo e da cabeça de todos os metatarsos e, ligeiramente, o apoio da borda lateral. Depois, ocorre o apoio de todas as cabeças dos metatarsos já com as polpas dos dedos. Por fim, há o desprendimento, com apoio somente na distal dos dedos (Loupa et al., 2020).

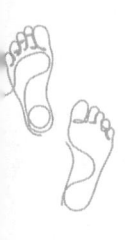

Na situação normal, é possível realizar tal função sem dor nem desconforto. Isso resulta da interação e da harmonia de diversas estruturas, como a articulação inferior do tornozelo, composta pelos ossos tálus, calcâneo e navicular, podendo-se realizar os movimentos de dorsiflexão e flexão plantar. Os ligamentos que fazem parte do tornozelo são: ligamento colateral medial, ligamento deltoide e ligamento colateral lateral (Loupa et al., 2020).

Dessa forma, pode-se afirmar que o pé é um conjunto de elementos mecânicos distintos divididos em duas classes: elementos de estruturas rígidas, que são os ossos acoplados e articulados, apresentando uma variação no grau de movimento; e elementos de união passivos, ligamentos e elementos de união ativos, ou seja, os músculos.

Os **músculos**, por sua vez, ligam os elementos rígidos para que possam produzir as tensões e reações necessárias para manter o equilíbrio do conjunto de estruturas do pé sob a ação das forças externas (Nascimento Junior, 2020).

Já as **articulações** são estruturas que permitem os movimentos dos ossos entre si; para tal, apresentam um revestimento cartilaginoso. As estruturas se mantêm em seu lugar por uma cápsula fibrosa reforçada por ligamentos e tendões. As partes internas são revestidas por uma membrana sinovial que contém uma substância lubrificante, o líquido sinovial, que permite a mobilidade.

A movimentação constante dessas estruturas móveis leva ao desgaste – são as lesões degenerativas articulares, como as artroses, decorrentes do esforço que chega ao desgaste ósseo.

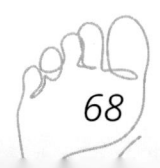

No movimento e na angulação de cada região, os MMII podem realizar um tipo de movimento articular com distintos graus de mobilidade. Observe o quadro a seguir.

*Quadro 2.4*
Graus de mobilidade

| Estrutura | Mobilidade |
|---|---|
| Joelhos | Flexão normal: 130° <br> Hiperextensão normal: 10° <br> Rotação interna normal: 30° <br> Rotação externa normal: 60° |
| Tornozelos | Flexão dorsal (dorsiflexão) normal: 30° <br> Flexão plantar normal: 50° <br> Inversão normal: 20° <br> Versão normal: 15° |
| Pés | Abdução normal: 25° <br> Flexão metatarsofalangeana normal: 45° <br> Extensão metatarsofalangeana normal: 45° |

FONTE: Elaborado com base em Álvarez, 2008.

## IMPORTANTE!

O movimento ativo das articulações tarsometatarsianas praticamente é zero.

*Figura 2.10*
Movimentos do tornozelo e do pé

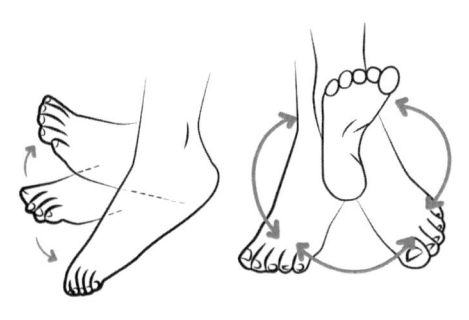

Os pés

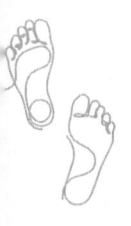

O movimento de cada articulação trabalha em sincronia com as demais. Na execução de uma corrida, por exemplo, o mecanismo de ação é composto de duas fases (Nascimento Junior, 2020). A primeira fase é de apoio do pé no solo: a pessoa apoia-se inicialmente na região do calcâneo e depois na planta, seguindo-se o apoio nos dedos e o impulso de propulsão. A segunda fase é de elevação e saída do pé do solo. Dependendo do tipo do esporte que se pratica, varia a quantidade de toque dos pés no solo. Em uma corrida, por exemplo, os pés tocam o solo entre 500 e 1.250 vezes a cada 1.000 metros, dependendo do terreno, do peso e do tamanho do esportista. Cada um dos pés pode tocar o solo entre 50 e 70 vezes por minuto, com uma força de impacto de 2 a 4 vezes o peso corporal, dependendo da velocidade, do peso do esportista e do terreno (Álvarez, 2008).

## 2.3 Pele

A pele é a camada de revestimento do organismo humano, o maior órgão do corpo, representando cerca de 15% do peso corporal total. Tem grandes variações ao longo de sua extensão. É responsável por funções vitais e constitui a melhor e primeira barreira de defesa do corpo humano, ou seja, responde pela integridade do organismo contra agressões/traumas e infecções de agentes externos, como bactérias e vírus. Também protege contra a desidratação da pele através do filme ou manto hidrolipídico, localizado na epiderme, composto por lipídios, suor, sebo e água. A pele é dinâmica e está em constante mudança, sofrendo alterações ao longo da vida.

Divide-se em camadas de tecido: a **epiderme**, camada externa, constituída de epitélio estratificado pavimentoso; a **derme**, camada intermediária, formada de tecido conjuntivo (vasos, nervos, fibras de colágeno e elastina); e a **hipoderme**, que não é considerada camada da pele, mas está localizada profundamente e é composta de tecido gorduroso.

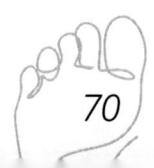

A pele de um bebê produz muito mais sebo que queratina protetora; já a pele do adulto produz menos sebo no estrato subcutâneo, por isso se torna seca. Na idade adulta, a derme e a epiderme ficam mais finas, as fibras elásticas da derme se fragmentam, a irrigação sanguínea da pele diminui e a pele começa a enrugar. A epiderme é isenta de vasos sanguíneos – os nutrientes e o oxigênio chegam a ela por propagação, a partir dos vasos sanguíneos da derme.

Em um adulto, a pele pode pesar de 3,5 kg a 4 kg e medir em torno de 1,5 $m^2$ a 2 $m^2$, com espessura de aproximadamente 6 mm nas regiões palmar e plantar. Nessas duas regiões, apresenta uma camada extra, a camada lúcida, que lhe confere maior espessura. A camada lúcida está localizada entre a camada córnea e a camada granulosa. As demais partes do corpo têm espessura em torno de 1,5 mm, e sua renovação celular ocorre a cada 27 dias. A renovação é contínua – as células nascem na camada basal e vão empurrando as células mais externas até que estas se desprendam da epiderme (Bernardo; Santos; Silva, 2019).

A pele tem, ainda, a função de controle da temperatura do organismo, por meio do suor e do resfriamento (termorregulação), a função de controle do fluxo sanguíneo e funções metabólicas, como em reações de fabricação da vitamina D (colecalciferol), que é dependente dos raios solares ultravioleta B (UVB), protege a pele contra as radiações nocivas ao mesmo tempo que absorve a luz ultravioleta (UV). A melanina é responsável pela coloração da pele.

### Importante!

A vitamina D é fundamental para o metabolismo do cálcio, portanto, para a formação e a manutenção dos ossos.

Ademais, a aparência da pele também tem uma função estética, já que sua condição pode gerar um impacto significativo e influenciar a autoestima do indivíduo.

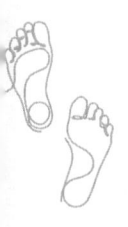

A pele exerce funções sensoriais – tato, pressão, frio, calor e dor. É responsável pela absorção e excreção de substâncias, assim como pela exalação de odores. Essencial para a saúde geral e o bem-estar, deve ser saudável, do mesmo modo que qualquer outro órgão humano.

O profissional de podologia pode identificar alterações na pele dos pés através de sinais e sintomas e exploração visual, observando características relevantes, como coloração, forma, tamanho e localização da anomalia. Para tanto, é preciso conhecer as camadas da pele em detalhes, tema de que trataremos na sequência.

## 2.3.1
## Epiderme

Camada mais externa da pele, a epiderme tem a função de proteção contra toxinas, bactérias e perda de fluidos e é formada por tecido epitelial e uma camada homogênea de queratina, responsável pela impermeabilidade. Esse epitélio é multiestratificado e composto de várias camadas, os estratos, de células achatadas e justapostas, as quais formam um pavimento composto por cinco camadas distintas: córnea; granulosa; espinhosa; basal ou germinativa; e lúcida, presente apenas nas regiões em que a pele é mais espessa, ou seja, apenas nas palmas das mãos e nas plantas dos pés. À medida que as células são produzidas na camada basal, vão mudando de forma, aspecto e disposição; assim, vão sendo empurradas para as camadas mais superficiais, dando lugar às células novas que estão sendo geradas.

Conforme as células epidérmicas envelhecem, tornam-se achatadas e passam a fabricar e acumular dentro de si uma proteína resistente e impermeável, a queratina. Depois de estarem repletas de queratina, chegam à superfície e passam a constituir um revestimento resistente ao atrito e altamente impermeável à água, denominado *camada queratinizada* ou *camada córnea*. A figura a seguir apresenta a formação das demais subcamadas da epiderme e as células presentes em cada uma das camadas.

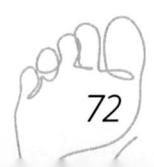

*Figura 2.11*
Composição da epiderme

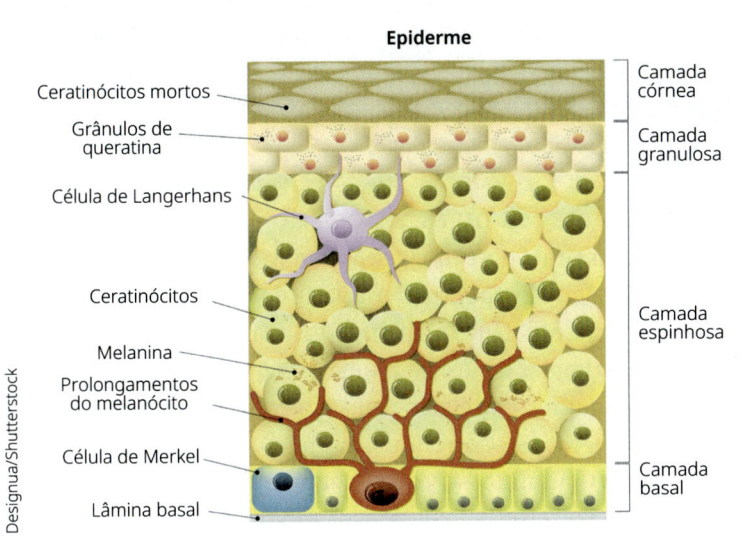

A seguir, veremos mais detalhes de cada componente da epiderme.

## CAMADA BASAL OU GERMINATIVA

É a camada de células mais interna, em contato com a derme. As células dessa camada se multiplicam e originam dois tipos de células: queratinócitos e melanócitos.

Como visto anteriormente, entre as células, 85% são **queratinócitos**, predominantes na epiderme. Formam-se na camada basal e passam progressivamente para as camadas superiores, sofrendo transformação celular até gerarem um estrato córneo hiperqueratinizado compactado (células mortas), tornando a pele impermeável à água e a microrganismos.

Já os **melanócitos** são responsáveis por produzir melanina. Estão presentes na pele, na mucosa, nos pelos e na retina. São responsáveis pela coloração da pele, originados através da substância de pigmentos melânicos, que transferem os grânulos de pigmentos aos queratinócitos próximos.

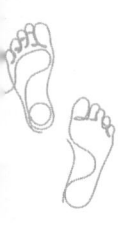

A cor da pele se deve a uma determinação genética, que define a quantidade de melanina ou o tipo de melanina produzido, e não o número de melanócitos. Quando ocorre o bronzeamento, é estimulada a síntese de melanina nos melanócitos. Dessa forma, os melanócitos também são responsáveis pela proteção das células contra os danos causados pela radiação ultravioleta.

## Camada espinhosa ou escamosa

Formada por fileiras sobrepostas de queratinócitos que emergiram da camada basal, a camada espinhosa varia de quatro a dez camadas, com células mais achatadas e unidas. Nessa fase, as células passam a fabricar e acumular dentro de si uma proteína resistente e impermeável, a queratina. As células mais superficiais, ao se tornarem repletas de queratina, morrem e passam a constituir um revestimento resistente ao atrito e altamente impermeável à água (camada queratinizada ou córnea). É na camada espinhosa que se produz a melanina, onde estão os melanócitos; nas camadas inferiores estão as glândulas anexas – sudoríparas e sebáceas.

O suor, composto por água, sais e ureia, é eliminado pelas glândulas sudoríparas, e a secreção sebácea, que tem a função de lubrificar a epiderme e os pelos, é eliminada através dos poros, de onde surgem os pelos. As células da camada córnea estão unidas por lipídios epidérmicos, que criam uma barreira de proteção e a mantêm úmida. Quando esses lipídios estão faltando, a pele pode ficar mais seca, esticada, sem luminosidade e áspera.

A epiderme tem um filme hidrolipídico que envolve o corpo humano, formado por uma emulsão de água e lipídios (gorduras), mantido pelas secreções das glândulas sudoríparas e sebáceas presentes na derme. Tais secreções formam um manto ácido protetor, composto por ácido láctico e vários aminoácidos provenientes do suor; por ácidos graxos livres do sebo produzido pelas glândulas sebáceas; e por outros compostos, como aminoácidos, principalmente provenientes do processo de queratinização.

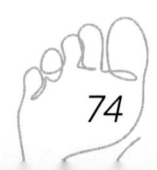

## Camada granulosa
Apresenta grânulos com formas e tamanhos irregulares, compostos de querato-hialina. Caracteriza-se pela impermeabilidade à água e a outras moléculas; além disso, é responsável pela resistência da pele.

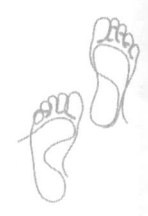

## Camada lúcida
Formada por duas ou três fileiras de queratinócitos, contém células anucleadas, achatadas e ricas em queratina. Localiza-se apenas nas regiões palmo-plantares. Dessa forma, a pele da palma da mão e da planta do pé é mais espessa em relação à pele do restante do corpo humano.

## Camada córnea
É a camada mais superficial da pele, formada por uma camada de células anucleadas com citoplasma rico em queratina, a qual descama quando chega à superfície. É responsável por proteger a pele, dificultando a evaporação da água através da superfície corporal. A espessura dessa camada pode variar conforme os estímulos que recebe. Por exemplo, regiões que apresentam calosidades ficam mais espessas por causa de pressão ou atrito intermitente.

### 2.3.2
# Derme

Localizada logo abaixo da epiderme, a derme é altamente vascularizada e inervada. É nessa camada que se localizam as fibras, os nervos, os vasos sanguíneos e linfáticos, os folículos pilosos e as unhas. Os vasos cutâneos formam um plexo profundo, situado em nível dermo-hipodérmico, composto de arteríolas, conectado com um plexo superficial, situado na derme subpapilar, formado por capilares, sendo responsável pela nutrição da pele e pela regulação da temperatura corporal.

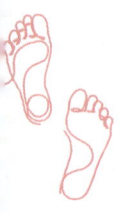

*Figura 2.12*
Anatomia da derme

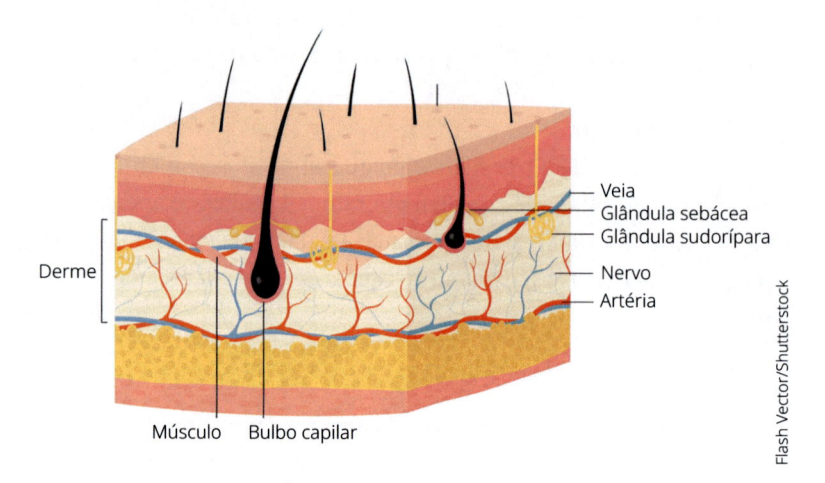

Derme — Veia, Glândula sebácea, Glândula sudorípara, Nervo, Artéria
Músculo — Bulbo capilar

Flash Vector/Shutterstock

Quando a temperatura corporal sobe, impulsos nervosos provocam a dilatação dos vasos sanguíneos da derme (vasodilatação). Desse modo, aumenta a quantidade de sangue circulando na pele, o que, consequentemente, gera calor, irradiado para a parte interna, fazendo o corpo esfriar. Quando a temperatura cai, ocorre a diminuição do calibre dos vasos sanguíneos (vasoconstrição); assim, menos sangue circula na pele, e isso reduz o calor.

A **arteríolas** e as **vênulas** formam os plexos na derme: um plexo subpapilar, um em torno de folículos pilosos e um em torno das glândulas sebáceas. A maioria fica localizada na camada dérmica.

Além disso, encontram-se na derme os **órgãos sensoriais**, elementos neuronais responsáveis pela percepção de toque, temperatura, coceira e dor; são os corpúsculos de Meissner e os corpúsculos de Pacini. Estes últimos são encontrados na parte profunda da derme e na hipoderme e são responsáveis pela sensação de pressão.

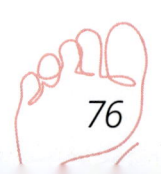

O **tecido cicatricial** é formado na derme, a camada mais profunda da pele. É nessa camada que se inicia o processo de reparação da pele após uma lesão e que estão presentes as glândulas sudoríparas, responsáveis pela formação do suor. Essa camada também é rica em fibroblasto – células essenciais do tecido conjuntivo que desempenham papel fundamental na manutenção e no reparo do tecido –, os quais sintetizam as proteínas da matriz extracelular e são responsáveis pela produção de colágeno e elastina, que, por sua vez, dão suporte estrutural aos tecidos. Os fibroblastos também participam da remodelação dos tecidos danificados e interagem com outras células, ajudando a melhorar a resposta inflamatória e a cicatrização de feridas. Tais fibras são incorporadas em uma substância tipo gel (que contém ácido hialurônico), com uma alta capacidade de ligação com a água, mantendo o volume e a hidratação da pele.

As **fibras de colágeno** totalizam, aproximadamente, 70% da derme, sendo responsáveis pela rigidez e pela força da camada. A fisiologia e a reparação da pele dependem da síntese e da degradação do colágeno, por isso ele é tão importante no processo de vitalidade, rejuvenescimento e aparência saudável da pele.

Os **nervos sensitivos**, do sistema nervoso autônomo, encontram-se na derme e são responsáveis pelas sensações de frio, quente, dor e coceira. Os nervos conduzem estímulos independentes e são responsáveis pela inervação das glândulas sudoríparas, estimulando a produzir suor, e pela inervação dos vasos, contraindo-os ou dilatando-os, modificando os batimentos cardíacos.

Já os **vasos linfáticos** transportam a linfa através dos capilares linfáticos superficiais, na derme, e dos vasos linfáticos mais profundos e mais calibrosos, que levam a linfa até a corrente sanguínea. A linfa é um líquido transparente, semelhante ao plasma, levemente amarelado ou rosado, composto por glóbulos brancos e plasma sanguíneo, porém não contém hemácias como no sangue. Ou seja, tem baixa concentração de proteínas e alta concentração de linfócitos.

A rede do sistema linfático é complexa e composta por diversos elementos: vasos linfáticos, capilares linfáticos, linfonodos e órgãos linfoides, os quais têm função complementar ao sistema sanguíneo, formando também células de defesa. Evita a formação de edema intersticial, armazena sangue e destrói e elimina hemácias velhas.

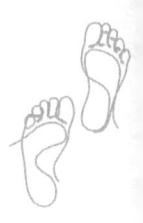

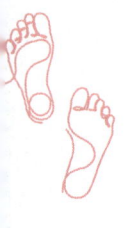

## Curiosidade

O sistema linfático é extremamente importante para o sistema imunológico por agir como filtro, impedindo que corpos estranhos (células tumorais, vírus, bactérias e resíduos celulares) entrem na circulação sanguínea. Por isso, muitos pacientes oncológicos passam por cirurgia para remoção dos gânglios próximos ao tumor, a fim de impedir que as células doentes se espalhem através da corrente sanguínea.

Por fim, há o **manto hidrolipídico** ou **camada epicutânea**, invisível a olho nu, composto de suor e sebo. Protege a pele contra desidratação e ressecamento, ajuda na manutenção do pH e da flora da pele e impede a proliferação de microrganismos, mantendo a impermeabilidade da pele por meio da formação de queratina apropriada.

A figura a seguir ilustra a estrutura da pele de modo geral.

*Figura 2.13*
Estrutura da pele e receptores hipodérmicos

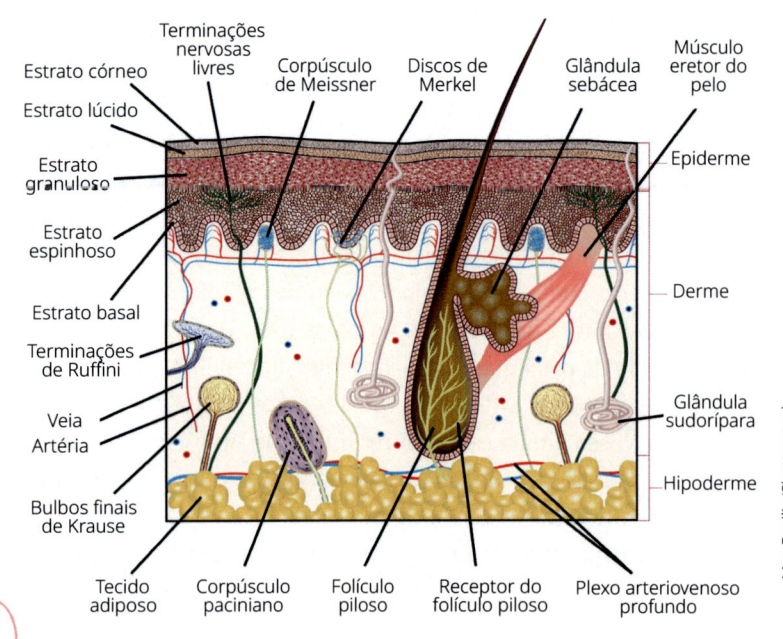

> **Importante!**
>
> A hipoderme fica abaixo da derme, por isso é a camada mais interna do tegumento. Embora se conecte com a derme através de fibras colágenas e elásticas, a hipoderme não é tida como uma camada da pele. É vascularizada e tem tecido adiposo em sua constituição histológica (tecido conjuntivo frouxo), o qual armazena gordura como uma reserva nutricional e energética, para isolamento térmico e para proteção contra traumas mecânicos.

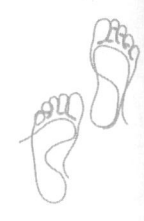

## 2.4 Lesões elementares dermatológicas (LEDs)

Conforme Barros (2009), lesão elementar ou lesão cutânea é uma alteração causada por agressão ou alguma morbidade. Essas lesões são caracterizadas por alterações na estrutura ou na função de células, tecidos ou mesmo de algum órgão. Podem ter diversas causas, como problemas inflamatórios, metabólicos, circulatórios, degenerativos, hiperplásicos, entre outros, e ser de forma física (queimaduras, traumas, frio excessivo e radiação), química (em contato com substâncias irritantes ou alérgenos) e por agentes biológicos (infecções causadas por fungos, bactérias e vírus).

Conforme descreve Madella Júnior (2018), as lesões elementares dermatológicas (LEDs) apresentam características diferentes dependendo de como são formadas. Podem ser classificadas como primárias (planas, sólidas e líquidas) ou secundárias (alteração de consistência, espessura e perda tecidual). São classificadas nos grupos descritos na sequência.

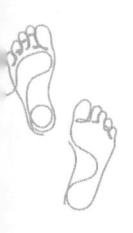

## 2.4.1
## LED por alteração de cor

A LED por alteração de cor apresenta número aumentado de células superficialmente, na epiderme e na derme. É visível e palpável, de origem e tamanho variado. São manchas sem relevos nem depressões, podendo ser:

- Manchas vasculossanguíneas: podem ser verificadas quando ocorre vasodilatação, extravasamento de hemácias (acúmulo anormal de líquido extracelular intersticial ou corporal) ou constrição. São manchas arroxeadas na pele que não foram causadas por trauma.
- Eritemas: vasodilatação que resulta em cor avermelhada. Ao realizar digitopressão, desaparecem. Os eritemas podem ser: cianose, quando ocorre congestionamento do sangue nas veias, podendo sua cor variar de azulada a violácea, sendo que a temperatura fica baixa no local; telangiectasia, com capilares sanguíneos dilatados na derme e uma coloração avermelhada; rubor, pelo congestionamento sanguíneo nas artérias, sendo que a temperatura no local ruborizado fica alta; lividez, por alterações isquêmicas, com temperatura baixa e coloração azulada e cinza-chumbo.
- Manchas pigmentares: podem ser de diferentes tipos, incluindo leucodermia, que é a diminuição ou ausência de melanina; hipercromia, que corresponde ao aumento da melanina ou outro pigmento; mácula, que é lesão superficial, circunscrita, de coloração marrom, azulada ou avermelhada.

## 2.4.2
## LED sólida

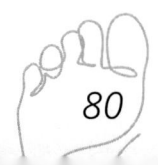

A LED sólida ocorre pelo aumento do número de células na epiderme, na derme e na hipoderme. Nem sempre é visível, mas sempre é palpável, podendo variar a origem e o tamanho. É consequência de diversos processos inflamatórios ou de neoplasia benigna ou maligna. Pode ser classificada em:

- Pápula: atinge até 1 cm e é elevada, plana ou encurvada e de coloração variada.
- Nódulo: elevado ou não, pode ter entre 1 cm e 5 cm de altura, sendo superficial. É sólido e pode ser encontrado na epiderme, na derme e na hipoderme.
- Nodosidade ou tumor: elevado ou não, é sólido e maior que 3 cm.
- Goma: é um nódulo ou nodosidade com líquido ao centro, com a possibilidade de transformar-se em úlcera, por onde poderá expelir substância de tecido necrosado.
- Urtica: apresenta-se como placas grandes, chamadas de *placas urticadas*. Ocorre pela liberação de exsudato da derme. A coloração pode ser de rosa a vermelho, com prurido de rápida duração.
- Verrucosidade: consiste no aumento da camada córnea em forma de pápula ou placa populosa. Sua superfície é dura, e a coloração é amarelada.
- Vegetação: é uma lesão que se parece com uma couve-flor ou que é pedunculada como o fibroma mole.

### 2.4.3
## LED líquida

A LED líquida apresenta conteúdo aquoso, sanguinolento ou purulento. Pode ser classificada em:

- Hematoma: decorrente da concentração de sangue extravasado do tecido cutâneo ou subcutâneo. Pode ser elevado ou não e ter diversos tamanhos. A coloração vai de vermelho-vivo, no momento em que ocorre, a vermelho-escuro, depois de o

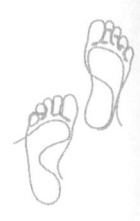

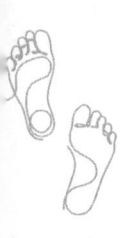

sangue secar. Pode evoluir para infecção com presença de pus, passando a ser, portanto, um hematoma infectado.
- Bolha: lesão circunscrita com mais de 1 cm de diâmetro, com líquido claro em seu interior.
- Abscesso: concentração de pus na pele ou sob a pele. Pode ser elevado ou não e apresentar-se em variados tamanhos.
- Vesícula: coleção de fluidos claros, que podem se tornar turvos ou hemorrágicos. É circunscrita à superfície da pele, com diâmetro médio de 0,5 cm.
- Pústula: coleção de leucócitos. É circunscrita à superfície da pele e tem tamanho variado.

## 2.4.4
## LED por alteração de espessura

A LED por alteração de espessura é formada pelo aumento ou diminuição da espessura da derme ou pela formação de queratina da camada córnea. Pode ser classificada em:

- Queratose: espessamento da camada córnea da epiderme, com coloração que vai do translúcido ao amarelo. Pode ter elevação ou não e nem sempre se apresenta áspero.
- Atrofia: afinamento da pele por redução de tecido.
- Esclerose: espessamento ou afinamento da pele; não é depressível e deixa o local brilhante e escamoso.
- Edema: aumento do líquido nos tecidos subcutâneos; é depressível.
- Infiltração: acontece por infiltração celular na derme, apresentando edema, eritema e aumento da espessura e consistência da pele.

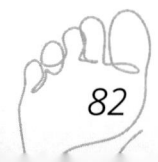

## 2.4.5
# LED por perda de tecido

Também conhecida como *lesão elementar caduca*, a LED por perda de tecido caracteriza-se por eliminação exagerada e espontânea ou por destruição de tecidos cutâneos. Desprende-se da superfície da pele e pode ser classificada em:

- Escamas: pequenas placas que se desprendem da epiderme pelo excesso de células epidérmicas mortas ou por alterações inflamatórias.
- Ulceração: perda de tecido da epiderme, da derme, da hipoderme ou de tecido muscular, podendo atingir mais profundidade.
- Úlcera: muito parecida com a ulceração, porém é crônica.
- Exulceração: efeito de raspagem da epiderme com perda superficial da pele, também conhecida como *escoriação*, quando linear.
- Escara: necrose dos tecidos cutâneos, com coloração que varia do lívido ao negro.
- Fissuras: fendas cutâneas, de formato linear, que podem acometer a epiderme e a derme. Ocorre a perda de tecido, contudo é um afastamento linear da pele, superficial ou profundo, e não deixa cicatriz. Muito comum na região do calcâneo.
- Crosta: coleção de soro, sangue ou pus que, junto aos restos epiteliais, desidrata a superfície da pele, formando placas com variadas cores, conforme a descamação tecidual: quando purulenta, pode ser do amarelo ao esverdeado; quando hemorrágica, do vermelho ao vermelho-escuro; quando melicérica e serosa, amarelo-claro.
- Atrofia: depressão ocasionada pela falta de nutrição e oxigenação das células.

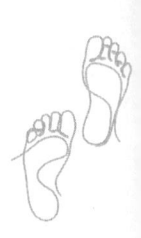

### 2.4.6
# LED vascular

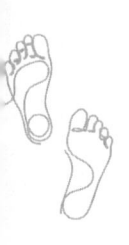

A LED vascular é provocada por alterações nos vasos superficiais da derme. A mais comum é a telangiectasia, que consiste em veias dilatadas de pequeno calibre (capilares) na derme, com características pontilhadas ou lineares, de coloração vermelha.

### 2.4.7
# LED de reparação

A LED de reparação é formada pela reprodução celular de tecido que recobre as lesões, sendo chamada de *cicatriz*. Corresponde a um tecido de reparação que surge após a destruição da pele por algum tipo de lesão. Caracteriza-se por ser lisa, elevada, plana ou deprimida, sem a presença de poros, pelos e sulcos naturais da pele.

## 2.5
# Unhas

Formada por diversos minerais, a unha é um anexo cutâneo e faz parte do sistema tegumentar. É produzida pela epiderme e tem a função de proteger as falanges distais, nas pontas dos dedos. Constitui-se essencialmente de escamas córneas compactas, fortemente aderidas umas às outras, formadas por uma proteína especial chamada *queratina*, bem como por oniquina, rica em enxofre, traços de cálcio, magnésio, sódio, ferro, cobre, bronze e zinco, por arginina e por água. Existem mais de 20 tipos de queratina na estrutura epitelial; pelo menos oito deles se encontram nas unhas e nos cabelos – são as queratinas duras, de crescimento contínuo por toda a vida.

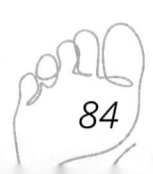

A unha divide-se nas superfícies ventral e dorsal, entre as quais está o epôniquio, normalmente chamado de *cutícula*, que ocupa o espaço existente entre a unha e a prega ungueal proximal. Assim, a unha é constituída por componentes da unidade ungueal (Feitosa, 2020), a saber:

- Unha ou lâmina ungueal: denominada *corpo da unha*, resulta da queratinização da matriz ungueal.
- Matriz ungueal: é a porção geradora da unha e seus componentes.
- Leito ungueal: localizado abaixo da unha, fica entre a lúnula e o hiponíquio e tem uma fina camada epidérmica altamente vascularizada. Contribui na formação das camadas mais profundas da unha, porém sua principal função é manter a unha anexada ao aparelho ungueal. Acredita-se que cerca de 80% da unha é produzida pela matriz ungueal com a produção de queratina dura; os outros 20% da lâmina seriam produzidos pelo leito ungueal.
- Eponíquio: conhecido popularmente como *cutícula*, deriva da prega ungueal proximal. Protege a matriz de eventuais agressões ambientais e de organismos infecciosos.
- Borda livre: revela o crescimento da unha. Sofre a ação do ar e, por isso, fica esbranquiçada na distal.
- Lúnula: localizada na parte proximal da unha, tem coloração esbranquiçada. Leva esse nome por assemelhar-se a uma meia lua.
- Hiponíquio: derivado do epitélio do leito ungueal, localiza-se abaixo da borda livre da unha. Apresenta camada de células granulosas e camada córnea espessa e compacta. É formado por uma fina camada da epiderme e faz a junção entre o leito ungueal e a polpa digital. Em termos anatômicos, indica a transição do leito ungueal para a epiderme normal dos dedos, de tonalidade castanha ou rosa, conhecida como *banda onicodérmica*. Esta apresenta grande quantidade de terminações nervosas, portanto, é uma região bastante sensível e funciona como uma barreira contra agentes químicos e microrganismos.

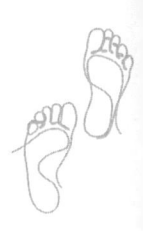

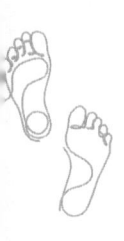

- Prega supra ungueal: é a prega ungueal proximal em junção com a pele que forma o eponíquio. É uma dobra da pele epitelial, a continuação do revestimento cutâneo da face dorsal do dedo, localizada acima da matriz ungueal e antes do eponíquio.
- Pregas periungueais ou laterais: formam as cavidades laterais à lâmina ungueal, localizadas nas laterais das unhas e nas extensões da superfície da pele lateral do dedo.
- Sulco ungueal: é a cavidade lateral em que ficam as pregas laterais.
- Falange óssea distal: dá suporte à estrutura do dedo e das unhas.
- Fibras de colágeno: constituem a estrutura molecular que reveste a estrutura óssea.
- Epiderme: é a parte superficial da pele humana.

## Curiosidade

Há diversas hipóteses para justificar a coloração esbranquiçada da lúnula. Entre elas está o fato de o epitélio ser mais espesso nessa região e obscurecer os capilares do leito ungueal. Consideram-se ainda o fato de a unha não estar tão fortemente anexada na zona da lúnula ou até mesmo a fraca vascularização.

A unha está localizada na porção distal da região dorsal dos dedos. É resultado, majoritariamente, da maturação e da queratinização do epitélio da matriz ungueal. Esta é responsável pela formação das porções dorsal e intermédia da unha, e o leito ungueal ajuda na porção ventral. É translúcida, pouco maleável, inelástica e delimitada por três estruturas cutâneas: duas pregas ungueais laterais e uma prega ungueal proximal. Contudo, mesmo translúcida, apresenta uma coloração levemente rosada que se deve à rica rede de capilares do leito ungueal localizada sob a unha.

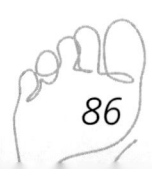

## IMPORTANTE!

A estrutura molecular das queratinas tem a forma de filamento simples, e a formação da unha na vida intrauterina ocorre entre a nona e a vigésima semana de gestação; sua formação completa, até a distal, acontece por volta da trigésima semana. Em sua formação, ocorre o espessamento da epiderme, que posteriormente migra para a face dorsal do dedo e passa pelo processo de cornificação, formando a unha, que cresce para a distal do dedo.

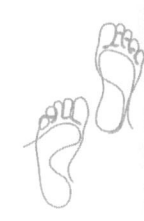

A matriz ungueal, ou **raiz da unha**, é formada por células germinativas que sofrem constante renovação. Responsável pela origem, pela formação e pelo crescimento da unha, é uma estrutura epitelial que se inicia abaixo da prega supra ungueal proximal e vai até à lúnula, constantemente irrigada pelos vasos sanguíneos superficiais da derme.

O quadro a seguir apresenta a descrição das três camadas da unha.

*Quadro 2.5*
Camadas da unha

| Camada | Descrição |
| --- | --- |
| Dorsal | Apresenta superfície lisa e brilhante, com presença de queratinócitos menores e mais achatados em relação às outras camadas. Tem água em sua composição e sofre evaporação e reidratação constantes. Ajuda na formação das camadas mais superficiais. |
| Intermédia | É a camada mais espessa da unha, constituída pela porção intermediária e distal da matriz ungueal. Tem função de amortecimento entre as camadas, facilitando a flexibilidade e ajudando na hidratação. É responsável por formar as camadas mais profundas. |
| Ventral | Localizada na região entre a intermédia e o leito ungueal, é a camada com maior teor de água. De textura porosa decorrente dos filamentos espaçados de queratina, origina-se na distal da matriz e do leito. |

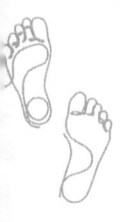

A unha está firmemente conectada ao **periósteo** (membrana de tecido conjuntivo que reveste exteriormente os ossos e da qual podem formar-se elementos ósseos) da falange distal por meio de fibras de colágeno, localizadas verticalmente. A curvatura longitudinal da unha se deve à orientação da matriz ungueal e à presença da prega ungueal proximal, permitindo um crescimento próximo distal.

O **crescimento** da unha está relacionado ao estímulo causado pelo desgaste físico e pelos movimentos dos dedos. Além disso, pode relacionar-se a causas sistêmicas que modificam a vascularização e a nutrição das unhas, que alteram a queratogênese, ou seja, o crescimento e a qualidade da unha sofrem influência do estado nutricional do indivíduo. Outros aspectos referem-se ao equilíbrio hormonal e à idade, entre outros fatores endógenos.

### Importante!

O organismo necessita de nutrientes essenciais para as unhas. Nutrientes em quantidades inadequadas tornam as unhas quebradiças, ressecadas, fracas, manchadas, descamadas e irregulares, ficando predispostas a contaminações por microrganismos.

Figura 2.14
Estrutura da unha

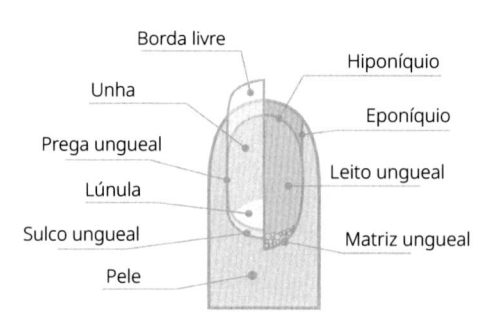

- Borda livre
- Hiponíquio
- Unha
- Eponíquio
- Prega ungueal
- Leito ungueal
- Lúnula
- Sulco ungueal
- Matriz ungueal
- Pele

Monomoon/Shutterstock

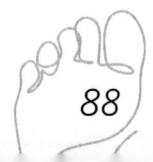

Feitosa (2020) indica a variação do formato da unha considerando diversos parâmetros. Características individuais, como a cor da pele, influenciam as características das unhas. Por exemplo, pessoas de pele branca tendem a ter unhas mais finas do que pessoas de pele preta, que tendem apresentar unhas mais grossas em razão da maior quantidade e melhor qualidade das fibras de colágeno, que proporcionam maior firmeza e resistência. Algumas pessoas podem apresentar unhas e cabelos finos, bem como uma convexidade diferenciada, com unhas de curvatura acentuada pela anatomia do leito, e não por alteração anormal. Da mesma forma, outras pessoas podem ter o contorno da extremidade distal e horizontal mais acentuado.

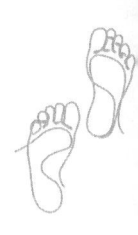

## 2.5.1
## Alterações nas unhas

No consultório, os profissionais de podologia rotineiramente se deparam com diversas alterações nas unhas, muitas delas provenientes de doenças sistêmicas, outras causadas por fatores exógenos. Dessa maneira, é importante conhecer as possíveis etiologias, embora muitas ainda sejam desconhecidas e pouco estudadas. Nesse contexto, cabe ao profissional de podologia inspecionar, pesquisar e estudar cada caso, buscando o melhor tratamento e resultado.

Quando as alterações são de **origem sistêmica**, o paciente deve ser encaminhado ao médico especialista, para receber um diagnóstico e, consequentemente, tratamento precoce e adequado. O diagnóstico tardio implica diversas questões, como custo do tratamento elevado, maior tempo de internação (se for o caso), agravamento da doença e, muitas vezes, infelizmente, até a morte pela doença. Portanto, o encaminhamento a outros profissionais da saúde insere o podologista em uma equipe multidisciplinar de cuidado e acompanhamento. A interação entre os membros da equipe é fundamental para o resultado do tratamento e a adesão por parte do paciente.

As unhas têm como principal objetivo proteger as extremidades dos dedos de traumas. Nas mãos, ajudam na sensibilidade, quando as falanges distais são pressionadas. Sem a unha, o dedo perde parte da sua funcionalidade, chegando a reduzir em 50% a sensibilidade, além da dificuldade na ação da pressão com as pontas dos dedos. As unhas ainda ajudam a manipular objetos de pequeno porte e, de forma instintiva, servem para arranhar, um meio de defesa do indivíduo.

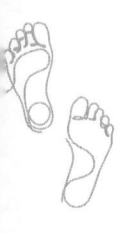

Na rotina do consultório podológico, há pacientes com quadros clínicos como anoníquia, trauma, unha involuta, onicomicose com trauma e outras situações que comprometem o crescimento normal da unha. A distal do dedo sofre alteração, ficando arredondada e volumosa em relação ao dedo com a unha normal, comprometendo a estética e a anatomia, além de o indivíduo sentir desconforto e dores.

Quanto à estética, as unhas das mãos femininas recebem atenção especial conforme a cultura, o gosto e o estilo. Muitas mulheres fazem alongamento, aplicam cores às unhas e alteram o formato natural, assim como fazem a aplicação de pequenos adornos, adesivos e pinturas que se assemelham a uma obra de arte.

A seguir, abordaremos as principais alterações nas unhas.

### HIPERCURVATURA TRANSVERSA DA UNHA

A unha em pinça (*pincer nail*) apresenta hipercurvatura transversa. Também recebe outras denominações, tais como *unha encurvada, unha constritora, unha em trompete, unha em ômega* e *unha convoluta* (virada ao redor). É uma síndrome na qual há uma distorção da forma da unha caracterizada pelo aumento da curvatura transversa ao longo do eixo longitudinal, que ocorre da proximal para a distal.

Esse problema progride e causa o pinçamento do leito ungueal, gerando desconforto e dor, principalmente com o uso de calçados fechados. É uma região bastante vascularizada e, por vezes, a hipercurvatura pode comprimir as terminações nervosas e musculares, causando dor.

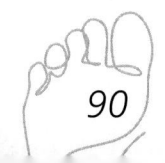

*Figura 2.15*
Unha hipercurvada

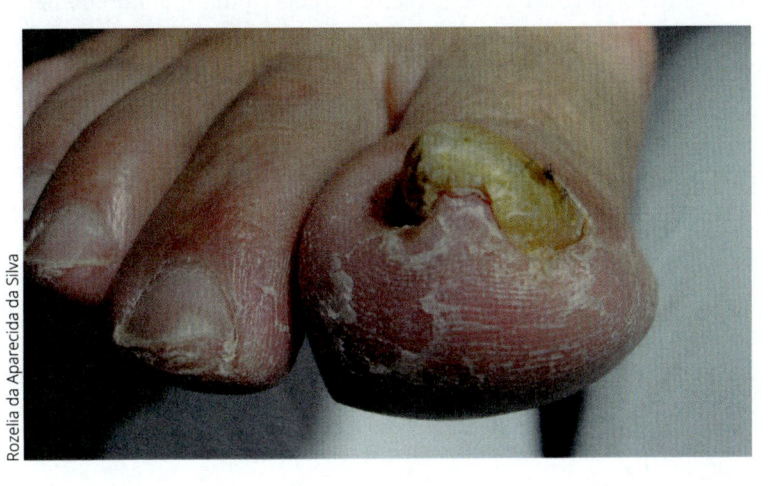

Segundo Sociedade Brasileira de Dermatologia (SBD, 2024), a unha em pinça ocorre em virtude da hipercurvatura transversa da matriz ungueal por alterações do tecido conjuntivo, podendo causar dor e infecção secundária. As bordas laterais comprimem-se ao redor dos tecidos moles, pinçando o leito ungueal. As causas podem ser hereditárias ou adquiridas, advindas de problemas ungueais, como exostoses, osteoartrites, onicomicoses, psoríase e cistos. Essa condição também pode estar associada ao uso de determinados medicamentos, ao câncer do aparelho digestivo e a outros fatores.

Existem três tipos clínicos de hipercurvatura transversa: unha em pinça, unha plicata e unha em telha. A **unha em pinça** é a mais comum, e nela a hipercurvatura é aumentada ao longo do eixo, no sentido proximal para o distal; a **unha plicata** provoca convexidade moderada de um ou de ambos os lados das margens laterais, que alteram a angulação, penetrando de forma cortante nas porções laterais do leito ungueal; a **unha em telha** apresenta margens laterais paralelas.

A **coloração das unhas** diz muito sobre o estado geral de saúde do paciente, razão pela qual se deve fazer uma inspeção detalhada, observando as características das alterações. Não se deve generalizar. O diagnóstico deve ser certeiro, realizado pela equipe multidisciplinar da qual o podólogo/podologista faz parte, sendo o dermatologista primordial. A seguir, veremos algumas alterações na coloração das unhas.

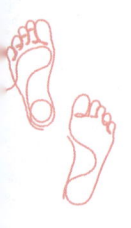

## LEUCONÍQUIA

Conforme o *Dicionário de Dermatologia* (Barros, 2009), leuconíquia é uma onicopatia que pode ser provocada por bolha de ar embaixo da unha ou por alterações congênitas, causando mudança na coloração da unha. Entre as onicopatias por alteração de cor, a da figura a seguir é o tipo mais comum.

*Figura 2.16*
Leuconíquia

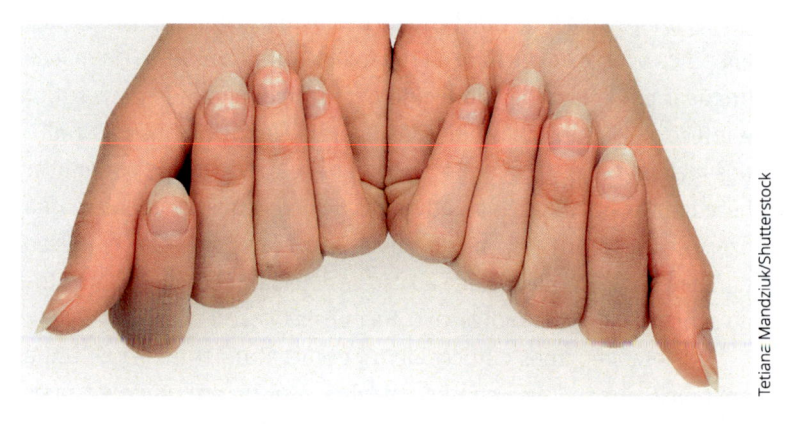

Esse tipo de leuconíquia caracteriza-se pela coloração branca e opaca das unhas, com diferentes padrões: pontuada, estriada/transversa, parcial e total, na maioria das vezes, causada por alterações sistêmicas.

A **leuconíquia pontuada** é a mais comum; caracteriza-se por manchas entre 1 mm e 3 mm de diâmetro, que podem surgir isoladas ou agrupadas. É associada a traumas.

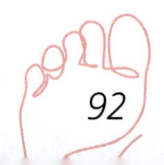

A **leuconíquia estriada ou transversa** apresenta estrias brancas e opacas transversais, localizadas no terço proximal da unha, com 1 mm ou 2 mm de largura. Tende a aparecer em uma ou várias unhas.

Na **leuconíquia parcial**, ocorre a presença de um arco rosado que mede de 2 mm a 4 mm de largura, distal à área branca. Tem sido relacionada com tuberculose, doença de Hodgkin, carcinoma metastático, nefrite e hanseníase.

A **leuconíquia total** é uma situação rara e pode estar associada a casos de colite ulcerosa, febre tifoide, cirrose e hanseníase.

A **leuconíquia transversal**, também chamada de *leuconíquia verdadeira*, ocorre após ciclos de quimioterapia, em virtude da queratinização anormal da matriz ungueal, resultando em células que refletem a luz, consequentemente em uma unha branca, sem transparência, que não permite a visualização do leito ungueal.

Na **leuconíquia aparente**, segundo Carvalho (2011), ocorre a participação do tecido subungueal; pode ser causada por onicólise, com a formação de hiperqueratose subungueal. Nessa condição, pode haver modificação na matriz ou no leito da unha, uma vez que as linhas brancas podem estar no leito, e não na unha, como no caso das linhas de Muehrcke, que são duas linhas brancas paralelas à lúnula com uma faixa rosada ao meio, as quais desaparecem ao fazer pressão na unha; e das unhas de Lindsay, localizadas próxima ao leito ungueal, de coloração branca, rosa ou castanha avermelhada, comum em pacientes com insuficiência renal crônica, com deficiência de zinco ou HIV (*Human Immunodeficiency Virus*).

Seu aparecimento está associado à hipoalbuminemia, que provoca edema do tecido conjuntivo, abaixo da epiderme do leito ungueal, alterando a distribuição de colágeno. Também pode ser decorrente de estados de má nutrição.

Conforme Carvalho (2011), as unhas de Terry apresentam leuconíquia aparente total, caracterizadas pela coloração esbranquiçada na proximal do leito ungueal, com uma faixa eritematosa distal, ficando rosa-acastanhada, entre 0,5 mm e 3 mm de largura, na distal. Essa mancha pode ser irregular e normalmente acomete todas as unhas.

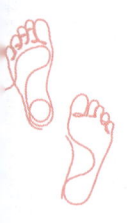

Pode ser encontrada em pacientes com cirrose hepática, insuficiência cardíaca congestiva, diabetes mellitus nos adultos e HIV. Também está associada ao envelhecimento.

Em geral, existem diversas alterações sistêmicas que podem resultar em um dos tipos de leuconíquia, tais como: menstruação, uso de citostáticos, uso de cortisona, uso de sulfonamidas, hanseníase, insuficiência cardíaca, insuficiência renal aguda e crônica, doença de Hodgkin, anemia falciforme, malária, herpes-zóster, tuberculose, trauma ocupacional, tumores ungueais, psoríase, alopecia areata, pneumonia, deficiência em proteínas, deficiência em zinco, pelagra, hipocalcemia, intoxicação com arsênio e intoxicação por monóxido de carbono.

## Melanoníquia

Segundo o *Dicionário de Dermatologia* (Barros, 2009), na melanoníquia, as unhas apresentam coloração preta ou castanha, difusa ou em mancha longitudinal. O surgimento da mancha deve-se ao aumento do número ou da função de melanócitos na matriz ungueal, chegando em torno de 300/mm$^2$ na região distal da matriz ungueal.

*Figura 2.17*
Melanoníquia

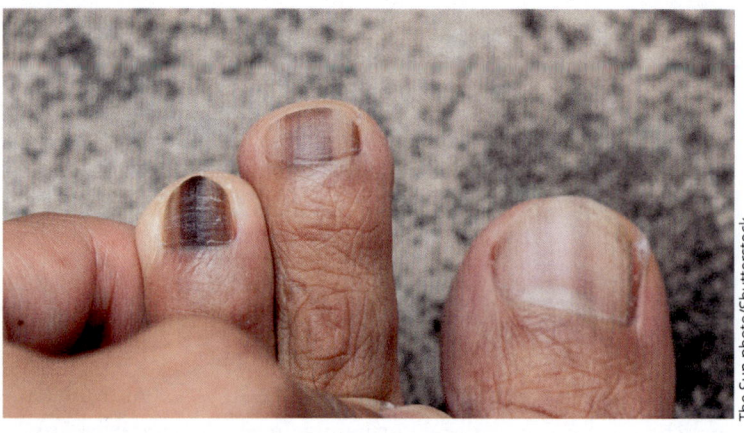

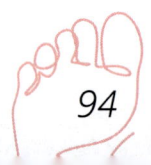

Pode ser normal em pessoas com a pele mais pigmentada e pode surgir por diversas razões, sendo que o diagnóstico é feito por meio de biópsia:

- uso de fármacos citostáticos, antibióticos e antimaláricos;
- síndrome de Peutz-Jeghers, nevo, hiperplasia melanocítica e melanoma;
- doença de Addison e doença de Cushing;
- deficiência de vitamina B12;
- desnutrição;
- gravidez;
- síndrome do túnel do carpo;
- raça;
- hematoma e hemocromatose;
- radioterapia;
- trauma.

*Figura 2.18*
Paciente oncológica com alteração na coloração das unhas dos pé e das mãos

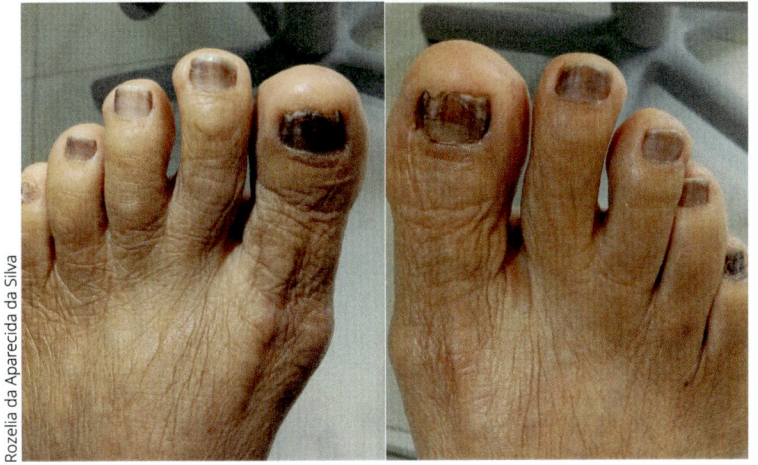

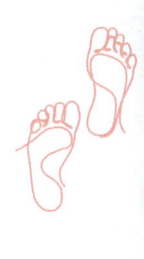

Rozelia da Aparecida da Silva

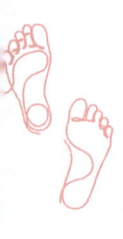

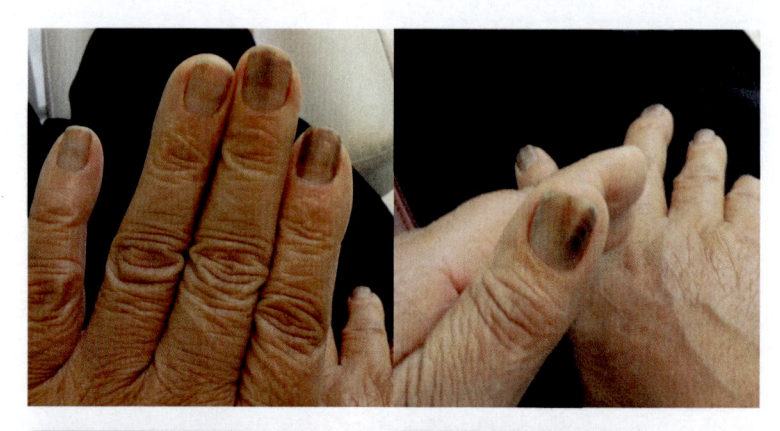

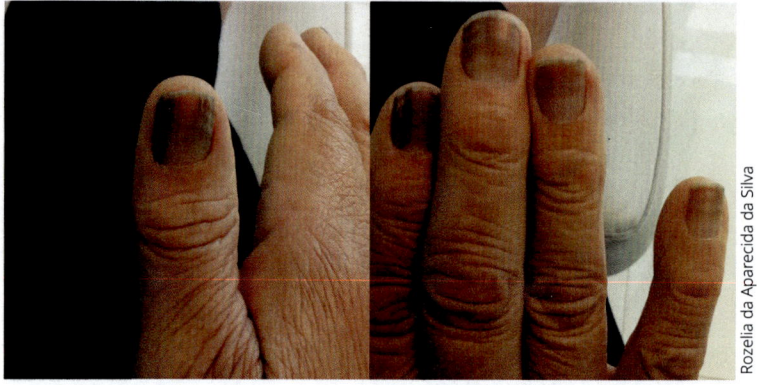

### CROMONÍQUIA AMARELA

Alguns medicamentos têm como efeito colateral a alteração na coloração das unhas, deixando-as na cor amarela. Um fator é o uso de penicilamina (quelante que remove o excesso de cobre do organismo de pacientes com doença de Wilson), de antipalúdicos (antimaláricos) e de tetraciclinas (antibióticos). Estas últimas causam lúnulas fluorescentes e unhas amarelas em pacientes com acne, em dose superior a 1 g/dia.

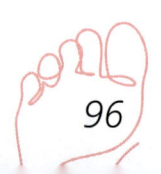

Nos idosos, unhas com coloração amarelada podem ser uma condição normal, assim como em pacientes diabéticos de longa data – nestes, as unhas podem se apresentar espessas. Outras causas da unha amarelada são a icterícia e a carotenemia.

Carvalho (2011) associa a etiologia da cromoníquia amarela à drenagem linfática insuficiente. As alterações ungueais normalmente precedem alterações pulmonares e linfedema. Há a perda de proteínas em razão de um aumento da permeabilidade microvascular. Há muitos casos de mudança na coloração das unhas associada a outras doenças sistêmicas, como artrite reumatoide, HIV, tuberculose, carcinoma da mama e da vesícula e doenças da tireoide.

Além da coloração amarelo-esverdeada, são unhas espessas, e pode ocorrer paroníquia pela perda do eponíquio, onicólise, aumento da curvatura lateral, hiperqueratose subungueal, crescimento lento (dificilmente atinge a distal dos dedos), escurecimento da lúnula e perda da visibilidade desta. É uma tríade clínica que inclui unhas amarelas, linfedema e manifestações respiratórias.

## 2.6
## Dores nos pés

É comum o paciente chegar ao consultório de podologia com queixa de dores nos pés, as quais podem acometer variadas localizações: tornozelo, retropé, mediopé e antepé. Desse modo, podem ser acometidas estruturas diversas, como articulações, ligamentos, músculos, tendões e nervos.

A seguir, trataremos de algumas das podopatias mais comuns.

### 2.6.1
### Dor no tornozelo

As principais dores musculoesqueléticas que acometem o tornozelo são apresentadas no quadro a seguir.

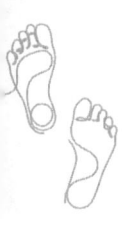

*Quadro 2.6*
Podopatias do tornozelo mais comuns

| Podopatia | Descrição |
|---|---|
| Artrite reumatoide | Doença inflamatória crônica de etiologia desconhecida. Pode causar destruição articular irreversível por infecção bacteriana, gota, tuberculose e gonorreia. Provoca dor aguda intensa, aumentada durante a realização de movimentos. É possível observar edema e hiperemia articular, rigidez matinal. Em alguns casos, ocorre acometimento de outras articulações, como a hiperuricemia (gota), com presença de febre, piora da qualidade de vida, incapacidade funcional e alterações laboratoriais que evidenciam afecção (Brasil, 2021). |
| Artrite não degenerativa, hemofilia e neuropatia | Causam dor localizada na região do tornozelo, agravando-se durante a execução de movimentos. Pode-se observar edema localizado. Nos casos de artrite por hemofilia, o médico pode aspirar sangue da articulação. |
| Bursite do tendão do calcâneo | Inflamação dolorosa da bursa, degenerativa, com ocorrência de dor aguda ou intensa localizada na região posterior do calcâneo (bursite posterior) ou na frente do ligamento do tendão (bursite anterior). É agravada à palpação e, ao se examinar, observam-se dor ao toque, edema e calor (Faria, 2020). |
| Deslocamento do tendão peroneal | Causa dor moderada ou intensa na região lateral do tornozelo, dificultando a marcha. A palpação da região lateral do maléolo causa dor e revela subluxação do tendão. |
| Instabilidade ligamentar | Ocorre após o entorse do tornozelo geralmente em varo. Há presença de dor contínua e moderada, agravada durante a movimentação articular. Além da dor, constatam-se edema e equimose. |
| Traumatismo, fratura e luxação | Causam dor aguda localizada lateral, medial e anteroposteriormente no tornozelo, conforme o local da lesão. A dor é agravada durante a execução dos movimentos. O indivíduo sente dor à palpação. É possível observar edema e equimose no tornozelo e dificuldade para sustentar o peso e para executar a deambulação. |

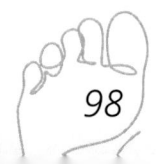

## 2.6.2
# Dor no retropé

Queixa comum no consultório de podologia, as dores no retropé compreendem as dores musculoesqueléticas que aparecem com mais frequência. O podólogo/podologista pode fazer parte da equipe multidisciplinar de tratamento, realizando, por exemplo, laserterapia, avaliação biomecânica, indicação e confecção de palmilha postural. As principais ocorrências são relacionadas a seguir.

### Calcanhar doloroso
Resultado da deficiência do coxim do calcanhar, o calcanhar doloroso caracteriza-se pelo surgimento de dor intensa sob o local da gordura do calcâneo. No exame de toque, produz dor e percebem-se a perda de gordura e a substituição por tecido cicatricial.

### Coalizão tarsal
A coalizão tarsal é uma anormalidade congênita que ocorre em graus variáveis de coalizão anormal fibrosa, cartilaginosa ou óssea entre dois ou mais ossos do tarso (Duarte, 2020). Cerca de 50% dos casos são bilaterais e, muitas vezes, assintomáticos. Os locais mais comuns das pontes ósseas são entre o tálus e o calcâneo (talocalcaneana medial) e entre o navicular e o calcâneo. Os sintomas manifestam-se na adolescência e são associados ao pé plano rígido doloroso e a barras intertarsais, que limitam a articulação subtalar, provocando entorses de repetição no tornozelo.

Manifesta-se por dores moderadas ou intensas na região do retropé em razão da adaptação nos espaços das estruturas ósseas do retropé e do médiopé. A dor na execução de movimentos da articulação subtalar se deve à carga, com alívio durante o repouso.

No exame, constata-se a limitação na inversão e na eversão do retropé. O tratamento, inicialmente, é cirúrgico.

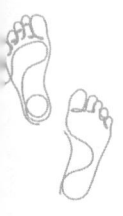

## Deformidade – pé cavo

O pé cavo apresenta diminuição da área da impressão plantar na parte média ou inferior ao terço do antepé, ou ainda o desaparecimento completo (Neves et al., 2020). Nessa condição, o pé adquire curvatura acentuada do arco plantar, ou seja, ocorre elevação do arco, os dedos são em martelo e há proeminência da cabeça dos metatarsos na face plantar. A dor no calcâneo e a metatarsalgia devem-se à pressão contra os sapatos decorrente da elevação do arco longitudinal medial. Calosidades são frequentes nas áreas de maior atrito, como calcâneo, planta do antepé e dorso dos dedos, e estes tomam o formato de garra. Quando o varo é um componente importante, a sobrecarga lateral do pé pode provocar dor plantar sob o IV e o V metatarsais.

As principais causas são neurológicas, congênitas e traumáticas. O pé cavo neurológico provoca desequilíbrio muscular, que afeta os músculos tibial posterior/anterior e fibular longo. Pode ser causado por doenças como Charcot-Marie-Tooth, a mais comum, e também por outras doenças neurológicas (paralisia cerebral, paralisia infantil, doenças medulares e acidente vascular encefálico).

O pé cavo pós-traumático ocorre após fraturas de colo do tálus e síndromes comportamentais do pé, causando desequilíbrio entre os músculos antagonistas do pé em razão do trauma. Caracteriza-se pela aparecimento de calos e calosidades dolorosas na face plantar, na região da cabeça dos metatarsos, e pela presença de dor na região do tarso (em caso de osteoartrite) e por compressão dos nervos digitais (neuroma de Morton).

## Deformidade – pé plano

Também conhecido como *pé chato*, o pé plano constitui uma deformação congênita ou adquirida que se caracteriza pelo excessivo achatamento do arco plantar, geralmente assintomático em crianças. No adulto, a sobrecarga no pé pode resultar em dor por tendinites. Posteriormente, a dor pode resultar de osteoartrite nas articulações tarsais.

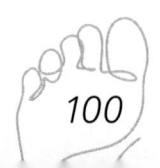

*Figura 2.19*
Pé plano/chato

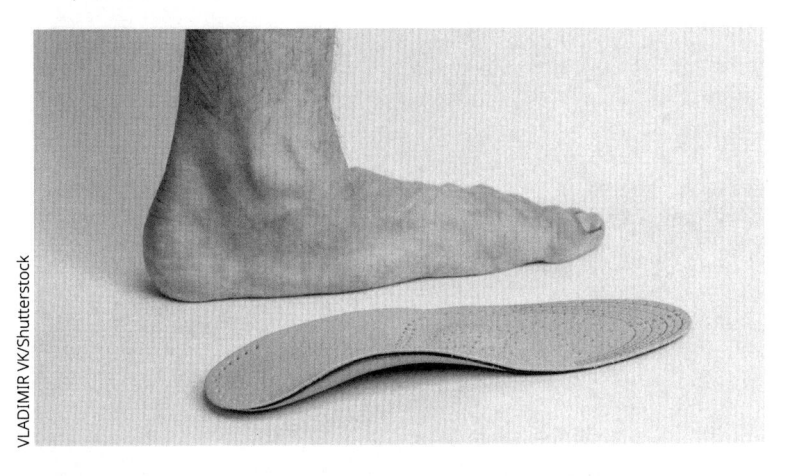

### ENTESOPATIA DE CALCÂNEO (ESPORÃO DE CALCÂNEO)

Evolução da fascite plantar, a entesopatia de calcâneo consiste no crescimento excessivo de uma espícula óssea com formato de esporão, uma "espora óssea". Existem duas formas de esporão do calcâneo de acordo com a localização: inferior e posterior. No inferior, ocorre o acometimento na fáscia plantar; no posterior, o acometimento surge na bolsa retrocalcânea, no tendão aquileu, comumente chamado de *tendão de aquiles*.

### IMPORTANTE!

A fascite plantar resulta de esforço excessivo na planta dos pés e é uma condição inflamatória e dolorosa (Ribeiro et al., 2021). Há presença de esporão de calcâneo em 50% dos casos, com 15% dos indivíduos assintomáticos.

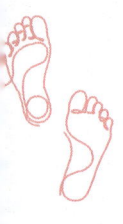

*Figura 2.20*
Esporão de calcâneo inferior

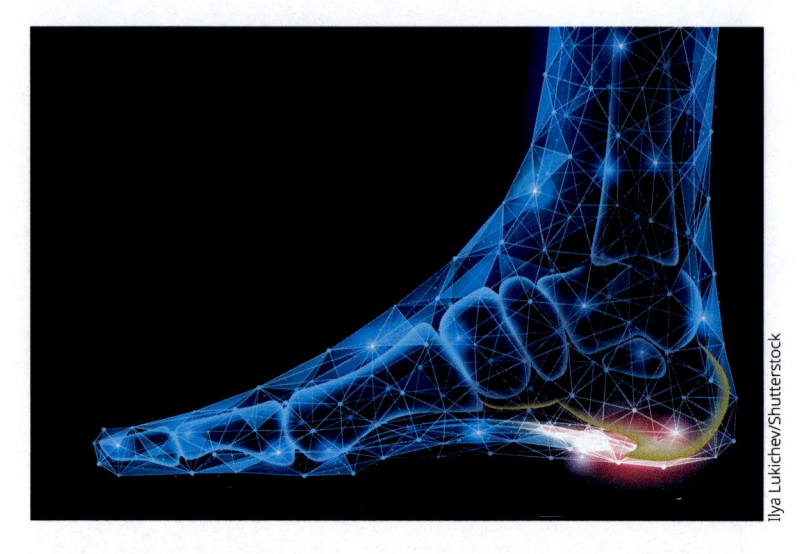

O calcâneo é o maior osso do pé, responsável por suportar boa parte do peso corporal, o que acaba agravando o quadro. O esporão de calcâneo caracteriza-se pela presença de dor nas primeiras horas da manhã, geralmente na face medial e plantar da tuberosidade do calcâneo.

No exame físico, o paciente sente dor ao aplicar pressão no centro do calcâneo. Nas radiografias, é possível confirmar o diagnóstico, contudo o problema não é detectado quando recém formado.

O tratamento visa à diminuição da inflamação e das dores e ao restabelecimento da função mecânica da fáscia plantar. Além do acompanhamento médico, pode-se aplicar corticoide e anestésico na fáscia plantar, usar anti-inflamatório, fazer alongamento da cadeia mestra posterior, fazer uso de palmilhas e enfaixar o arco do pé com atadura, para estabilizar o calcâneo e reduzir a distensão da fáscia.

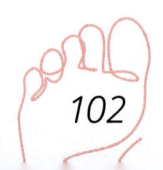

O podólogo/podologista pode empregar laser de baixa intensidade, gerando efeitos fisiológicos e bioquímicos nos tecidos existentes, redução de edema, analgesia local e ação anti-inflamatória. A cirurgia é recomendada em casos resistentes ao tratamento conservador.

## Fascite plantar

A região plantar é envolvida por uma fáscia, a fáscia plantar, formada por uma membrana fibrosa e com pouca elasticidade, originando-se na tuberosidade calcânea e estendendo-se até as falanges proximais dos dedos. A fáscia plantar recobre a musculatura da planta dos pés de forma triangular (aponeurose plantar). É uma faixa espessa, firme e fibrosa de tecido, que sofre distensão com o peso corporal; por fazer a ligação do osso do calcâneo aos dedos, impede que o pé "desabe", funcionando como uma corda do arco do pé.

A fascite plantar afeta mais as pessoas que ficam na posição ortostática por tempo prolongado, praticam caminhadas de longa distância, têm os pés cavos e portam doenças sistêmicas. Também está associada à obesidade.

É bilateral em 15% dos casos. Manifesta-se por alterações inflamatórias na origem da fáscia plantar no calcâneo, ponto de fixação da aponeurose plantar. Há dor e sensibilidade, que frequentemente irradia para a planta do pé. O repouso oferece alívio, porém, ao deambular, as dores são como "agulhadas" nos primeiros passos.

Para o tratamento da fascite plantar, é extremamente importante levantar todos os dados clínicos e físicos que podem interferir na evolução do quadro e escolher o tratamento que contemple cada um deles. Pode ser utilizada a laserterapia, que proporciona redução do edema, analgesia e aceleração da reparação do tecido ao estimular a produção de fibroblastos. O paciente pode, ainda, fazer uso de palmilha ou bandagem elástica para aliviar a pressão da sustentação corporal sobre o calcâneo.

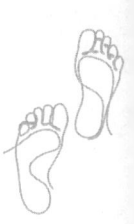

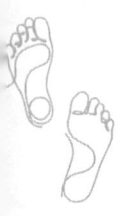

*Figura 2.21*
Bandagem elástica

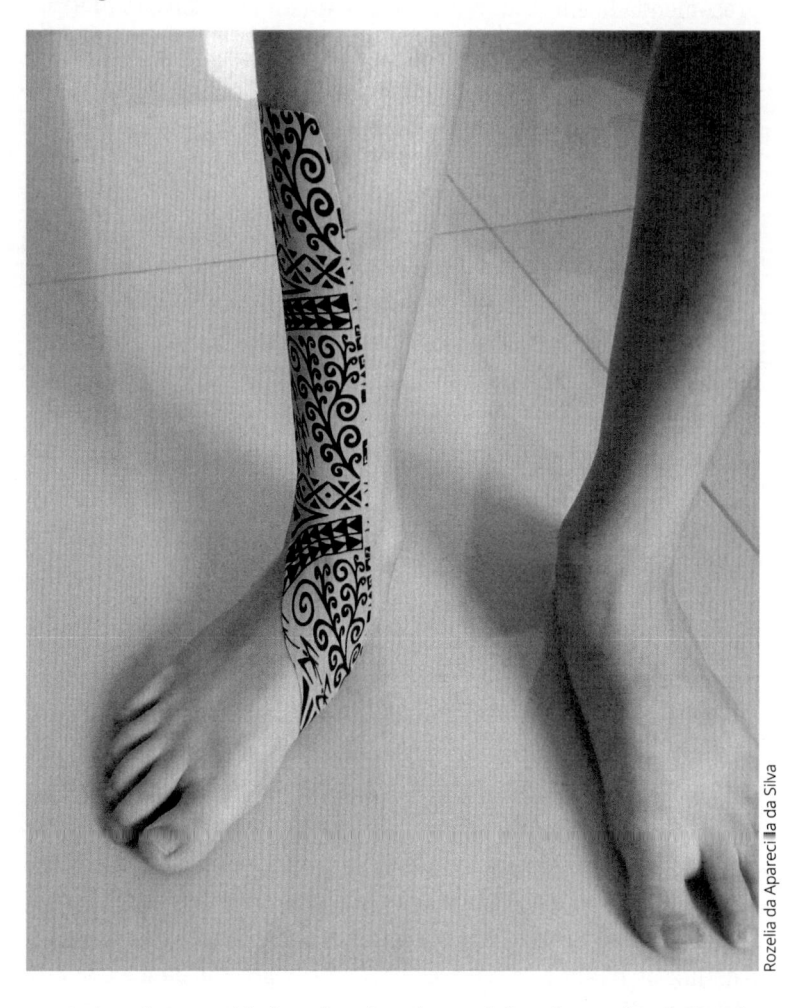

As bandagens elásticas funcionais, também chamadas de *bandagens adesivas* (*tapes*), têm como principal função dar apoio e suporte sem limitar os movimentos. Ajudam na drenagem, ativam o sistema analgésico e aliviam os sintomas dolorosos de inflamações neurológicas. Não é utilizado medicamento na fita de bandagem.

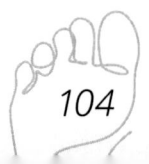

Uma bandagem, aplicada com conhecimento e técnica sobre a pele, é capaz de atingir inúmeros pontos sensíveis que ativam o cérebro. Seus efeitos fisiológicos são diversos, entre os quais podem ser citados:

- fortalecimento muscular, pois reduz a tensão muscular nos músculos hipertônicos, aumentando a amplitude do movimento;
- correção de alterações posturais;
- melhoria da circulação, do fluxo sanguíneo e linfático, reduzindo a inflamação;
- redução de dores.

O paciente com quadro de fascite plantar deve ser assistido por equipe multidisciplinar. O médico pode associar ao tratamento uso de anti-inflamatório, aplicação de injeção local de corticoide e, em alguns casos, realização de procedimento cirúrgico.

## Osteoartrose do retropé

A osteoartrose do retropé constitui uma patologia degenerativa que acomete a cartilagem das articulações. É uma afecção que bloqueia qualquer articulação do retropé e repercute em todo o complexo articular. Origina-se de varismo ou valgismo e traumatismos do retropé, bem como de má formação, como as coalizões tarsais.

A artrose subtalar ou da articulação mediotársica causa desconforto no tornozelo. As manobras de flexo-extensão são assintomáticas na faixa central do arco do movimento, porém a dor aparece principalmente em decorrência da movimentação forçada em varo e valgo do retropé. Em casos de artrite subtalar, a dor é discreta ou moderada no calcâneo e irradia para a articulação subtalar, agravando-se durante a movimentação articular.

A pressão sobre o tarso causa dor, e a execução de movimento articular provoca crepitação e dor. O tratamento é conservador e paliativo; quando a dor é incapacitante e persistente, há indicação cirúrgica.

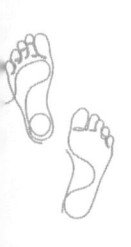

### 2.6.3
# Dor no mediopé

Como visto até aqui, são diversas as causas das dores que acometem os pés, e as mais comuns são as patologias musculoesqueléticas. O exame físico e os exames complementares são indispensáveis para o diagnóstico precoce e o tratamento adequado, prevenindo a cronificação da dor e suas repercussões biológicas, psíquicas e sociais.

> **Importante!**
>
> O conhecimento por parte do profissional de podologia é fundamental tanto para tratar o paciente, juntamente com a equipe multidisciplinar, como para o correto encaminhamento a profissionais de outras áreas da saúde.

Na sequência, veremos os problemas no mediopé (Álvarez, 2008).

### Cisto sinovial
Forma-se na bainha dos tendões ou na sinóvia articular, resultando em dor sob pressão contra o sapato, piorando com a deambulação, a palpação e a pressão. Pode ser uma das causas da síndrome do túnel do tarso.

### Insuficiência do tendão tibial posterior
Gera edema localizado e dor em peso que piora com a pressão, na posição ortostática e durante a marcha. Acaba resultando na desestruturação do mediopé.

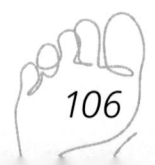

## Lesão da articulação cuneiforme do metatarso (instabilidade da articulação de Lisfranc)
É causada pela inversão e flexão plantar com edema. Ocasiona dor na articulação comprometida na região do mediopé, aumentando durante a movimentação e a palpação.

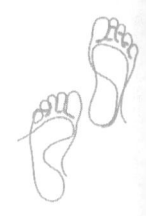

## Osteocondrite do osso navicular (doença de Köhler)
Acomete crianças de 4 a 5 anos de idade. Ocasiona claudicação, leve edema e dor na região do osso navicular, forçando a marcha na face lateral do pé (80% dos casos são em meninos). O tratamento é, na grande maioria das vezes, conservador, com uso de anti-inflamatórios, analgésicos, imobilizadores, muletas e fisioterapia. Somente em casos mais complexos é realizada a cirurgia para remoção da cartilagem solta.

## Osteoartrose do mediopé
Pode ser sequela de traumatismos ou da hipermobilidade do primeiro raio, que gera artrose da articulação do primeiro metatarso. Causa dor em razão da presença da osteofitose dorsal (protuberância óssea), que atrita contra o sapato. Os sintomas são lentos, porém progressivos. Muitas vezes, é necessária a remoção do osteófito; quando há recorrência dos sintomas, é indicada a artrodese (fusão da articulação) regional.

## Síndrome da tensão do arco plantar
Resulta da ação da marcha quando o indivíduo não está adaptado e do ortostatismo prolongado sobre superfície dura. A dor é moderada. A palpação ocasiona dor, inversão e pronação do calcâneo, podendo tornar dolorosos o ligamento plantar e a fáscia.

## 2.6.4
# Dor no antepé

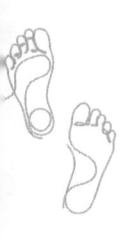

A região do antepé é composta pelos ossos metatarsais e pelas falanges. As patologias podem acometer tanto ossos e articulações como qualquer outra estrutura dessa região. A seguir, trataremos de algumas dessas afecções.

### FRATURA DE ESTRESSE

A fratura de estresse pode ocorrer durante a execução da marcha prolongada, corrida ou danças aeróbicas, com fratura do colo de um ou mais ossos metatarsos, mais comum no segundo metatarso (Teixeira et al., 2001). No início, a dor no pé surge durante a corrida ou dança e, posteriormente, durante a marcha. É agravada por pressão ou peso, e as lesões ficam evidentes após a terceira ou quarta semana.

### NEUROMA OU METATARSALGIA DE MORTON

Mais comum em mulheres, o neuroma de Morton é a metatarsalgia ocasionada pela pressão e pelo espessamento que acomete o terceiro espaço interdigital, no qual o nervo recebe um ramo do nervo plantar lateral e outro do plantar medial. Raramente acontece no segundo espaço. Ao passar entre as cabeças dos metatarsos, o nervo sofre pressão e gera dor latejante ou câimbra, irradiando para os dedos. A dor se agrava na posição ortostática e durante a execução da marcha e apresenta melhora quando o sapato é retirado.

O neuroma de Morton não é um neuroma verdadeiro, mas, conforme Teixeira et al. (2001), uma fibrose perineural do nervo, consequência de trauma por repetição no nervo contra o ligamento transverso, durante a dorsiflexão dos dedos. Os sintomas são dor intensa ou moderada na face plantar do antepé e, eventualmente, sensações parestésicas nos dedos.

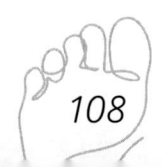

A dor normalmente ocorre na região da cabeça do terceiro e quarto metatarsos em razão da sobrecarga desproporcional ao peso do corpo e evolui na pressão sobre o osso afetado e pelo peso corpóreo durante a marcha. É comum o surgimento de calo ou calosidade na região plantar sob os metatarsos. A dor aumenta quando, ao palpar, comprime-se a cabeça dos metatarsos.

*Figura 2.22*
Neuroma de Morton pós-operatório

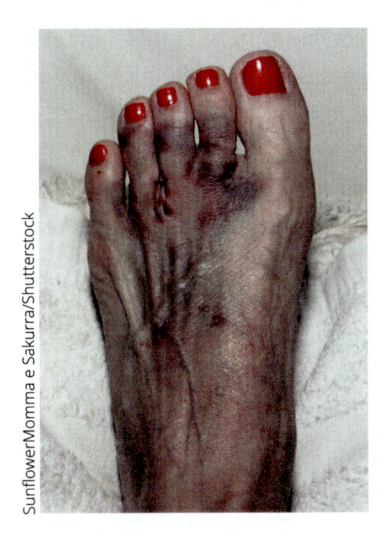

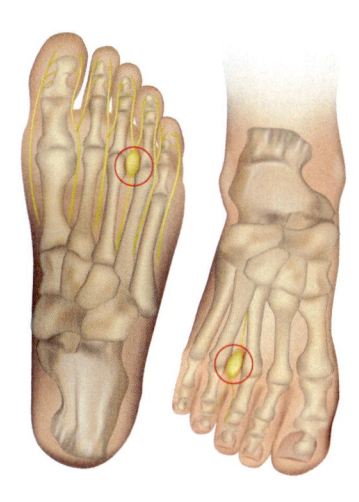

## Doença de Freiberg

Segundo os Manuais MSD (2024), a doença de Freiberg é uma necrose avascular. Ocorre normalmente em meninas (75% dos casos), após os 13 anos de idade, na fase da puberdade e em que estão crescendo rapidamente, ou em pessoas com o primeiro metatarso curto ou o segundo longo, ocasionando o tensionamento repetitivo na cabeça do segundo metatarso.

Caracteriza-se pelo surgimento de dor na articulação metatarsofalangeana, agravada na posição ortostática e durante a marcha ou ao usar sapato de salto alto. É possível observar espessamento, edema local e limitação dos movimentos na articulação metatarsofalangeana. As radiografias revelam aumento da densidade óssea após determinado período.

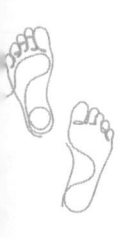

## 2.6.5
# Dor nos dedos

Os dedos fazem parte do antepé, são compostos pelas falanges e apresentam articulações interfalangeanas e metatarsofalangeanas. Algumas alterações, além de dores, provocam mudanças anatômicas, como dedo em martelo e dedo em garra, gota, entre outras. Muitas das patologias acometem não só os dedos dos pés como também os dedos das mãos, como veremos na sequência.

**ARTRITE REUMATOIDE E OSTEOARTRITE**

Trata-se de uma afecção que se inicia geralmente entre 30 e 40 anos de idade e pode acometer uma ou mais articulações do pé. É uma doença inflamatória crônica que pode causar deformidades nas articulações, de características similares às de outras artrites. De causa ainda desconhecida, atinge duas vezes mais mulheres do que homens. Os sintomas comuns são dor, edema, calor e vermelhidão na articulação, sobretudo mãos e punhos.

As articulações inflamadas ficam rígidas pela manhã, fatigadas e, com a evolução da doença, ocorre a destruição das cartilagens articulares. Pode causar deformidades nos dedos dos pés. Nos casos tardios da doença, as deformidades provocam alterações conhecidas como *pescoço de cisne*, um desvio ulnar, quando os dedos desviam para o lado do osso ulna, e hálux valgo (a ser descrito posteriormente).

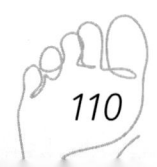

*Figura 2.23*
Deformidade nas articulações

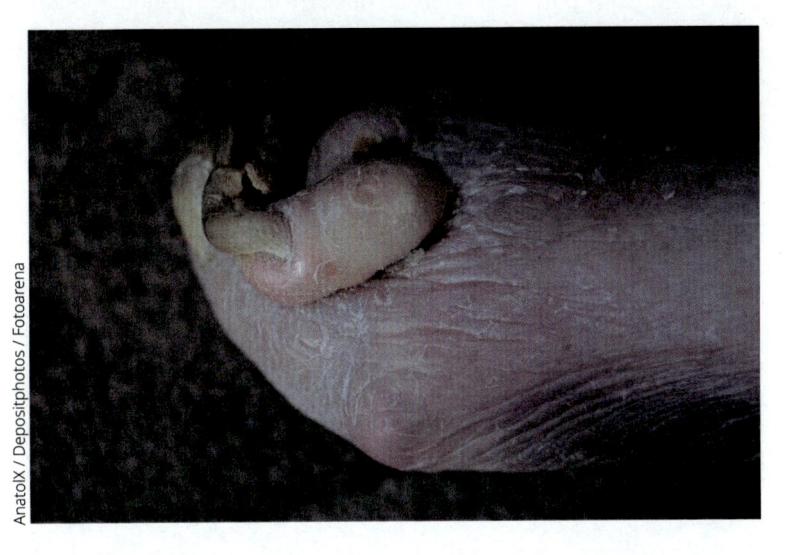

## BUNIONETTE (JOANETE DO QUINTO DEDO OU JOANETE DE ALFAIATE)

É uma deformidade em varo na articulação metatarsofalangeana com a cabeça do quinto metatarso lateralmente. A presença de inflamação da bolsa que se situa sobre a cabeça do quinto metatarso, em razão do atrito com o calçado, gera dor, rubor, edema e saliência lateral.

As características, as causas e o tratamento são parecidos com o hálux valgo, que será apresentado posteriormente. O tratamento conservador consiste no uso de calçados apropriados para reduzir os sintomas. Há também a possibilidade de tratar com terapias e cirurgias, da mesma forma que nos casos de hálux valgo. As duas formas de joanete podem acontecer juntas em torno de 40% dos casos; quando associadas, o pé torna-se alargado anteriormente.

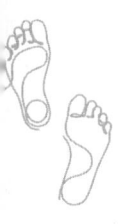

## Dedos em garra

São ocasionados por hiperextensão das articulações metatarsofalangeanas e flexão das articulações interfalangeanas proximal e distal. Na figura a seguir, o problema é bem nítido no terceiro dedo do pé direito: há hiperextensão em uma articulação metatarsofalangeana e flexão em duas articulações interfalangeanas, proximal e distal, formando uma garra. Essa condição é muito confundida com o dedo em martelo.

*Figura 2.24*
Dedo em garra

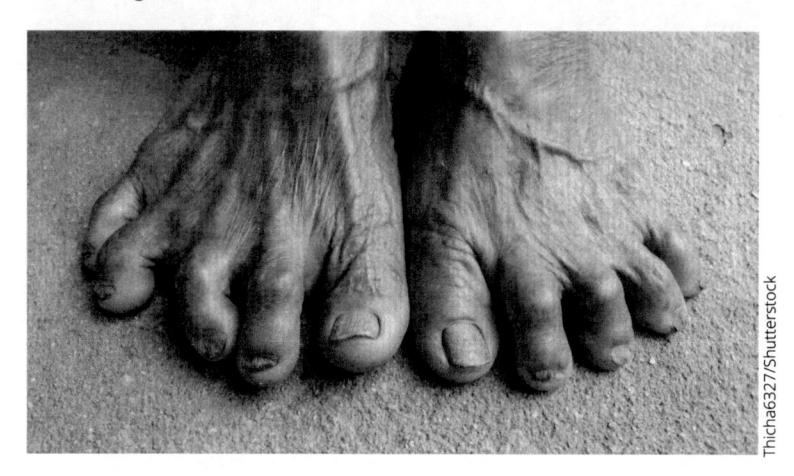

## Dedos em martelo

Normalmente, são ocasionados por ruptura do tendão extensor, que fixa o osso ao músculo da ponta do dedo, gerando hiperextensão das articulações metatarsofalangeanas e interfalangeanas distais, além de flexão das interfalangeanas proximais. Na figura a seguir, pode-se notar hiperextensão em duas articulações, metatarsofalangeana e interfalangeana proximal, que formam o "cabo do martelo"; a flexão de uma articulação interfalangeana distal forma o "martelo". Essa condição é muito confundida com o dedo em garra.

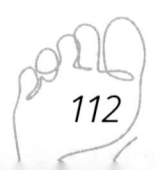

*Figura 2.25*
Dedo em martelo

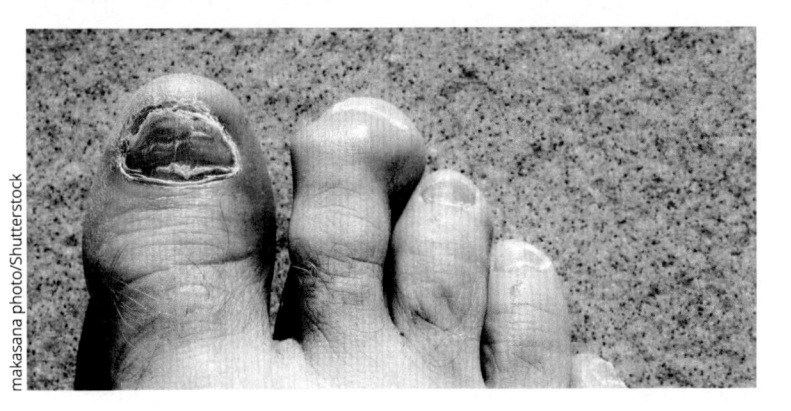

O tendão funciona justamente para manter o dedo posicionado de forma correta. Quando acontece algum trauma relevante na ponta do dedo, ocorre uma flexão excessiva do tendão, capaz de rompê-lo e, por vezes, avulsionar parte do osso junto, resultando em deformidade de flexão que impede a extensão da ponta do dedo.

**IMPORTANTE!**

As duas últimas deformidades apresentadas – dedos em martelo e dedos em garra – podem também ser decorrentes de pressão excessiva dos sapatos sobre os dedos, ser congênitas ou estar associadas a alterações neurológicas, como a doença de Charcot-Marie-Tooth.

Posteriormente, por conta da deformidade, surgem calos/calosidades e queratose nas cabeças dos metatarsos e nas distais dos dedos, provocando dor pelo atrito com o sapato e quando há carga nas cabeças dos metatarsos. Além disso, pode surgir hematoma sob a unha. O não cuidado adequado pode fazer com que o problema evolua para quadros mais graves, com o surgimento de úlceras e feridas.

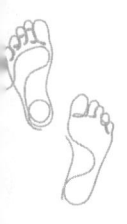

O tratamento consiste em aliviar os sintomas com calçados adequados, evitando calçados apertados e preferindo aqueles com câmara alta. Inclui ainda uso de palmilhas com apoio retrocapital, utilização de órteses digitais de silicone e laserterapia. Alguns casos podem ser resolvidos somente com cirurgia.

## Gota

Considerada a forma mais comum de artrite inflamatória, a gota atinge, na grande maioria dos casos, homens com mais de 40 anos. Caracteriza-se pelo acúmulo de cristais de urato monossódico nas articulações, no tecido sinovial, nos ossos e na pele, como consequência de hiperuricemia. Nem sempre apresenta manifestações clínicas.

Os sintomas comuns são edema, hiperemia, dificuldade na execução do movimento no local e dor intensa na articulação metatarsofalangeana do dedo acometido, que aumenta à palpação. Os cristais de urato monossódico são a forma sólida do ácido úrico, produto final do metabolismo das purinas, que podem se acumular em tecidos orgânicos.

As principais articulações acometidas são as do pé, principalmente o hálux, contudo podem ser atingidas outras articulações e várias outras partes, como tornozelos, dorso dos pés, joelhos, pulsos, cotovelos e dedos das mãos, provocando deformidades articulares.

*Figura 2.26*
Gota

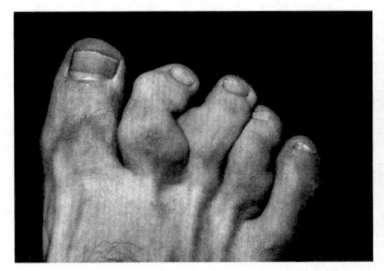

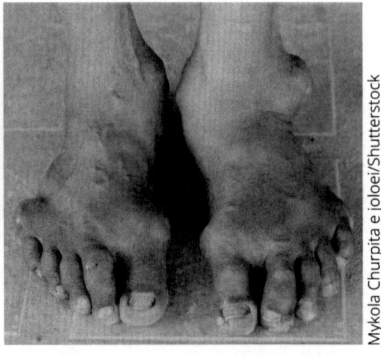

O tratamento é medicamentoso via prescrição médica. Mudanças no estilo de vida podem amenizar as crises, como prática de exercícios físicos, reeducação alimentar (evitando-se excesso de carne vermelha, fígado, moela e rins, refrigerantes e sucos industrializados, camarão, lula, sardinha, marisco, cavala, mexilhão e outros peixes), baixa ingestão de álcool, arroz, pão e macarrão branco, entre outros alimentos.

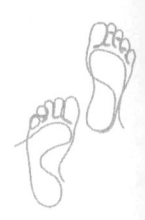

## HÁLUX RÍGIDO

O hálux rígido é um tipo de artrite degenerativa na articulação metatarsofalangeana que ocorre em pessoas com mais de 30 anos de idade, muito comum em mulheres.

Os sintomas vão se manifestando gradualmente, agravando com a atividade física e durante a marcha. Os principais são dor e rigidez, especialmente à dorsiflexão do hálux, além de sensação de choque, dor ao mobilizar o hálux, edema, limitação da mobilidade do hálux e aparecimento de volume ósseo na parte dorsal do pé, diferentemente do hálux valgo, em que a proeminência óssea é na medial. Calçados muito flexíveis e com salto alto costumam piorar a dor, e calçados rígidos melhoram os sintomas por limitar a dorsiflexão.

## HÁLUX VALGO

O hálux valgo é uma deformidade também mais comum em mulheres, na seguinte proporção: a cada dez mulheres, uma desenvolve. Pode surgir por predisposição genética associada a fatores como alteração postural, pisada alterada, desabamento do arco transverso, entre outros. Caracteriza-se pelo desvio lateral do hálux, o que aumenta o ângulo entre o primeiro e o segundo metatarso; consequentemente, ocorre o alargamento do arco transverso anterior e da proeminência óssea medial no nível da cabeça do primeiro metatarso.

O agravamento do quadro ocorre com a utilização de calçados de bico fino e salto alto e de chinelos com tala entre o hálux e o segundo dedo. Pode haver dificuldade na utilização de calçados fechados. Há presença de dor e inflamação na proeminência óssea medial e hipertrofia da bursa causada pelo atrito contra o calçado. Em alguns casos, a compressão dorso-medial dos nervos sensitivos causa parestesias no hálux.

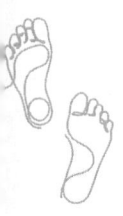

O tratamento conservador consiste no uso de calçados adequados, proporcionando maior conforto aos pés, principalmente aos dedos, fisioterapia, órteses de silicone, bandagens, laserterapia e palmilhas, os quais são eficientes para controle da dor e da inflamação e para a estabilização da proeminência óssea. No entanto, são pouco eficazes nos casos agravados, para os quais a correção cirúrgica é recomendada.

*Figura 2.27*
Hálux valgo

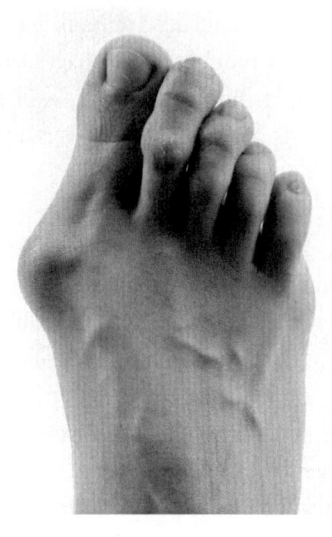

banu sevim/Shutterstock

### Lesões dos sesamoides

Os sesamoides são pequenos ossos localizados na extremidade distal do metatarso ao longo do trajeto dos tendões e nos músculos anexados sob a cabeça do primeiro metatarso. Às vezes, a mediolateral do hálux age como polia no mecanismo flexor do hálux e auxilia na distribuição do impacto sobre a cabeça do primeiro metatarso, facilitando a movimentação fisiológica do tendão.

Os sesamoides podem sofrer pelo surgimento de processos inflamatórios, fraturas por estresse e artrites, resultando em dor, agravada durante a execução do movimento de dorsiflexão da articulação metatarsofalangeana e com o apoio. A dor se localiza abaixo da cabeça do primeiro metatarso e pode haver edema. O tratamento consiste na utilização de órteses para absorção do impacto e anti-inflamatórios locais; o tratamento cirúrgico raramente é necessário.

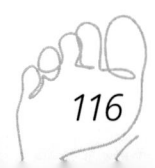

## Para saber mais

BRANCO, J. C.; CABRAL, M. A. B.; NEDEL, S. S. Perfil plantar de indivíduos obesos e sua associação com a dor nos pés. **Revista Brasileira de Obesidade, Nutrição e Emagrecimento**, v. 17, n. 108, p. 357-363, 2023. Disponível em: <https://www.rbone.com.br/index.php/rbone/article/view/2251>. Acesso em: 21 fev. 2024.

Esse artigo é um estudo transversal sobre alterações no arco plantar que têm como consequência dor nos pés decorrente do sobrepeso. O estudo foi realizado com 132 mulheres obesas, de idade entre 20 e 60 anos, baseado no Índice de Massa Corporal (IMC), na plantigrafia e no questionário Foot Function Index-Brasil (FFI), além da intensidade da dor nos pés.

A visão dos profissionais de podologia sobre esses pacientes é de extrema importância para a orientação, a prevenção e o tratamento da população obesa, a fim de evitar agravamento das patologias que acometem os pés, bem como para a conscientização de que é necessário evitar a obesidade para não desenvolver doenças resultantes dessa condição.

## Síntese

Neste segundo capítulo, abordamos o órgão principal do corpo humano de interesse da podologia, os pés. Vimos a estruturação dos pés em ossos, músculos, nervos e articulações.

Tratamos também da pele, com suas camadas, composições e anexos, além das LEDs e suas características, temas importantes para o profissional de podologia tendo em vista a frequência com que tais situações chegam aos consultórios.

As unhas também foram tema deste capítulo, juntamente com as respectivas alterações, como deformidades, acometimento por microrganismos e dor resultante de inúmeras etiologias. A unha é o anexo cutâneo em que o podologista/podólogo mais atua e aplica protocolos de tratamentos.

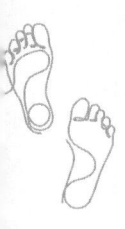

Por fim, abordamos especificamente as dores nos pés, do tornozelo aos dedos.

## Questões para revisão

**1]** Relacione os ossos do pé que compõem o retropé, o mediopé e o antepé.

**2]** Descreva a função da pele.

**3]** Indique se as afirmações a seguir são verdadeiras (V) ou falsas (F):

[ ] O pé divide-se em três partes – antepé, mediopé e retropé –, mas também pode ser classificado em ossos tarsais, metatarsos e falanges.

[ ] A articulação intertarsal é composta pelos ossos do tarso e pelas bases dos metatarsos.

[ ] O retropé é composto pelo tálus e pelo calcâneo. Os ossos tarsais são formados por tálus, calcâneo, navicular, cuboide e cuneiformes.

[ ] As fissuras nos pés são classificadas como lesões dermatológicas (LEDs) por alteração de espessura.

[ ] O neuroma de Morton causa dor no antepé em razão do acometimento do nervo interdigital localizado no terceiro espaço digital.

Agora, assinale a alternativa que corresponde à sequência correta:

**a]** F, V, F, V, V.
**b]** F, F, V, F, V.
**c]** F, F, V, V, F.
**d]** V, F, V, F, V.
**e]** V, V, F, V, V.

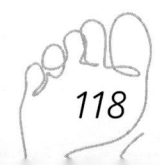

**4)** A pele é o maior órgão do corpo humano e pode ser dividida em duas camadas principais: a epiderme, camada mais superficial, e a derme. Assinale a alternativa que indica uma função que **não** pode ser atribuída a esse órgão:

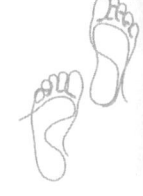

a) Proteção contra atrito.
b) Barreira protetora contra patógenos.
c) Proteção contra a perda excessiva de água.
d) Captação de estímulos de tato, luz, dor, pressão e temperatura.
e) Participação na síntese da vitamina D.

**5)** A pele tem em suas camadas estruturas especializadas chamadas de *anexos cutâneos*, que são: pelos, unhas, glândulas sebáceas e glândulas sudoríparas. Os anexos auxiliam em diversas funções no organismo. Sobre as glândulas, marque a alternativa correta:

a) As glândulas sebáceas têm a função principal de lubrificar a pele e os pelos.
b) As glândulas sudoríparas são responsáveis por eliminar o suor, que aumenta a temperatura do corpo.
c) As glândulas sebáceas e sudoríparas são exemplos de glândulas endócrinas, ou seja, que eliminam secreção na corrente sanguínea.
d) O pé sua por ser rico em glândulas sebáceas e sudoríparas.
e) As glândulas sebáceas produzem o sebo, substância que não apresenta função conhecida.

## Questões para reflexão

1) Explique por que o profissional de podologia deve conhecer aspectos relacionados à dor nos pés, tendo em vista que, supostamente, não há uma indicação sobre o que esse profissional deve fazer.

2) O que o profissional de podologia pode fazer diante de quadros clínicos que envolvam a pele dos pés?

Capítulo 3

# Áreas de atuação podológica

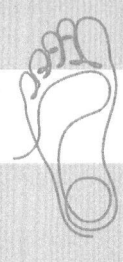

**Conteúdos do capítulo:**

- Podologia clínica.
- Podologia infantil.
- Pé plano valgo flexível (PPVF).
- Onicocriptose infantil.
- Podologia geriátrica.
- Cicatrização no pé do idoso.
- Podologia laboral.
- Podologia esportiva.
- Patologias nos pés dos trabalhadores.
- Equipamentos de proteção individual (EPIs).

**Após o estudo deste capítulo, você será capaz de:**

1. identificar-se com algum nicho para atuação podológica;
2. analisar alterações no pé infantil;
3. identificar alterações no pé idoso;
4. identificar os riscos aos quais os pés são submetidos nas atividades esportivas;
5. reconhecer as principais patologias dos pés dos trabalhadores;
6. dar orientações a respeito dos calçados adequados para cada tipo de situação (EPIs);
7. relacionar a patologia dos pés com a atividade profissional exercida pelo paciente.

O aumento da população ativa no mercado de trabalho, bem como do poder aquisitivo e da longevidade, associado à conscientização da prática de exercícios físicos e esportes, leva a população a preocupar-se cada vez mais com os cuidados da saúde e a manter uma boa qualidade de vida. Isso inclui conforto, cuidado e estética dos pés.

Consequentemente, é notório o aumento da procura, por homens e mulheres, jovens e crianças, pelos serviços de podologia, conferindo destaque à profissão. Assim, foram surgindo diversas opções de atuação podológica. Neste capítulo, apresentaremos algumas delas.

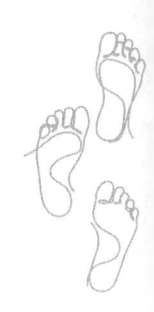

## 3.1
## Podologia clínica

Como visto, a podologia vem passando por um processo de aperfeiçoamento e crescimento ao longo dos anos, com um futuro promissor para a profissão. A crescente oferta de cursos de nível superior e especializações tem sido uma grande contribuição para tal crescimento.

Com isso, abre-se um leque de oportunidades para especializar-se e obter resultados mais satisfatórios no campo da saúde dos pés dos pacientes e no exercício da profissão, uma vez que o conhecimento científico e técnico permite propor um diagnóstico e um prognóstico mais assertivos, bem como fazer a escolha do melhor tratamento, com uma intervenção podológica autônoma ou em equipe multidisciplinar.

Desse modo, o profissional de podologia pode se concentrar em determinado público-alvo, praticando a podogeriatria ou a podopediatria, por exemplo. Independentemente da especialização, sempre deve ser respeitado o limite de atuação podológica, ou seja, não atuar em áreas de outros profissionais, como enfermeiros, médicos, nutricionistas e fisioterapeutas.

Quando falamos em podologia clínica, estamos nos referindo a atendimentos realizados ao público em geral, o que inclui criança, adolescente, jovem adulto ou idoso. Consiste em prestar cuidados às podopatias mais comuns, como onicocriptose, onicomicose, calos, calosidades, *Tinea pedis*, *tinea* interdigital, fissuras, tratamento para pele ressecada, entre outros. A podologia clínica também desenvolve e realiza protocolos para a utilização de laser e alta frequência em tratamentos de inflamação, analgesia e infecção.

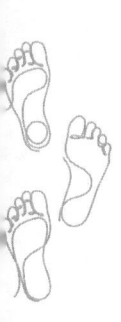

Além disso, o podólogo/podologista, com a ficha de anamnese, a inspeção, a palpação e a avaliação física, pode identificar sinais e sintomas que sugerem o acometimento por alguma doença sistêmica. Nesse caso, deve encaminhar o paciente ao profissional de saúde mais adequado, o qual poderá diagnosticar, tratar e acompanhar adequadamente o paciente.

Portanto, é fundamental conhecer as principais podopatias, os fatores etiológicos, os tratamentos e os protocolos disponíveis. Os protocolos devem considerar as particularidades de cada indivíduo, bem como a fisiologia humana de cada faixa etária e, consequentemente, as patologias comuns de cada fase da vida, desde o recém-nascido até o idoso.

## 3.2 Podopediatria ou podologia infantil

A podopediatria estuda, previne, orienta e trata podopatias que acometem crianças recém-nascidas até 12 anos de idade. O profissional de podologia que escolhe essa área de atuação acompanha o desenvolvimento dos pés das crianças, identificando possíveis alterações.

Deve-se ter conhecimento aprofundado das patologias que acometem os pés nessa faixa etária, gostar de interagir com crianças, ter facilidade na comunicação e ser paciente e ágil na realização do procedimento. Ademais, deve-se orientar pais ou responsáveis quanto aos cuidados com os pés dos pequenos, desde meias e roupas adequadas até a utilização de calçados, indicando o tipo mais apropriado para cada fase do desenvolvimento infantil.

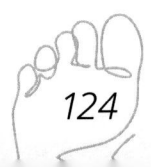

Nesse tipo de atendimento, tanto a criança quanto os pais ou responsáveis chegam ao consultório ansiosos, apreensivos e com medo. O profissional de podologia deve tirar todas as dúvidas, passar confiança, realizar uma anamnese para coletar dados para fechar o diagnóstico e, com seu conhecimento aprofundado, dar o prognóstico. Além disso, deve encaminhar o paciente ao ortopedista ou dermatologista nos casos em que a competência é desses especialistas ou quando exige intervenções da equipe multidisciplinar.

A especialização em podopediatria é indispensável para uma melhor compreensão da fisiologia do sistema locomotor infantil. Da mesma forma, é preciso compreender as possíveis alterações da faixa etária e saber como preveni-las e tratá-las, uma vez que devem ser consideradas questões como formação do sistema imunológico e do sistema esquelético dos pés, fases de engatinhar e caminhar, tipos de pisada e outras questões do crescimento humano.

## Importante!

Algumas alterações nos pés das crianças são hereditárias, enquanto outras se originam pela posição das pernas do bebê na barriga da mãe ou, ainda, pela posição da criança ao dormir. Isso acontece pela flexibilidade dos pés infantis, e muitas dessas alterações só serão observadas quando a criança começar a dar os primeiros passos.

Do mesmo modo, algumas alterações nos pés de adultos tiveram início ainda na fase infantil; portanto, o acompanhamento podológico se faz necessário desde a fase de recém-nascido. As consultas visam ao acompanhamento preventivo, com orientações aos pais ou responsáveis sobre cuidados diários, higienização, tipos apropriados de meias e sapatos (quando usar, qual material é mais adequado para esses itens e como acertar na escolha do calçado na hora da compra).

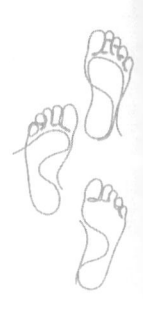

Na fase da pré-adolescência, há o surgimento de diversas podopatias com variados fatores etiológicos: ansiedade, depressão, alterações hormonais, estilo de vida (alimentação, sedentarismo e obesidade), alterações anatômicas e traumas. Deve-se, ainda, acompanhar o pré-adolescente em tratamentos dermatológicos, como no caso de espinhas e acnes, pois alguns repercutem nos pés.

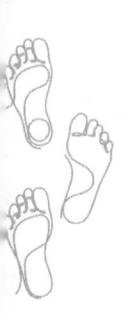

Tais orientações fazem diferença na saúde dos pés dos pequenos, com reflexos para a vida toda. O profissional de podologia tem conhecimento para saber quando é hora de efetuar algum procedimento e quando pode acompanhar de perto a reação do organismo da criança, já que, em alguns casos, o organismo vai corrigindo sem que haja a necessidade de uma intervenção mais complexa.

Um exemplo é quando a unha está com a curvatura transversa alterada. Conforme a criança vai se desenvolvendo, isso pode se corrigir por si só, pois o crescimento altera dimensões físicas e aspecto dos pés. As unhas crescem rapidamente e são finas, transparentes e bem flexíveis. Já outras situações podem ser sinal de alguma alteração sistêmica; assim, um procedimento mal planejado pode gerar problemas futuros ou dores e traumas desnecessários.

Algumas medidas simples podem facilitar a correção da unha sem que haja a necessidade de intervenções mais dolorosas, como o uso de anteparo de algodão como alavanca para a unha, massagem nas pregas periungueais para fortalecer a pele da região e evitar que a unha encrave ou uso de bandagens, aplicando a técnica correta com âncora inicial, zona terapêutica e âncora final, nas bordas lateral e medial e na distal do dedo. Isso fará com que a unha fique mais exposta e alivie a pressão das pregas periungueais. As bandagens facilitam a abertura da unha e induzem o crescimento alinhado.

Entre as principais podopatias infantis, destacam-se: verrugas viróticas, onicocriptose, alterações ortopédicas, onicofagia, distúrbios estáticos nos pés, pé plano, síndrome mão-pé-boca, alterações nos joelhos e osteodistrofia. A seguir, veremos algumas delas.

### 3.2.1
# Pé plano valgo flexível (PPVF)

O pé plano valgo flexível (PPVF) é uma das patologias ortopédicas que mais atingem crianças (Brito et al., 2019), podendo ser hereditário ou causado por alterações genéticas. Caracteriza-se pelo desabamento do arco plantar, normalmente acompanhado de valgismo do retropé e dos joelhos.

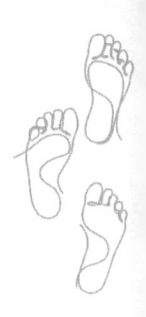

> **IMPORTANTE!**
>
> A maioria das crianças tende a apresentar o pé com maior quantidade de tecido adiposo, ou seja, os pés são mais "fofinhos" e aparentam não ter o arco desenvolvido.

Os primeiros três anos de idade são muito importantes, porque estabelecem a forma básica dos pés, e o arco plantar vai sendo preparado para o desenvolvimento. À medida que a criança vai ganhando peso e entre 5 e 6 anos de idade, a força das estruturas ligamentares e musculares aumenta e, assim, inicia-se o desenvolvimento dos arcos plantares.

O profissional de podologia deve estar atento ao atender crianças nessa faixa etária, visto que pode ocorrer a má-formação do arco plantar, o que agrava quadros de dor e deficiência. Além disso, é preciso orientar pais ou responsáveis sobre essa condição, a fim de que observem e fiquem atentos se houver queixa de dor.

Diversos fatores podem influenciar a formação do arco plantar: idade, gênero, existência ou não de tecido gorduroso na face plantar, estruturas ligamentares e musculares prematuras, excesso de peso, tipo de marcha e pisada, tipo de calçado utilizado. Todos esses aspectos podem favorecer o surgimento de anormalidades.

Para diagnosticar o pé plano valgo, pode-se fazer avaliação visual e confirmar o diagnóstico com exame no podoscópio ou no baropodômetro. O tratamento normalmente compreende o uso de palmilha postural, para corrigir as disfunções.

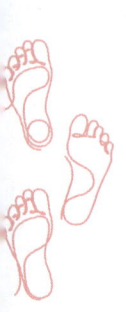

## 3.2.2
# Onicocriptose

Onicocriptose são modificações normalmente associadas a um quadro infeccioso na unha, o qual ocorre quando há alteração na curvatura transversa da unha, que, com o crescimento contínuo, acaba entrando no tecido (Madella Júnior, 2018).

O quadro de onicocriptose é um dos mais comuns no consultório de podologia e pode ser de origem hereditária, adquirida ou infecciosa. Em alguns casos, a criança já nasce com a unha encravada em virtude dos movimentos e das posições na barriga da mãe, gerando pressão e atrito durante a formação das unhas. Outro fator que pode desencadear a onicocriptose são calçados e meias apertados, com costuras grossas, ou até mesmo o uso de macacão, pois, conforme a criança vai crescendo, a roupa vai ficando apertada, e assim se inicia o trauma nas unhas.

*Figura 3.1*
Onicocriptose infantil

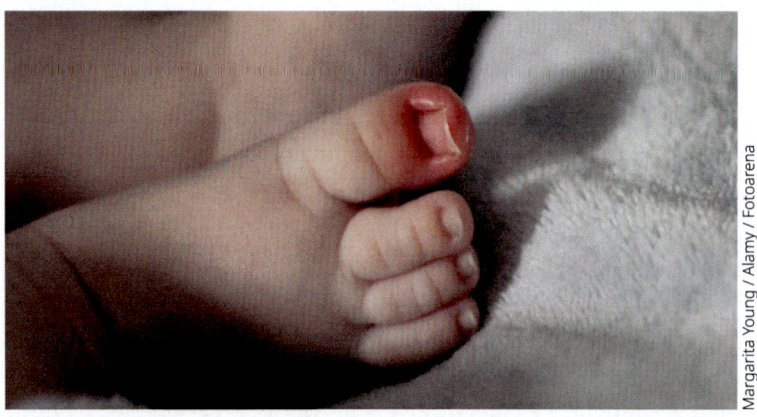

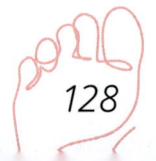

Margarita Young / Alamy / Fotoarena

Até mesmo no berço pode ocorrer trauma ocasionado pelos chutes nas laterais, assim como na fase em que a criança começa a engatinhar. Tais traumas provocam a quebra das unhas ou edemas nos dedos, que impedem o crescimento alinhado das unhas. Quando a criança chora persistentemente, é importante verificar os pés também, já que pode ser dor decorrente da onicocriptose, a qual pode ser confundida com cólicas. Nesse caso, é importante analisar os pés na busca por sinais flogísticos (calor, rubor, edema e dor) e iniciar o tratamento podológico o mais breve possível, uma vez que nas crianças o processo inflamatório é muito rápido.

## 3.3 Podogeriatria

O envelhecimento populacional vem aumentando rapidamente no mundo. O processo de envelhecimento envolve diversos fatores, como alterações fisiológicas e patológicas, tais como mudanças sensoriais, neuroendócrinas, físicas, bioquímicas e de ordem psicossocial. Diante disso, muito se tem perguntado: Em que consistem a geriatria e a gerontologia? Qual é o papel da podogeriatria?

Segundo a Sociedade Brasileira de Geriatria e Gerontologia (SBGG), geriatria é uma especialidade médica do cuidado de pessoas idosas. Interage com a gerontologia para a promoção do envelhecimento saudável, propiciando longevidade com melhor qualidade de vida, além de saúde, prevenção, reabilitação e tratamento.

Assim como a criança e o adolescente apresentam suas especificidades, o idoso também tem as suas, que podem ser demências, diabetes, hipertensão arterial, osteoporose, incontinência urinária, quedas e outras. Além disso, a geriatria presta cuidados paliativos aos pacientes portadores de doenças sem possibilidade de cura.

A gerontologia, conforme a SBGG, é um campo profissional e científico dedicado às múltiplas questões do envelhecimento e da velhice; estuda, descreve e explica o processo de envelhecimento nas mais variadas dimensões – biológica, psicológica, social etc.

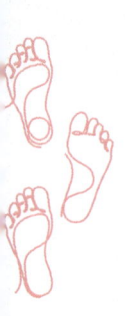

Portanto, o profissional de podologia deve agir com segurança e empatia e, principalmente, disponibilizar à população idosa um atendimento humanizado, promovendo bem-estar e melhoria na qualidade de vida, tendo em vista que, nas idades mais avançadas, há maior incidência de doenças que acometem os pés.

O processo de envelhecimento ocorre nos diferentes tipos de células do organismo, de todos os órgãos, como as do fígado, da pele, do folículo piloso e até mesmo daquelas que revestem os vasos sanguíneos. Células do cérebro podem secretar substâncias que fazem os neurônios morrerem. O modo como as células expressam o processo de envelhecimento pode levar a diferentes tipos de lesões pelo corpo. Dessa forma, o envelhecimento causa a diminuição da quimiotaxia e da ação das células de defesa, acarretando redução na resposta imunológica em face das agressões externas.

Com os pés não é diferente. Pode haver diversas podopatias em um único paciente idoso decorrentes do processo de envelhecimento, tais como alteração anatômica, edemas, varizes, pele fina, ressecada e enrugada, fissuras, calos, calosidades, hematomas, ferimentos, úlceras, pigmentação alterada pela má circulação, além das mais variadas onicopatias, como onicorrexe, onicocriptose, onicoatrofia e onicomicose.

*Figura 3.2*
Pé idoso

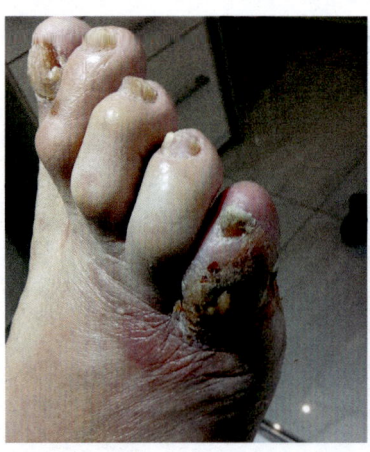

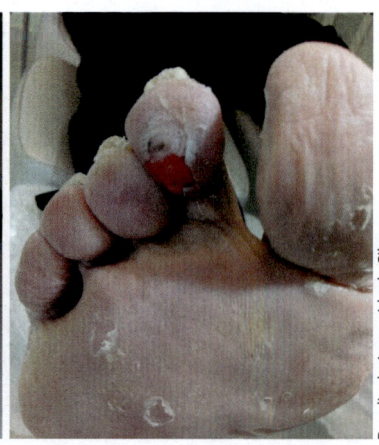

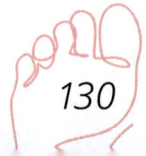

Rozelia da Aparecida da Silva

Assim, no processo de cicatrização do idoso, diminuem a taxa de divisão celular e a síntese de colágeno e, dessa maneira, a capacidade de contração é mais lenta, porque há menos oferta de oxigenação pelos vasos capilares, o que prejudica a atividade dos fibroblastos, lentificando a resposta cicatricial. As unhas dos idosos têm crescimento lento e são grossas, duras, com coloração amarelada. A figura a seguir mostra a cicatrização e as unhas amareladas de um paciente com esse perfil.

*Figura 3.3*
Evolução da cicatrização no pé idoso

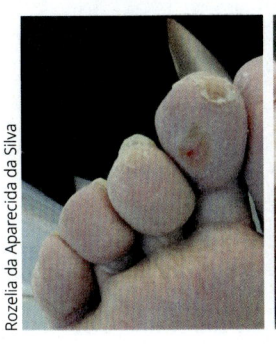

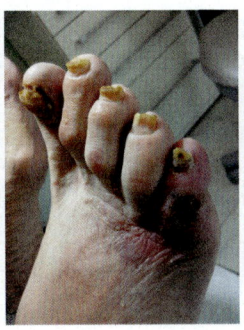

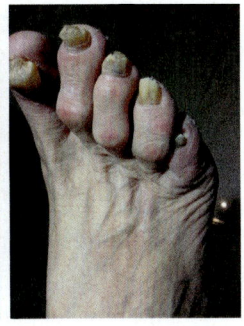

Nesse sentido, o profissional de podologia deve ser capaz de atender, de modo competente, a população de idosos. Os profissionais de gerontologia têm formação em nível superior nas mais diversificadas áreas e podem atuar de forma inter e multidisciplinar – é assim que surge a podogeriatria. O podologista especializado em gerontologia pode lidar com as questões do envelhecimento e da velhice com conhecimento técnico e científico podológico, atuando na prevenção, orientação e intervenção podológica, bem como na adaptação e nos cuidados para garantir qualidade de vida, amenizando limitações funcionais causadas ou agravadas pelo processo de envelhecimento.

O podogeriatra ainda pode fazer avaliações de caráter geral, o que inclui avaliar o ambiente em que o idoso vive no atendimento domiciliar, se está adequado às necessidades, se tem condições de higiene adequadas; se for paciente acamado, verificar as condições da cama, se está confortável e limpa, além de examinar se o idoso apresenta alguma lesão por decúbito.

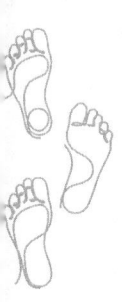

De qualquer forma, em todos os casos, deve-se verificar a necessidade de encaminhar o paciente à fisioterapia e avaliar se o idoso está sendo assistido por outros profissionais e quem são eles, se está recebendo cuidados de higiene pessoal corretos, se as roupas estão limpas, se está tomando corretamente a medicação prescrita pelo médico, quantas refeições faz ao dia, quais são os alimentos normalmente consumidos, quem são as pessoas responsáveis pelo idoso (familiar ou cuidador), se mora com a família ou sozinho.

Todas essas informações devem ser coletadas e registradas na ficha de anamnese. Caso se constate a necessidade de intervenções, deve-se orientar tanto o idoso quanto cuidadores e familiares. Aquilo que estiver fora do limite de atuação do profissional de podologia deve ser encaminhado a outros profissionais, como assistente social, psicólogo, fisioterapeuta, nutricionista ou médico geriatra. Também é importante interagir com os profissionais da equipe multidisciplinar para discutir as melhores intervenções para aquele idoso em particular.

Quando o idoso não está sendo assistido por nenhum outro profissional de saúde, o atendimento podológico torna-se crucial para esse paciente, uma vez que o podogeriatra pode identificar diversas necessidades e, dessa maneira, em sua atuação, pode fazer uma intervenção ou encaminhamento e, dependendo da situação, até mesmo uma denúncia, como ocorre na situação de maus-tratos.

## 3.4 Podologia esportiva e de diferentes movimentos

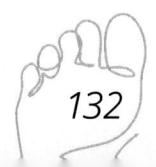

O Brasil é conhecido como o país do futebol e do samba, e ambos são praticados mediante a graciosa harmonia dos movimentos dos pés. Os profissionais de podologia sabem o quanto os pés estão sendo sacrificados para a realização de tais movimentos. Além disso, as chuteiras nem sempre colocam o conforto dos pés em primeiro lugar; o mesmo ocorre no samba com os calçados de saltos altíssimos e de formas exóticas, que podem provocar um acidente. Esses são apenas dois exemplos, mas existem diversas outras situações que colocam os pés à prova, como práticas olímpicas, esportivas e danças que, para serem executadas, exigem muito dos pés, a exemplo do balé.

Portanto, a podologia se faz necessária para a prevenção e o tratamento de pés de diferentes práticas desportivas.

## Curiosidade

Atualmente, no Brasil, alguns clubes de futebol disponibilizam aos atletas o serviço de podologia, como Botafogo, Corinthians, Fluminense, Boavista, Vasco da Gama. O mesmo acontece com a Seleção Brasileira de Vôlei (feminina e masculina).

Para o profissional da podologia que atenda esportistas, o conhecimento deve ir muito além da podologia clínica; é preciso conhecer detalhadamente a biomecânica do pé, do tornozelo e da marcha, já que o pé não está isolado do resto do corpo, mas integra uma unidade motora. Também é necessário ter conhecimentos sobre:

- capacidade articular e lesões relacionadas (gota, entorses de tornozelo, cistos sinoviais, artropatias etc.);
- músculos e ligamentos e suas lesões (fascite plantar, tendinite, câimbra, ruptura muscular, contusões, ruptura do tendão de aquiles etc.);
- circulação arterial, venosa e linfática e as possíveis lesões vasculares, como insuficiência arterial e venosa periférica;
- lesões neurológicas, como neuroma de Morton e ciático;
- sistema esquelético e lesões ósseas, fraturas em geral, principalmente dos dedos do pé e dos metatarsos;
- unhas e pele.

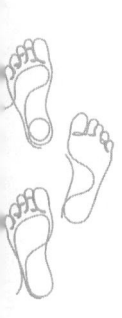

Ademais, é preciso conhecer a atividade esportiva para entender os movimentos executados, as estruturas usadas na execução e as que são sobrecarregadas. Mesmo que tenha um vasto conhecimento, o profissional de podologia não atua sozinho nesse caso, e sim em equipe multidisciplinar, devendo atentar ao seu limite de atuação.

Cabe acrescentar que o estudo e o conhecimento sobre a dor são extremamente importantes, e lesões dolorosas dos pés, como metatarsalgias, talalgia e bursite, devem ser consideradas para atuar em podologia esportiva.

## 3.5 Podologia laboral

As concepções de trabalho resultam de um processo de criação histórica. O trabalho é fonte de realização, prazer e satisfação, uma das bases para o processo de identidade do sujeito, porém pode se transformar em algo nocivo à saúde. Dessa forma, as atividades laborais do dia a dia podem conter processos capazes de desgastar o corpo, conforme o tipo de trabalho e a maneira como é sistematizado.

Muitos trabalhadores enfrentam rotinas com longos períodos em pé ou se locomovem por muitas horas; os pés ficam submetidos a diversos esforços, sofrem pressão, fricção, atrito, calor, frio, umidade. Em razão dos riscos que o ambiente de trabalho pode proporcionar aos pés dos trabalhadores, conforme a Norma Regulamentadora n. 6 (NR-6), é preciso usar calçado de segurança (Brasil, 2023a), que é um equipamento de proteção individual (EPI).

> **IMPORTANTE!**
>
> Equipamento de proteção individual (EPI) é todo e qualquer dispositivo ou meio que se destina à utilização ou ao manuseio por uma pessoa com o objetivo de protegê-la contra um ou mais riscos à saúde e à segurança no trabalho.

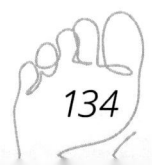

Os membros inferiores (MMII) são alvo de diversos acidentes de trabalho, por isso a prevenção é primordial tanto para a empresa quanto para o trabalhador. Infelizmente, os pés não recebem a mesma atenção que outras partes do corpo em relação à segurança e ao conforto na utilização dos EPIs. Algumas vezes, o calçado que deveria proteger acaba por causar lesão no pé do trabalhador.

A NR-6 determina que o empregador deve disponibilizar, gratuitamente, a seus colaboradores todos os equipamentos e ferramentas de segurança necessários para sua proteção, sempre em perfeito estado de uso e conservação, além de fiscalizar o uso de tais EPIs.

As Normas Regulamentadoras n. 9 e n. 12 (Brasil, 2023b, 2024b), mais a Portaria n. 25, de 29 de dezembro de 1994, do Ministério do Trabalho e Emprego (Brasil, 1994) classificam os **riscos ocupacionais** em cinco categorias: físicos, químicos, biológicos, mecânicos e ergonômicos. A utilização de calçado profissional visa proteger contra esses riscos, sendo, portanto, fundamental observar o calçado adequado a cada atividade exercida pelo trabalhador.

O **calçado de segurança**, como qualquer outro EPI, deve estar em conformidade com as normas vigentes e deve ser confortável. A biqueira, por exemplo, deve ser capaz de acomodar os dedos e evitar o atrito, além de permitir a mobilidade; o solado deve ser de material com bom amortecimento, antiderrapante e resistente à abrasão; deve ser ergonômico e, sempre que possível, feito com materiais naturais, como couro ou material que proporcione a ventilação dos pés. Em alguns setores, é necessário o uso de materiais adaptados às necessidades da profissão.

Por fim, mas não menos importante, a palmilha deve ser confortável e removível, o que permite sua substituição sempre que houver necessidade.

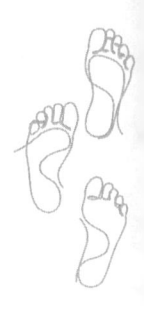

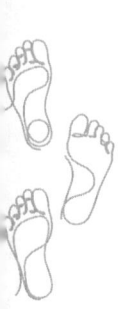

### 3.5.1
## Principais patologias dos pés dos trabalhadores

As patologias dos pés dos trabalhadores decorrentes do ambiente de trabalho são bem variadas, abrangendo das mais comuns, como onicomicose, calos, calosidades, bolhas, dor, entorse e fraturas, às mais complexas, que podem deixar sequelas ou provocar incapacidade profissional, tais como queimaduras, cortes e amputações. Nas pessoas diabéticas, há o risco do surgimento de úlceras por pressão causadas pelo calçado de segurança, por não se ajustar adequadamente ao pé

O colaborador que permanece muito tempo na postura em pé, tanto em movimento estático como em movimento dinâmico, tem maior probabilidade de desenvolver patologias como a insuficiência venosa crônica (IVC) de membros inferiores, alterações cutâneas decorrentes da hipertensão venosa (Bertoldi; Proença, 2008). Para a sustentação da postura estática em pé, ocorrem níveis baixos e constantes de tensão muscular e, em estado prolongado de contração, há compressão de vasos sanguíneos, prejudicando a circulação sanguínea e linfática. Em decorrência disso, observa-se o surgimento de alterações nos membros inferiores, originando as varizes.

As varizes são mais um exemplo das possíveis patologias relacionadas ao trabalho. Portanto, a proteção aos trabalhadores deve ser feita conforme a atividade exercida e de modo individual, com a devida atenção aos cuidados com os pés quando sujeitos a alguma lesão. Entre as queixas relacionadas ao exercício laboral está a elevada incidência de dores nos pés; as principais lesões são tornozelos torcidos, cortes nos dedos dos pés, pés quebrados ou esmagados e queimaduras (Gomes, 2012).

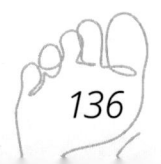

No consultório podológico, ainda é comum ouvir o trabalhador dizer que utiliza um número maior de calçado na tentativa de proporcionar mais conforto aos pés. Essa queixa serve como alerta. Atualmente, existem profissionais da área da calceologia, ciência que

estuda os calçados, que se dedicam a oferecer o máximo de conforto aos calçados. Logo, por que ouvimos tantas queixas de desconforto e dores em relação aos sapatos que fazem parte dos EPIs? Qual é o critério utilizado pelas empresas na hora da compra dos calçados? Será só o custo?

Outra queixa frequente é o uso de calçados que pertenceram a outros trabalhadores, ou seja, são calçados reutilizados, que certamente apresentam algum tipo de desgaste e alterações e que provavelmente não vão se adaptar ao pé do trabalhador atual, pelo tipo de pé e pisada. Esse fato pode ser relevante para justificar o surgimento de calos e calosidades, dores, alterações anatômicas etc.

Calçados mal higienizados e com pouca ventilação favorecem a infecção fúngica e bacteriana, já que ausência de luz, umidade e calor promovem o ambiente ideal para a proliferação desses microrganismos. Além disso, a umidade e o calor excessivo na pele dos pés podem causar maceração, evoluindo para quadros de disidrose, fissuras, *tinea pedis*, *tinea* interdigital, bromidrose e outros problemas.

Para as unhas, a umidade pode causar uma flexibilidade anormal, propiciando uma curvatura transversa excessiva, favorecendo o surgimento de onicocriptose e onicomicose e causando descamação exacerbada e afinamento das unhas.

Quase sempre esquecidas, mas não menos importantes são as meias, as quais devem ser compostas por algodão o máximo possível, visto que esse tecido absorve a umidade, mantendo os pés secos e confortáveis no calçado. As meias de material sintético não absorvem a umidade e tornam-se abrasivas ao atrito e à fricção, causando queimação e ardência na pele, chegando a provocar descamação e bolhas. Conforme a função exercida, é possível que o trabalhador venha a desenvolver quadro de esporão de calcâneo, pé plano, pé cavo, neuroma de Morton e joanetes, dor no calcanhar, dor no arco plantar, dor no hálux, alterações nas condições da pele e complicações do diabetes.

Nesse contexto, podologistas/podólogos devem orientar, educar, criar estratégias de prevenção e tratar podopatias. As lesões devem ter

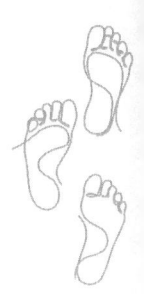

Áreas de atuação podológica

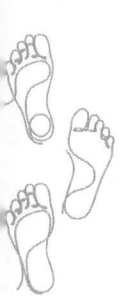

sua origem investigada, com uma anamnese detalhada e o máximo de informação possível, a fim de eliminar ou amenizar a causa, que pode ser o tipo de calçado utilizado, numeração incorreta, altura da câmara interna inadequada, modelo, tipo do solado, flexibilidade do calçado, peso, material e validade (todo calçado tem um tempo de vida útil).

### Importante!

Alguns métodos preventivos de podopatias relacionadas a calçados de segurança são:

- fazer a higienização rotineiramente;
- não usar o mesmo calçado todos os dias, para que possa ser arejado;
- utilizar produtos bactericidas e fungicidas na higienização;
- usar calçado com a numeração correta;
- solicitar um novo calçado à empresa sempre que necessário;
- praticar exercícios físicos, principalmente trabalhadores que ficam longas horas sentados ou em pé;
- realizar alongamentos durante o dia de trabalho;
- ter uma alimentação equilibrada, ingerindo bastante água, frutas e verduras.

Para quem trabalha sentado, a posição dos pés é importante para o relaxamento da musculatura e a melhoria da circulação sanguínea nos MMII. Assim, os pés devem estar bem apoiados no chão ou deve ser utilizado um apoio para os pés se a cadeira estiver em posição demasiado alta. As pernas devem estar em uma angulação de 90° para não comprometer a circulação sanguínea na parte posterior.

Para cada podopatia com origem em fatores ergonômicos, é necessário fazer uma boa avaliação para identificar como minimizar ou eliminar as causas e, dessa forma, escolher o melhor tratamento. Nos casos de calos ou calosidades e hiperqueratose plantar e subungueal, que causam desconforto e dor em posição estática ou ao andar, especialmente na área do antepé, a identificação da causa e a remoção são as primeiras ações; depois, deve-se selecionar o melhor método para eliminar ou amenizar o problema, como uso de palmilhas proprioceptivas, para melhorar a biomecânica redistribuindo a carga pelo pé; utilização de órteses, para imobilizar a área afetada sem comprometer a mobilidade; uso de protetores e separadores de dedos; ajuste da numeração do calçado de segurança; e uso de meias adequadas.

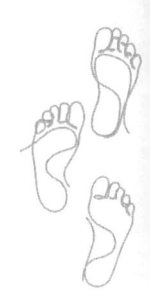

## Para saber mais

TEMPOS modernos. Direção: Charles Chaplin. EUA, 1936. 87 min.
Esse é um filme antigo, porém clássico e polêmico. Retrata a vida no contexto da produção industrial no taylorismo e no fordismo. Além da crítica, feita de forma irônica, ao sistema capitalista e ao modelo de produção industrial, como se fosse uma alienação ideológica, Charles Chaplin aborda, já naquela época, os problemas físicos causados pela quantidade de exercícios repetitivos na linha de montagem. No decorrer do filme, é possível verificar os impactos que a falta de cuidados com o trabalhador pode gerar em sua vida.

## Síntese

Neste terceiro capítulo, enfocamos as possíveis áreas de atuação do podologista/podólogo, até mesmo em relação à faixa etária com a qual se queira trabalhar.

Descrevemos algumas podopatias comuns conforme a idade ou a atividade física ou profissional exercida pelo paciente. Destacamos, por exemplo, a onicocriptose, a principal patologia que acomete os pés em qualquer idade, classe social ou cultural.

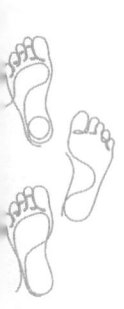

## Questões para revisão

1] Quais são as áreas de atuação podológica?

2] Quais são as características das unhas dos idosos?

3] Assinale a alternativa correta:

    a] Os dedos são compostos por três falanges: distal, medial e proximal.

    b] Entre 5 e 6 anos de idade, a criança vai ganhando força e desenvolvendo as estruturas ligamentares e musculares, formando os arcos plantares.

    c] Movimentos repetitivos ou por longo tempo na posição em pé, estática ou dinâmica, não causam alterações, como isquemia venosa, se o colaborador estiver usando adequadamente os equipamentos de proteção individual (EPIs).

    d] A onicocriptose em crianças se origina unicamente por corte incorreto das unhas nas primeiras semanas de vida do bebê.

    e] Todas as alternativas estão corretas.

4] Indique se as afirmativas são verdadeiras (V) ou falsas (F):

    [ ] Para atuar em podologia esportiva, é preciso ter conhecimento aprofundado em biomecânica do pé, do tornozelo e da marcha, bem como a respeito de capacidade articular, músculos e ligamentos, circulação arterial, venosa e linfática e lesões que podem acometer os pés.

    [ ] Os trabalhadores/colaboradores podem estar submetidos a diversos riscos, como riscos físicos, químicos, biológicos, mecânicos e ergonômicos.

    [ ] As concepções de trabalho resultam de um processo de criação histórica. O trabalho é fonte de realização, prazer e satisfação,

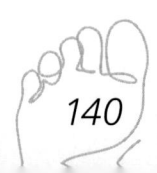

uma das bases para o processo de identidade do sujeito, por isso é impossível transformar-se em algo nocivo à saúde.

[ ] O processo de envelhecimento envolve diversos fatores, como alterações fisiológicas e patológicas, tais como mudanças sensoriais, neuroendócrinas, físicas, bioquímicas e de ordem psicossocial. Assim, não há o que o profissional de podologia possa fazer para evitar as patologias resultantes desse processo.

[ ] Com a ficha de anamnese, a inspeção, a palpação e a avaliação física, é possível identificar sinais e sintomas que sugerem o acometimento por alguma doença sistêmica.

Agora, marque a alternativa que contém a sequência correta:

a) V, V, F, V, F.
b) V, F, F, V, V.
c) F, F, V, V, F.
d) V, V, V, F, F.
e) V, V, F, F, V.

5) Assinale a alternativa correta:

a) A gerontologia é um campo profissional e científico dedicado às múltiplas questões do envelhecimento e da velhice; estuda, descreve e explica o processo de envelhecimento nas mais variadas dimensões – biológica, psicológica, social etc.

b) A geriatria é uma especialidade médica no cuidado de pessoas idosas; interage com a gerontologia para a promoção do envelhecimento saudável, propiciando a longevidade com melhor qualidade de vida, além de saúde, prevenção, reabilitação e tratamento.

c) O processo de envelhecimento ocorre nos diferentes tipos de células do organismo, de todos os órgãos, como as do fígado, da pele, do folículo piloso e até mesmo daquelas que revestem os vasos sanguíneos. Causa a diminuição da quimiotaxia e da ação das células de defesa, acarretando redução na resposta imunológica em face das agressões externas.

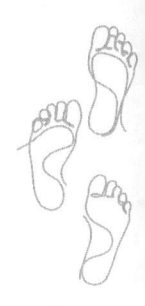

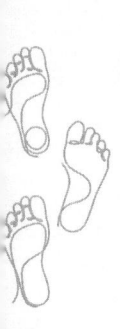

**d)** Pode haver diversas podopatias em um único paciente idoso, decorrentes do processo de envelhecimento, tais como alteração anatômica, edemas, varizes e pele fina.
**e)** Todas as alternativas estão corretas.

## Questões para reflexão

**1)** Nos atendimentos podológicos, é possível trabalhar com o mesmo protocolo para todos os pacientes? Por quê?

**2)** Para o profissional que atua no nicho da podopediatria, o que é primordial para se obter sucesso? Relacione três aspectos.

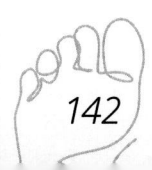

Capítulo 4

# Podologia para diabéticos

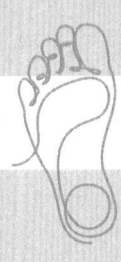

**Conteúdos do capítulo:**

- Conceito e classificação do diabetes.
- Diabetes tipo I, II, gestacional e outros tipos.
- Fatores de risco que podem desencadear o diabetes.
- Neuropatia diabética.
- Fatores que interferem na circulação sanguínea.
- Pé diabético.
- Avaliação dos pés de pessoas diabéticas.
- Tipos de úlceras e lesões do pé diabético.
- Orientações para a pessoa diabética.

**Após o estudo deste capítulo, você será capaz de:**

1. avaliar os pés do paciente diabético;
2. fazer inspeção para identificação de alterações (achados clínicos);
3. reconhecer o pé de risco;
4. realizar testes úteis para proceder à avaliação neurológica, como testes de sensibilidade tátil, vibratória e térmica;
5. identificar as principais podopatias relacionadas ao pé diabético;
6. reconhecer a diferença entre pé isquêmico e pé neuropático, bem como os tipos de tecido e úlceras do pé diabético.

Muitas vezes, o paciente chega ao consultório podológico diagnosticado com alteração glicêmica e sem ter realizado o tratamento, o que ocorre por diversas razões: questão financeira, desconhecimento da gravidade da doença, negação e dificuldade de entrar no manejo do Sistema Único de Saúde (SUS). O profissional de podologia, nesse momento, é o único da área da saúde que está assistindo esse paciente e, assim, a responsabilidade é ainda maior, pois o profissional deve encaminhá-lo e, literalmente, convencê-lo a buscar o tratamento, sobretudo no caso daqueles que dizem não sentir nada de diferente. O tratamento precoce do diabetes evita que as complicações causem danos, como disfunção e falência de órgãos, especialmente rins, olhos, nervos, coração e vasos sanguíneos, e pé diabético, uma das principais complicações.

O pé diabético, quando manipulado com imprudência e imperícia, pode resultar em podopatias, as quais podem provocar até a amputação do membro. Tal situação é bastante grave e interfere diretamente na saúde e qualidade de vida do paciente, afetando sua capacidade de trabalho em plena idade produtiva, causando, por exemplo, o aumento de gastos para a previdência social e o sistema público de saúde.

## Importante!

Pé diabético é o termo designado para nomear as diversas alterações e complicações ocorridas, isoladamente ou em conjunto, nos membros inferiores dos diabéticos, cujo resultado dessa complicação é um elevado custo humano e financeiro. As ações de prevenção dessa morbidade dependem de um bom controle da doença e da implantação de medidas relativamente simples de assistência preventiva, de diagnóstico precoce e de tratamento mais resolutivo nos estágios iniciais da doença. Contudo, o pé diabético em estágio terminal,

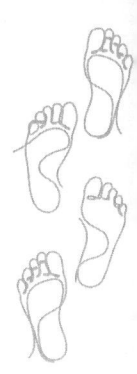

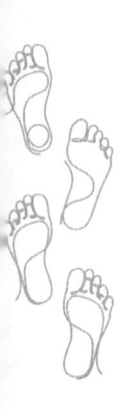

> necrosado e infectado é uma condição frequente em todos os serviços de emergência, resultado de ações precárias de prevenção e de meses ou anos de assistência inespecífica. (Fernandes et al., 2020, p. 303)

A podologia baseia-se na prevenção, no tratamento e na orientação aos pacientes; portanto, é um serviço essencial em nosso país, considerando-se o alerta da Federação Internacional de Diabetes (IDF, 2024), que indicou um aumento de 16% na incidência da doença no mundo no período entre 2019 e 2021, ou seja, houve um aumento de 74 milhões de casos, totalizando 537 milhões de pessoas. No Brasil, cerca de 7% da população desenvolveu a doença, o que corresponde a 16,8 milhões de brasileiros. Esses números podem ser ainda maiores: um em cada dez adultos vive com diabetes sem conhecer o diagnóstico.

Tais dados sustentam a relevância do acompanhamento regular e contínuo da pessoa com diabetes e justificam a necessidade de uma equipe multidisciplinar composta por endocrinologistas, enfermeiros, nutricionistas, psicólogos, podólogos/podologistas, entre outros, com experiência nas diferentes áreas importantes para a pessoa com diabetes. O papel da podologia é extremamente relevante e indispensável na orientação e na prevenção, em razão das necessidades de controle da doença e das complicações decorrentes, uma vez que melhor que tratar um pé diabético é evitar que o paciente desenvolva o pé diabético.

### Importante!

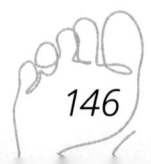

A podologia tem o objetivo de prestar a Sistematização da Assistência Podológica (SAP), conhecendo/identificando os problemas de saúde que possam acometer, de alguma forma, os pés dos pacientes diabéticos, fazendo um planejamento, executando e avaliando os resultados, de forma a verificar se estão contribuindo para a promoção, a proteção e a reabilitação da saúde dos pés das pessoas com diabetes.

## 4.1 Conceito e classificação do diabetes

O diabetes configura-se como um problema de saúde pública em pleno crescimento, apresentando elevado índice de morbimortalidade e complicações decorrentes do âmbito econômico, social e psicológico, além da diminuição da qualidade de vida dos doentes e seus familiares. Compreende um grupo de diversos distúrbios metabólicos que apresentam em comum a hiperglicemia, pela deficiência na ação da insulina, quando o corpo não pode efetivamente usar a insulina produzida, quando há defeitos na secreção da insulina, quando o pâncreas não produz insulina suficiente ou em todas essas situações. Todos esses fatores elevam a concentração de glicose no sangue.

Conforme a Sociedade Brasileira de Diabetes (SBD, 2022), a classificação do diabetes inclui quatro classes clínicas:

- diabetes mellitus tipo 1;
- diabetes mellitus tipo 2;
- outros tipos específicos de diabetes mellitus;
- diabetes mellitus gestacional.

Existem ainda duas categorias referidas como *pré-diabetes*: glicemia de jejum alterada e tolerância à glicose diminuída. Essas categorias são consideradas fatores de risco para o desenvolvimento do diabetes e de doenças cardiovasculares.

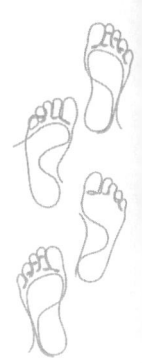

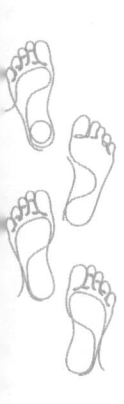

> **CURIOSIDADE**
>
> Segundo a SBD (2022), o diabetes tipo 1 compreende entre 5% e 10% do número total dos casos da doença; já o diabetes tipo 2 acomete aproximadamente de 90% a 95% dos casos.

As complicações da doença podem ser microvasculares, neuropáticas e macrovasculares, e destacam-se as doenças vasculares periféricas e coronarianas e as complicações altamente incapacitantes, como o pé diabético (Fernandes et al., 2020). No quadro a seguir, é possível verificar a classificação e as alterações glicêmicas do diabetes.

*Quadro 4.1*
Classificação etiológica das alterações da glicemia

| Tipo de diabetes | Alterações/características |
|---|---|
| Diabetes mellitus do tipo 1 | Destruição das células beta: provoca, geralmente, deficiência absoluta de insulina. Imunomediado. Idiopática. Diagnosticada em qualquer idade. |
| Diabetes mellitus do tipo 2 | Varia entre insulinorresistência com deficiência relativa de insulina e deficiência de secreção com ou sem insulinorresistência. |
| Diabetes mellitus gestacional | Defeitos genéticos da função das células beta e na ação da insulina. Doenças do pâncreas exócrino. Endocrinopatias. |
| Formas pouco comuns de diabetes mellitus imunomediada | Induzidas por fármacos ou químicos. Causadas por infecções. |

**Fonte:** Elaborado com base em SBD, 2022.

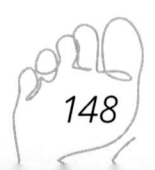

### 4.1.1
# Diabetes mellitus do tipo 1

Causado pela destruição das células beta-pancreáticas, o diabetes mellitus do tipo 1 provoca deficiência absoluta de secreção de insulina. Antes dos primeiros sintomas clínicos, a doença é caracterizada pela presença de autoanticorpos, que são anticorpos para células e tecidos do próprio corpo.

Conforme descrevem as diretrizes da SBD (2022), além dos marcadores de autoimunidade, há associação a alguns genes do sistema antígeno leucocitário humano (*Human Leukocyte Antigen* – HLA). Essa é a razão, por exemplo, pela qual ocorre rejeição a órgãos transplantados, a menos que os tipos de HLA entre doador e receptor sejam correspondentes.

Os genes HLA podem ser a causa do desenvolvimento da doença ou podem proteger contra ela. Apresentam-se em grande variedade e identificam de forma única cada célula; são a identidade biológica da pessoa. O sistema imunológico não tem a função de atacar o organismo, ou seja, as próprias células. Quando ocorre essa alteração/falha no sistema, o resultado é uma doença imunomediada, na qual o sistema imunológico passa a atacar e danificar o tecido saudável.

Há casos em que não existem evidências de processo imunomediado, referidos como *forma idiopática de diabetes mellitus tipo 1* (SBD, 2022), a qual se forma ou se manifesta espontaneamente ou a partir de causas obscuras ou desconhecidas e não associadas a outra doença. A forma idiopática corresponde à menor parcela dos casos, como visto, aqueles com ausência dos marcadores de autoimunidade contra as células beta, ou seja, os autoanticorpos: anti-insulina, antitransportador de zinco, antitirosina fosfatase e antidescarboxilase do ácido glutâmico. Esses anticorpos podem ser detectados meses ou anos antes do diagnóstico, na fase pré-clínica da doença, e em até 90% das pessoas com hiperglicemia.

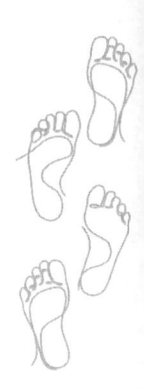

Pessoas com essa forma de diabetes podem apresentar diversos graus de deficiência de insulina e desenvolver cetoacidose, uma complicação grave decorrente da produção de cetonas (ácidos sanguíneos), que ocorre na deficiência de insulina por infecção ou outras doenças. Os sintomas normalmente são: sede, náuseas, confusão mental, fraqueza, sede, dor abdominal e micção excessiva.

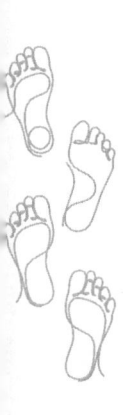

Além de tudo o que já foi descrito, existem as síndromes genéticas hereditárias que causam diabetes na criança e no adolescente, tais como Alström, Bardet-Biedl, Down, Klinefelter, Prader-Willi, Rabson-Mendenhall, Rogers, Donohue (leprechaunismo), Turner, Wolcott-Rallison e Wolfram. São raras, porém não menos importantes, e podem representar até 5% da população de crianças com diabetes. São causadas pela mutação de um gene ou por anormalidades cromossômicas.

Tais síndromes genéticas são classificadas de acordo com o mecanismo causal da doença em três grupos: insulinodependentes, que podem variar da deficiência na maturação das células beta à hipoplasia pancreática; insulinorresistentes, decorrentes de mutações no gene do receptor da insulina; vitaminodependentes, que intensificam a participação de deficiências enzimáticas (SBD, 2022). No quadro a seguir, apresentamos a classificação do diabetes tipo 1.

*Quadro 4.2*
Classificação do diabetes tipo 1

| Tipo de diabetes tipo 1 | Descrição |
|---|---|
| Insulinorresistente | O pâncreas não produz insulina em quantidades suficientes em razão da destruição imunomediada. Por esse motivo, são necessárias aplicações diárias de insulina. |
| Insulinodependente | É um subtipo do diabetes tipo 1 (1B). Não há produção de insulina nem de anticorpos. O não uso ou o uso incorreto de insulina pode causar cetoacidose, quando o corpo produz ácidos sanguíneos (cetonas) em excesso. |

**Fonte:** Elaborado com base em SBD, 2022.

## 4.1.2
# Diabetes mellitus do tipo 2

O diabetes mellitus do tipo 2 compreende de 90% a 95% dos casos de diabetes (SBD, 2022) e caracteriza-se pela insuficiência na secreção e na ação da insulina. Geralmente, ambos os defeitos estão presentes quando a hiperglicemia se manifesta, porém pode ocorrer o predomínio somente de um deles. Essa forma de diabetes pode se apresentar em qualquer idade e requerer tratamento com insulina para o controle metabólico.

Na maioria dos casos, os indivíduos estão com quadro de obesidade, sobrepeso ou em processo de envelhecimento. Apresentam frequentemente características clínicas associadas à resistência à insulina, como acantose *nigricans* e hipertrigliceridemia. Podem desenvolver cetoacidose apenas quando ocorrer infecção; raramente vai desenvolver-se espontaneamente (SBD, 2022).

Não existem indicadores específicos para esse tipo de diabetes, portanto é necessário identificar os processos patogênicos específicos ou os defeitos genéticos. A mudança no estilo de vida pode reduzir para uma classificação mais definitiva em outros tipos específicos de diabetes.

## 4.1.3
# Outros tipos específicos de diabete mellitus

Trata-se de uma forma bastante variada. Esses tipos dependem da alteração de base e são as formas menos comuns. Seus processos causadores ou defeitos podem ser identificados.

A seguir, apresentamos suas características e complicações.

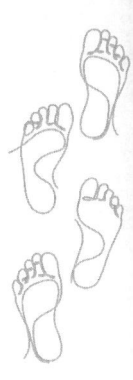

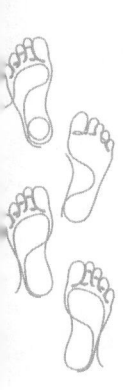

## Outros tipos de Diabetes

### Defeitos monogênicos na função das células ß pancreáticas

- MODY (Mature Onset Diabetes of the Young)
- Diabetes neonatal transitório ou permanente
- Diabetes mitocondrial

### Defeitos genéticos na ação da insulina

- Síndrome de resistência à insulina tipo A
- Leprechaunismo
- Síndrome de Rabson-Mendenhall
- Diabetes lipoatrófico

### Doenças do pâncreas exócrino

- Pancreatite
- Trauma ou pancreatectomia
- Neoplasia pancreática
- Fibrose cística
- Hemocromatose
- Pancreatopatia fibrocalculosa

### Associado a endocrinopatias

- Acromegalia
- Síndrome de Cushing
- Glucagonoma
- Feocromocitoma
- Hipertireoidismo
- Somatostatinoma
- Aldosteronoma

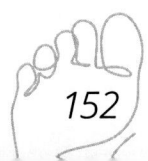

## Secundário a drogas (quimicamente induzido):

- Vacor (Piriminil – raticida com potencial para destruir célula Beta)
- Pentamidina
- Ácido nicotínico
- Glicocorticoides
- Hormônio de tireoide
- Diazóxido
- Agonista ß adrenérgico
- Tiazídicos
- Difenilhidantoina
- Interferon Y

## Secundário a infecções

- Rubéola congênita
- Citomegalovírus

## Formas incomuns de DM imunomediado

- Síndrome da pessoa rígida
- Síndrome de resistência à insulina tipo B (por anticorpos antirreceptor de insulina)

## Outras síndromes genéticas associadas ao DM

- Síndrome de Down
- Síndrome de Klinefelter
- Síndrome de Turner
- Síndrome de Wolfram
- Síndrome de Prader Willi
- Ataxia de Friedreich
- Coreia de Huntington
- Síndrome de Laurence-Moon-Biedl

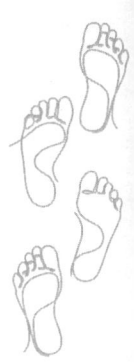

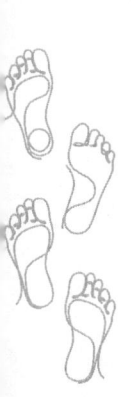

- Distrofia miotônica
- Porfiria

**FONTE:** SBD, 2024.

## 4.1.4 Diabetes mellitus gestacional (DMG)

Para Martins e Brati (2021), o diabetes mellitus gestacional (DMG) é um problema de saúde pública. A doença atinge o metabolismo da gestante, desencadeando a intolerância à glicose pela insuficiência de insulina gerada pela mãe, caracterizando a hiperglicemia, com diminuição da função das células beta-pancreáticas.

No Brasil, estima-se que esse tipo de diabetes acomete entre 2,4% e 7,2% das gestações, podendo chegar a 17,8% dependendo da população analisada e do modo como foram feitos os diagnósticos. Relaciona-se com o aumento de morbidade e mortalidade perinatais. Aproximadamente 8% dos casos são de mulheres com diabetes diagnosticada antes da gravidez. Além disso, a hiperglicemia pode ser detectada pela primeira vez na gestação e deve ser diferenciada em duas categorias: diagnosticada na gestação, ou seja, a paciente já tinha diabetes, mas não tinha o diagnóstico; e diabetes mellitus gestacional (Martins; Brati, 2021).

É necessário reavaliar as pacientes após o parto; em grande parte dos casos existe reversão para a tolerância normal depois da gravidez. As mulheres que apresentaram diabetes gestacional têm risco de 10% a 63% de desenvolver diabetes tipo 2 entre 5 e 16 anos após o parto.

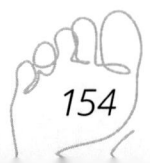

## 4.2 Fatores de risco para desencadear diabetes mellitus

A redução dos fatores de risco está indiscutivelmente relacionada a hábitos e estilo de vida, minimizando a incidência, a prevalência e as complicações do diabetes tipos 1 e 2.

Segundo a SBD (2019, p. 16),

> Prevenção efetiva significa atenção à saúde de modo eficaz. No diabetes, isso envolve prevenção do seu início (prevenção primária), prevenção de suas complicações agudas e crônicas (prevenção secundária) ou reabilitação e limitação das incapacidades produzidas pelas suas complicações (prevenção terciária).
>
> Na prevenção primária, busca-se proteger o indivíduo de desenvolver o diabetes, tendo ela importante impacto por evitar ou diminuir novos casos.

Contudo, novos estudos são necessários para elucidar todos os fatores de risco para o diabetes do tipo 1. Para o tipo 2, há consenso científico de que é a forma passível de ser prevenida, pois fatores de risco como dieta pobre e desequilibrada, falta de atividade física e consumo de álcool são potenciais para o desenvolvimento da doença e podem ser tratados mediante um planejamento eficaz de prevenção. Mesmo após o diagnóstico da doença, existe um conjunto de intervenções que podem melhorar os resultados sobre o estado geral de saúde do paciente.

O diabetes é uma doença crônica e progressiva, porém é possível ter uma vida longa e com qualidade por meio de um bom controle glicêmico (Batista, 2010). A seguir, apresentaremos os fatores de risco para os principais tipos de diabetes.

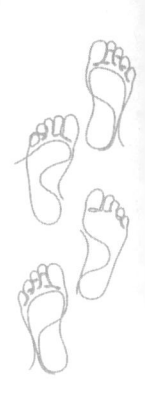

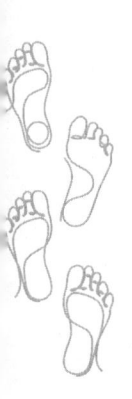

### 4.2.1
# Fatores de risco para diabetes do tipo 1

Na atualidade, a prevenção primária do diabetes tipo 1 não tem base razoável que possa ser aplicada a toda a população. As intervenções populacionais ainda são teóricas e demandam estudos que as confirmem. As propostas mais aceitáveis consistem em estimular o aleitamento materno e evitar a introdução do leite de vaca nos primeiros três meses de vida.

Essa forma de diabetes é conhecida também como **diabetes mellitus imunomediado, insulinodependente** ou **com início na juventude**.

O surgimento da doença está associado a defeitos monogênicos na função das células beta, apresentando uma manifestação inicial súbita caracterizada por hiperglicemia grave e/ou cetose. Assim, é de origem imunomediada e ocorre em virtude da presença de anticorpos que atacam as células beta-pancreáticas, gerando uma destruição parcial ou total dessas células, de modo que a produção/secreção de insulina fica comprometida. Não existem atualmente métodos de prevenção do diabetes tipo 1. Portanto, os fatores de risco existentes são os históricos familiares da doença, que podem indicar predisposição.

Esse tipo de diabetes geralmente apresenta sinais e sintomas ainda na infância e na juventude, os quais podem ser polidipsia (sede anormal), poliúria (urinar excessivamente) e emagrecimento sem explicação. Algumas síndromes genéticas são consideradas causa do desenvolvimento na infância e na adolescência, uma vez que é uma doença multifatorial. Nas crianças, tem etiologia imunomediada; é o tipo mais comum.

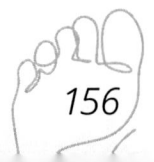

## 4.2.2
## Fatores de risco para diabetes do tipo 2 e outros tipos

Em muitos casos, a pessoa vive com diabetes do tipo 2 sem ser diagnosticada, porque a hiperglicemia não é elevada o suficiente para provocar sintomas de diabetes. Esses indivíduos, no entanto, estão sujeitos a desenvolver outras doenças decorrentes, pois apresentam aumentado risco para complicações micro e macrovasculares, por exemplo. Além disso, há um fator de risco independente para doença arterial coronariana, acidente vascular cerebral, doença vascular periférica e insuficiência cardíaca, que, quando não tratadas, podem aumentar o risco de morte precoce.

Como já mencionado, estilo de vida sedentário e dieta desbalanceada são fatores que contribuem para o desenvolvimento da doença (Dorna, 2022). O açúcar obtido pelos alimentos transforma-se em energia e, ao acumular-se no sangue, desencadeia um processo inflamatório nas artérias que acomete diversos órgãos, entre eles, o coração e o cérebro.

Por outro lado, baixo consumo de alimentos ultraprocessados e maior ingestão de frutas e vegetais frescos mostram-se eficazes tanto na prevenção quanto no manejo da doença.

É consenso científico que existem diversos mecanismos que originam a doença. É comum desenvolver-se em pessoas com mais de 45 anos de idade.

### Curiosidade

Atualmente, vem aumentando a incidência de diabetes do tipo 2 em crianças como resultado da obesidade infantil, do estilo de vida e dos hábitos alimentares, que contribuem para acelerar o desenvolvimento da doença.

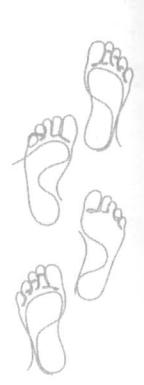

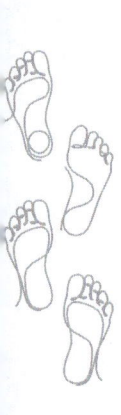

Entre os principais fatores de risco destacados pela SBD (2022) estão:

- histórico familiar em pais ou irmãos que desenvolveram a doença;
- histórico de doenças cardiovasculares;
- idade avançada;
- obesidade ou gordura na região abdominal e/ou sobrepeso;
- sedentarismo;
- diagnóstico prévio de pré-diabetes ou diabetes mellitus gestacional;
- presença de componentes da síndrome metabólica, tais como hipertensão arterial e dislipidemia;
- glicemia de jejum ou tolerância de glicose alterados;
- parto de bebê com peso superior a 4 kg;
- colesterol HDL abaixo de 35 mg/dL;
- triglicérides acima de 250 mg/dL;
- doenças de pele como a acantose *nigricans*.

Além disso, alterações que provocam danos no pâncreas podem levar a outros tipos de diabetes, às vezes diagnosticados como tipo 2. Esses processos podem ser infecções, pancreatite, pancreatectomia, traumatismos e carcinoma do pâncreas. Com exceção deste último, para que se desenvolva o diabetes, os danos no órgão devem ser extensos. Os adenocarcinomas que envolvem apenas uma pequena porção do pâncreas têm sido associados ao surgimento de diabetes.

Diversos fármacos apresentam capacidade de reduzir a secreção e a ação da insulina, inclusive fármacos hormonais; estes, por si sós, podem não causar diabetes, mas precipitam o surgimento da doença em indivíduos com insulinorresistência. Nesses casos, a classificação é ambígua, uma vez que a insulinorresistência subjacente ou a disfunção das células beta é desconhecida.

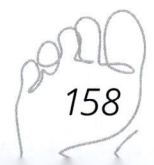

## 4.2.3
# Fatores de risco para diabetes gestacional

Alguns hormônios produzidos pela placenta e outros com produção aumentada devido à gestação, tais como lactogênio placentário, cortisol e prolactina, podem reduzir a ação da insulina em seus receptores e, consequentemente, aumentar a produção de insulina nas gestantes saudáveis. Esse mecanismo pode não ser observado em gestantes que já estejam com sua capacidade de produção de insulina limitada e, assim, elas podem desenvolver diabetes durante a gestação.

Os fatores de risco são:

- mulher em idade materna avançada;
- sobrepeso e obesidade;
- histórico familiar de diabetes em parentes de primeiro grau;
- alterações associadas à resistência à insulina (acantose *nigricans*, obesidade na região do abdômen, hipertensão arterial sistêmica, hipertrigliceridemia, síndrome do ovário policístico);
- ganho de peso em excesso na gestação;
- crescimento excessivo do feto;
- pré-eclâmpsia;
- histórico de abortos, malformações e morte fetal ou neonatal;
- hemoglobina glicada menor ou igual a 5,7% no primeiro trimestre.

## 4.3
# Neuropatia diabética (ND)

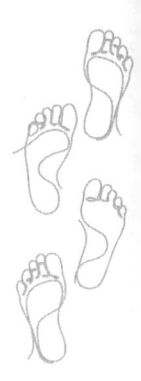

As neuropatias diabéticas (NDs) constituem um grupo de diversos distúrbios clínicos e subclínicos mais prevalentes entre indivíduos com diabetes mellitus, afetando mais de 50% dos pacientes. Manifestam-se por meio de sintomas e/ou sinais de disfunção dos nervos do sistema nervoso periférico somático e/ou do autonômico em indivíduos com diabetes, podendo acometer todos os neurônios autonômicos, sensitivos e motores. São uma complicação tardia do diabetes.

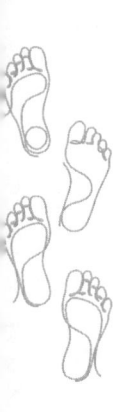

Dessa forma, o diabetes pode dar origem à neuropatia periférica, que, consequentemente, provoca alterações sensitivas e motoras, resultando em dormência e perda da sensibilidade protetora (hipoestesia) e atrofia secundária dos músculos esqueléticos nas pernas e na musculatura intrínseca dos pés, predispondo às deformidades, como aumento das proeminências ósseas dos metatarsos, dedos em garra ou martelo, hálux valgo, artropatia de Charcot e desabamento do arco plantar.

Um indivíduo pode apresentar dois, três ou até quatro subtipos de neuropatia. A mais comum é a **polineuropatia simétrica distal**, também chamada de **neuropatia sensitivo-motora distal diabética** e **neuropatia periférica diabética**. Define-se como uma degeneração progressiva distal, retrógrada e simétrica dos nervos motores e sensitivos.

Como visto, a **neuropatia motora** atrofia os pés e causa deformidades. A **neuropatia sensitiva** provoca a perda de sensibilidade às temperaturas, como o frio e o calor, além de diminuir a propriocepção, reduzir e provocar perda de estímulos dolorosos, resultando no surgimento de traumas e lesões como ulcerações. A **neuropatia autonômica** causa a diminuição da sudorese, uma vez que ocorre a ausência de estímulos nervosos necessários para a produção e a liberação do suor. Isso leva ao ressecamento da pele e ao surgimento de fissuras nos pés. Além disso, há o comprometimento da circulação sanguínea, pois a diminuição do estímulo nervoso ocasiona a vasodilatação das microartérias periféricas. Portanto, o desajuste da vasorregulação e da sudorese local aumenta o risco de formação de calosidades, fissuras, deformidades e úlceras.

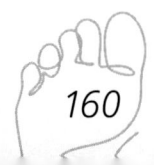

Uma epidemia de diabetes mellitus está em curso, e a cada 30 segundos ocorre no mundo uma amputação não traumática. Segundo Burihan e Campos Júnior (2020), de todas as amputações em pacientes diabéticos, 85% são precedidas por ulceração do pé que, posteriormente, se deteriora por gangrena ou infecção grave. Em 90% destas, a polineuropatia diabética é o fator etiológico presente.

A Federação Internacional de Diabetes (IDF, 2024) alerta para o aumento de 16% da doença na população mundial entre 2019 e 2021, o que corresponde a um aumento de 74 milhões, totalizando 537 milhões de adultos com a doença no mundo em 2021. Estima-se que a população mundial com diabetes alcance 643 milhões em 2030 e 784 milhões em 2045. Pesquisas apontam que as consequências das complicações do diabetes mellitus levam à morte, por ano, cerca de quatro milhões de pessoas, com uma percentagem significativa de mortes precoces, atingindo pessoas em plena vida produtiva.

Esses números podem ser reduzidos com prevenção e técnicas simples e rotineiras de autocuidado, pelo acompanhamento com profissionais multidisciplinares, entre eles, o podólogo/podologista.

**Importante!**

A podologia preventiva orienta e educa o paciente na prevenção e no controle das complicações do pé diabético, assim como da neuropatia diabética, contribuindo para a redução do número de amputações em membros inferiores (MMII).

As neuropatias diabéticas são uma das complicações mais comum do diabetes e as menos diagnosticadas em razão de existirem pacientes assintomáticos e da falta de exames cuidadosos e sistematizados. No entanto, por ser assintomática, quando a doença se manifesta, as complicações já estão instaladas e são devastadoras, como úlceras neuropáticas, impotência sexual, incontinências e disfunções cardíacas graves, gangrenas e amputações.

De acordo com Bega e Larosa (2010), a manipulação do paciente com neuropatia diabética pelo profissional de podologia deve ser cautelosa, realizando-se o corte das unhas conforme a anatomia dos dedos e das unhas. Nas consultas podológicas, algumas orientações devem ser salientadas, como secar bem entre os dedos, utilizar meias de algodão e sem costuras, inspecionar diariamente os pés em busca de ferimentos, calos e bolhas, hidratar os pés diariamente e levar em consideração as deformidades na hora de escolher o calçado. Em situações de dificuldade para acomodar confortavelmente o pé em calçados, é importante considerar o encaminhamento para profissional especializado em avaliação ortopédica para a produção do calçado. Ademais, é preciso evitar pressão plantar nos pontos de apoio ou nas extremidades ósseas e usar dispositivos de redução da sobrecarga, como palmilhas, órteses, calçados terapêuticos e protetores, aspectos primordiais para prevenir amputações.

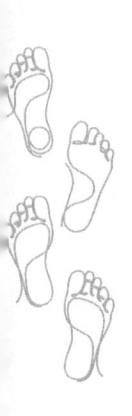

## 4.4 Fatores que influenciam na circulação

O diabetes influencia diretamente as alterações circulatórias, pois a glicemia alta resulta em condições que incapacitam o organismo de eliminar radicais livres e comprometem o metabolismo celular. No entanto, após a meia-idade, mesmo não se tratando de pessoa diabética, o corpo humano vai mudando, e algumas mudanças podem ser bem acentuadas no aparelho circulatório, conforme Oliveira et al. (2022, p. 2):

> As doenças crônicas não transmissíveis (DCNTs) são consideradas um grave problema de saúde pública, responsáveis por 40 milhões de mortes, correspondendo a 70% do total de 56 milhões de óbitos no mundo, destacando-se, como principais, as doenças cardiovasculares (DCVs), responsáveis por 45% de todas as mortes por DCNTs. Além de ser a principal causa de mortalidade no Brasil, as DCVs comprometem a qualidade de vida da população, cabendo destacar que a diminuição da mortalidade por DCVs acompanha melhores condições socioeconômicas em países de

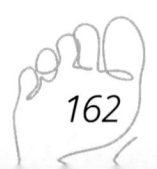

língua portuguesa como o Brasil, demonstrando o impacto das DCVs para além dos sistemas de saúde, abarcando a economia e seguridade social.

Algumas DCVs são potencialmente evitáveis por meio de investigação e rastreamento dos fatores de risco. As alterações podem ocorrer nos vasos ou no próprio sangue ou, como acontece normalmente, nos dois ambientes ao mesmo tempo. Quando se dão nos vasos sanguíneos, as manifestações são bem variadas e pode haver endurecimento dos vasos e danos nas válvulas, nas vênulas e nas arteríolas, além do depósito nas paredes internas dos vasos. Quando acontecem no sangue, este vai aumentando a viscosidade.

A reparação desses males nos vasos não ocorre totalmente, mas um tratamento pode e deve ser feito para a melhor recuperação possível. Quanto ao sangue, é possível colocá-lo em plena atividade, eliminando as toxinas. De acordo com Oliveira et al. (2022), como fatores de risco modificáveis (FRMs) destacam-se: sedentarismo, estresse, depressão, obesidade, uso de anticoncepcional, tabagismo, dislipidemia, hábitos alimentares desequilibrados, hipertensão arterial (HA), diabetes e alcoolismo.

Muitos dos FRMs podem ser observados pelo profissional de podologia na anamnese. O profissional, além de orientar sobre a necessidade de mudança nos hábitos de vida, pode encaminhar o paciente a outro profissional especializado, conforme a necessidade.

Tratamento médico, mudança de hábitos (como a prática de exercícios físicos), alimentação equilibrada, ingestão adequada de água e controle emocional trazem diversos efeitos benéficos, inclusive nos membros inferiores, eliminando toxinas e não permitindo sua formação, proporcionando eficiência na oxigenação dos órgãos do corpo humano.

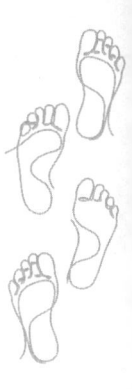

Os pés e as unhas revelam muito sobre o estado geral de saúde da pessoa. As podopatias podem ser exclusivas da pele ou das unhas dos pés, assim como indicar doença sistêmica ou efeito colateral da utilização de medicamentos. Os profissionais da podologia têm um papel extremamente importante nesse contexto, para que o paciente receba diagnóstico e tratamento precoce da doença.

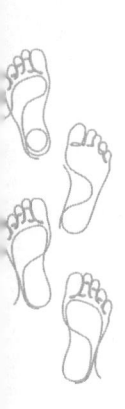

Muitas vezes, certas doenças são assintomáticas ou levam alguns anos para apresentar os primeiros sintomas, como a doença arterial obstrutiva (DAO) nos membros inferiores, que podem ter início na juventude e sinalizar algo por volta dos 50 ou 60 anos. Contudo, alguns sinais podem ser constatados nos MMII e identificados pelo podologista/podólogo, que deve fazer o correto encaminhamento para fechamento do diagnóstico.

Esses casos reforçam a importância de o profissional de podologia atuar em equipe multi e interdisciplinar. Vale ressaltar que, em muitas situações, o paciente não está sendo assistido por profissional de saúde e, em razão de algum acometimento nos MMII, busca o serviço de podologia. Dessa forma, o podólogo/podologista deve escolher o melhor tratamento naquilo que lhe cabe fazer, respeitando o limite de atuação e impreterivelmente encaminhando o paciente para um médico geral ou especialista. É preciso, portanto, conscientizar o paciente da importância da assistência médica naquele momento.

O exame físico e a ficha de anamnese são fundamentais tanto para determinar o diagnóstico podológico e a escolha do tratamento quanto para identificar se o paciente está apresentando uma podopatia decorrente de doença cardiovascular. Alguns dados merecem atenção especial, como idade e pele e unhas normais para a faixa etária. Por exemplo, unhas fracas, espessas, finas, com infecção recorrente, dificuldade de cicatrização e odor fétido nas pregas periungueais são sinais de inflamação subclínica.

É importante saber quais medicamentos o paciente está tomando, pois alguns podem causar alteração na cor, na textura e até mesmo na aderência ao leito da unha. Convém observar anatomia, sensibilidade, pele, unhas e interdigitais e, ainda, analisar lesões dermatológicas em outras regiões do corpo, como alopecia, psoríase e líquen plano, já que essas informações podem auxiliar no diagnóstico podológico e nos devidos encaminhamentos.

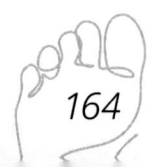

Algumas doenças preexistentes podem favorecer o acometimento da circulação e levar ao surgimento do **pé diabético**. Um exemplo é a doença arterial obstrutiva periférica (DAOP), uma das possíveis doenças constatadas pelo exame ITB (índice tornozelo-braquial).

Segundo a Sociedade Brasileira de Angiologia e Cirurgia Vascular (Projeto Diretrizes SBACV, 2015), a DAOP é, na maioria das vezes, consequência do processo aterosclerótico. Seu principal efeito é o estreitamento da luz das artérias, que diminui a oferta de oxigênio nos tecidos distais, determinando isquemia tecidual.

É uma doença crônica, geralmente progressiva. Consiste em uma obstrução parcial ou completa das artérias, que pode ocorrer em apenas um ou nos dois membros. A localização mais frequente da DAOP é no segmento fêmoro-poplíteo, e a doença está associada a alto risco de morbimortalidade cardiovascular. Dessa forma, o volume dos ateromas aumenta progressivamente, podendo causar obstrução total em algum ponto do vaso, com manifestações clínicas que vão desde a claudicação intermitente (CI) até a necrose de extremidades e, consequentemente, a amputação.

A CI é caracterizada por dor ou desconforto durante a caminhada, que desaparece após repouso; é um sintoma característico do estágio inicial da doença arterial periférica (DAP). Outros sintomas são câimbra, ardência ou formigamento (dor isquêmica) nos membros inferiores, principalmente durante exercícios físicos, incômodos que aliviam com a interrupção do esforço.

O sangue tem em dissolução ou em suspensão diferentes substâncias, entre as quais o colesterol. A elevação da concentração de colesterol causa lesões na camada interna dos vasos sanguíneos, aumentando o risco de doença cardíaca isquêmica (angina de peito e enfarte do miocárdio). O colesterol pode acumular-se no interior do endotélio, originando coágulo ou lesão denominada *ateroma*, que progressivamente fecha a artéria.

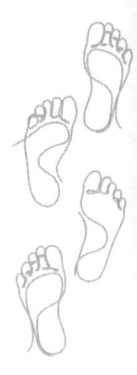

O desenvolvimento da doença é um processo não perceptível e precoce, daí a importância do diagnóstico com o auxílio do ITB. O problema é progressivo, crônico e merece tratamento efetivo e criterioso para evitar o agravamento evolutivo. Conforme a SBACV, a DAO é determinada por aterosclerose que compromete coração, vasos cerebrais e membros inferiores.

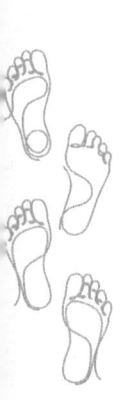

## 4.5 Características do pé diabético

O pé diabético, uma das complicações do diabetes, é a principal causa de internação de pacientes diabéticos e de amputações do membro inferior. É considerado um quadro clínico bastante complexo, caracterizando-se pela presença de infecção, ulceração ou destruição de tecidos nas camadas mais profundas, condição associada a alterações neurológicas e diversos graus de doença arterial periférica nos membros inferiores.

> **CURIOSIDADE**
>
> O pé diabético pode ser classificado conforme sua etiopatogenia: neuropático, vascular (isquêmico) ou misto (neurovascular ou neuroisquêmico).
> Os principais fatores de risco são a neuropatia periférica e a limitação da mobilidade articular. Podem existir variadas alterações clínicas, como mudança na sensibilidade dos pés, feridas complexas, alteração na marcha, deformidades, infecções, amputações, entre outras.

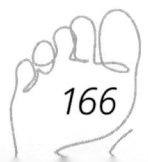

As alterações neurológicas e vasculares nos membros inferiores provocam alterações anatômicas e fisiológicas nos pés. O ressecamento cutâneo compromete a elasticidade e a camada protetora da pele, prejudicando a circulação local, o que torna a cicatrização mais lenta e ineficaz. A alteração do trofismo muscular e da anatomia óssea dos pés contribui para o surgimento de pressão plantar, originando calos e calosidades, que podem evoluir para ulceração/úlcera e para complicações mais graves, como infecções e amputações.

*Figura 4.1*
Pé diabético

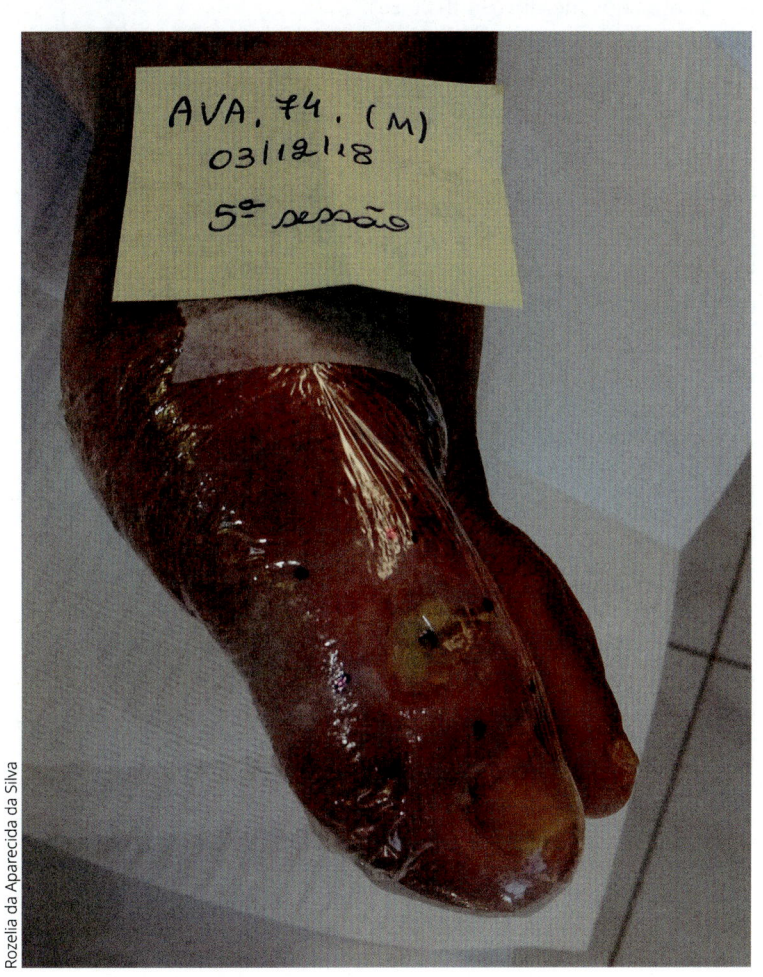

No Brasil, segundo a SBACV (2023), mais de 282 mil cirurgias de amputação de MMII foram realizadas no Sistema Único de Saúde (SUS) entre janeiro de 2012 e maio de 2023, por complicações do diabetes.

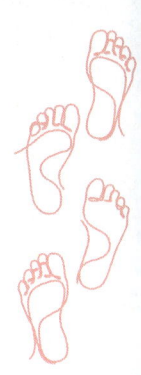

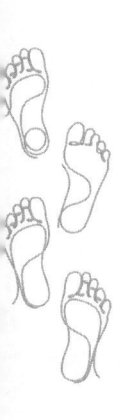

Outros dados, descritos por Burihan e Campos Júnior (2020), indicam que o risco ao longo da vida de um paciente desenvolver uma úlcera no pé seja de 30%. Cerca de 70% das amputações realizadas no Brasil são decorrentes do diabetes e, destas, 85% são precedidas por úlceras nos membros inferiores.

O exame clínico dos pés é uma medida preventiva, o método de diagnóstico mais efetivo, simples e de baixo custo para se identificar a neuropatia diabética. Devem ser feitas inspeções regulares, evitando-se o surgimento das podopatias ou cuidando-se precocemente daquelas que vierem a aparecer. A constante hiperglicemia pode afetar os nervos periféricos das pernas e principalmente dos pés, o que leva à perda da sensibilidade tanto tátil quanto térmica e dolorosa, deixando o pé suscetível a traumas químicos, térmicos e mecânicos.

Em pacientes diabéticos, que apresentam o pé de risco, é importante fazer os seguintes testes:

- de sensibilidade vibratória, com o auxílio do diapasão;
- de sensibilidade tátil, com algodão;
- de sensibilidade térmica, com copo ou tubos de ensaio (um com água quente e outro com água fria);
- de temperatura dérmica.

Além destes, é preciso avaliar a integridade do tecido, das unhas, das regiões dorsal e plantar e da capacidade protetora (com monofilamento de Semmes-Weinstein). Após cada avaliação, devem ser anotados todos os achados clínicos.

## Importante!

O autoexame diário dos pés é outra medida de prevenção primária, uma vez que propicia a identificação precoce e tratamento oportuno das alterações encontradas. Estudos têm demonstrado que programas educacionais abrangentes, que incluem exame regular

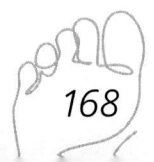

> dos pés, classificação de risco e educação terapêutica, podem reduzir a ocorrência de lesões nos pés em até 50%. (Fernandes et al., 2020, p. 303)

Portanto, o manejo com o pé diabético deve ser especializado e seguir os moldes da atenção integral: educação, investigação adequada, qualificação dos riscos, tratamento apropriado das feridas e cirurgias especializadas, tendo como objetivo a prevenção e a restauração funcional, além da saúde das extremidades como um todo. Para obter resultados satisfatórios, é preciso olhar o paciente de forma holística, e não apenas o pé diabético como uma parte isolada do restante do corpo.

Logo, a equipe multidisciplinar deve compreender a necessidade de avaliação e ação cuidadosa não apenas do pé, mas do paciente como um todo, indo muito além das orientações sobre calçados adequados, corte correto das unhas, alteração postural, deformidades, curativos e coberturas ou das terapias aplicadas isoladamente no pé, de modo a propiciar um cuidado abrangente que possibilite a cicatrização e a reabilitação efetivas, trazendo ao paciente mais qualidade de vida.

## 4.5.1
## Avaliação do pé em pessoas diabéticas

Como visto, há consenso científico de que o acompanhamento de pessoas com diabetes com a prestação de cuidados rotineiros com os pés reduz as taxas de amputações de membros inferiores. O profissional de podologia tem um papel importante nesse contexto, em colaboração com os demais profissionais treinados e comprometidos com o paciente diabético.

Alguns problemas podem acometer pacientes nessa situação. Veja o quadro a seguir.

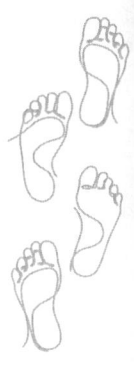

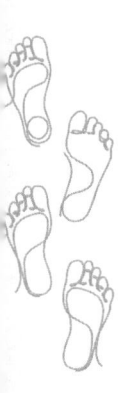

*Quadro 4.3*
Problemas relacionados ao pé diabético

| Problema | Descrição |
|---|---|
| Vasculite | Comprometimento das paredes dos vasos sanguíneos de qualquer tipo, calibre e órgão.<br>Com relação à etiologia, embora a maioria seja classificada como idiopática, constitui-se em uma síndrome complexa, pois pode ser provocada por diferentes estímulos.<br>Vasos venosos ou arteriais podem ser afetados, de um único órgão ou de forma multissistêmica.<br>As vasculites cutâneas podem variar em gravidade. Podem ser desde uma erupção cutânea benigna, autolimitada e de curta duração até uma doença potencialmente fatal, com falência múltipla de órgãos, causada por doenças do tecido conjuntivo, câncer, infecções, imunização e alergia a medicamentos. |
| Vasculopatia periférica | Compromete vasos de médio porte, apresenta nódulos subcutâneos, úlceras e cicatrizes atróficas com bordas hiperpigmentadas em membros inferiores na arterite cutânea, além de extensas úlceras com áreas necrosadas e cicatrizes atróficas residuais nos membros inferiores. |

**Fonte:** Elaborado com base em Morita et al., 2020.

Alguns **sinais e sintomas** dos problemas relacionados no quadro são: dor ou cansaço nos MMII e no glúteo, perda de pelos nos dedos dos pés e nos pés, pé frio, cianótico, feridas nas pernas ou nos pés, fissuras nos pés, mudança na cor da pele, ficando esbranquiçada, avermelhada ou azulada. Como a doença atinge os membros inferiores, afeta as artérias que fornecem sangue aos músculos das pernas e dos pés, diminuindo o fornecimento de nutrientes e oxigenação aos MMII. Assim, a pessoa pode apresentar pele mais fina, unhas deformadas e com fungos e, na maioria dos casos, pulsos finos e diminuídos. Conforme a SBACV (Projeto Diretrizes SBACV, 2015), as três artérias bloqueadas com mais frequência são a ilíaca, a femoral superficial e as infrapoplíteas, que ficam abaixo do joelho. Alguns fatores de risco são listados: idade acima de 50 anos; tabagismo; diabetes; estresse, obesidade; níveis elevados de colesterol ou triglicerídeos; pressão alta; sedentarismo; histórico familiar de doença vascular.

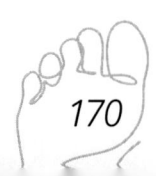

No caso dos pacientes diabéticos, uma boa avaliação dos pés começa por uma anamnese bem elaborada para identificar fatores de risco que poderão levar ao desenvolvimento do pé diabético ou verificar se há suspeita de complicações. Alguns dados são indispensáveis, saber como há quanto tempo a pessoa é diabética. Veja outros aspectos a serem analisados no quadro a seguir.

Quadro 4.4
Aspectos a serem analisados no paciente diabético

| Aspecto | Descrição |
|---|---|
| Histórico das complicações | Verificar se o paciente já teve infarto, acidente vascular encefálico, doença arterial periférica, retinopatia e nefropatia diabética, que apontam para um maior risco de desenvolver complicações do pé diabético. |
| Dor ou desconforto nos pés | Investigar se o paciente sente nos pés queimação, formigamento ou picadas. A anamnese deve começar nos dedos e ir ascendendo proximalmente (padrão em bota ou luva).<br>Os sintomas podem apresentar piora no período noturno e alívio ao movimentar-se, indicativo para o diagnóstico de neuropatia. |
| Tabagismo | Verificar se o paciente é tabagista, pois o paciente diabético tabagista sofre maior impacto e maior risco de ulcerações. Parar de fumar deve ser uma prioridade. O tratamento para o tabagismo é disponibilizado pelo SUS. |
| Baixa acuidade visual | Fator que interfere na autoinspeção dos pés e que pode favorecer a ocorrência de traumas, por exemplo, se o paciente cortar as próprias unhas muito curtas por não enxergar bem, lesionando o leito na distal ou cortando pregas periungueais.<br>Esse problema é agravado quando acompanhado da falta de sensibilidade provocada pela neuropatia diabética. |
| Cuidados diários com os pés | A falta de cuidados, higiene e proteção dos pés favorece complicações do pé diabético. |
| Hidratação dos pés | Avaliar a hidratação dos pés do paciente e orientá-lo sobre como melhorar seu quadro clínico.<br>Na presença de neuropatia diabética, o pé fica com a pele ressecada (xerodermia), podendo evoluir para fissuras e ulcerações. |

(continua)

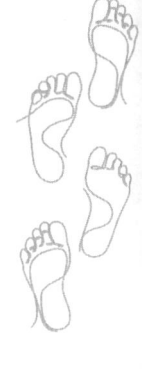

(Quadro 4.4 – conclusão)

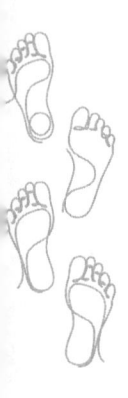

| Aspecto | Descrição |
|---|---|
| Coloração da pele | Pele pálida, avermelhada, azulada ou arroxeada, pele fria e ausência de pelos são sinais de insuficiência arterial. |
| Estado das unhas | Unhas quebradiças podem ser um sinal de insuficiência arterial, aspecto que deve ser relacionado com demais sinais e sintomas característicos do quadro. Distrofias ungueais com mudanças em aspecto, forma, cor e/ou espessura da unha, com ou sem perda da integridade, podem ser indicativas de onicomicose, o que deve ser confirmado por exame direto e de cultura de fungos. |
| Espaços interdigitais | Lesões e umidade nos espaços interdigitais podem sugerir dermatofitose tínea interdigital, uma porta de entrada para infecção bacteriana. |

Desse modo, é importante realizar o corte técnico das unhas, de forma que fiquem retas, porém seguindo a anatomia de cada unha, pois o corte incorreto favorece o quadro de onicocriptose. Calos e calosidades (espessamento epidérmico causado por traumatismos locais recorrentes) são mais comuns em áreas de alta pressão plantar.

Além de todos esses cuidados, é preciso estar atento aos sinais e sintomas para fazer a diferenciação entre pé isquêmico e pé neuropático. Confira o quadro a seguir.

*Quadro 4.5*
Distinção entre pé neuropático e pé isquêmico

| Sinal/Sintoma | Pé Neuropático | Pé Isquêmico |
|---|---|---|
| Temperatura do pé | Quente ou morno | Frio |
| Coloração do pé | Coloração normal | Pálido com elevação ou cianótico com declive |
| Aspecto da pele do pé | Pele seca e fissurada | Pele fina e brilhante |
| Deformidade do pé | Dedo em garra, dedo em martelo, pé de Charcot ou outro | Deformidades ausentes |
| Sensibilidade | Diminuída, abolida ou alterada (parestesia) | Sensação dolorosa, aliviada quando as pernas estão pendentes |

(continua)

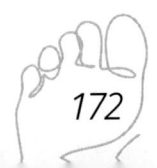

(Quadro 4.5 – conclusão)

| Sinal/Sintoma | Pé Neuropático | Pé Isquêmico |
|---|---|---|
| Pulsos pediais | Pulsos amplos e simétricos | Pulsos diminuídos ou ausentes |
| Calosidades | Presentes, especialmente na planta dos pés | Ausentes |
| Edema | Presente | Ausente |
| Localização mais comum da úlcera (se houver) | 1º e 5º metatarsos e calcâneo (posterior); redondas, com anel querotásico periulcerativo; não dolorosas | Laterodigital; sem anel querotásico; dolorosas |

**Fonte:** Dealey, 2006; International Diabetes Federation, 2006, citados por Brasil, 2016, p. 12-13.

## 4.5.2 Lesões e tipos de tecido do pé diabético

O tratamento de lesões complexas em pé diabético demanda, além de formação acadêmica com grade curricular que contemple essa demanda, especialização na área. Portanto, o profissional de podologia que não tem conhecimento adequado e não está habilitado para esse atendimento deve encaminhar o paciente a outro profissional, que pode ser outro podólogo/podologista habilitado ou profissional da enfermagem.

As lesões podem ser classificadas conforme o comprometimento tecidual, a origem e o grau de contaminação.

Quanto ao **comprometimento tecidual**, consideram-se localização anatômica, tamanho, comprimento, largura, profundidade, formação de túneis, aspectos do leito da ferida e pele circunjacente, drenagem, cor e consistência, dor ou hipersensibilidade e temperatura.

Quanto à **origem**, as lesões podem ser contusas, produzidas por objeto rombo e caracterizadas por traumatismo das partes moles e hemorragia; incisas, produzidas por um instrumento cortante, ou seja, são feridas limpas geralmente fechadas por sutura; lacerações, que apresentam margens irregulares; ou perfurocortantes, isto é, pequenas perfurações na pele.

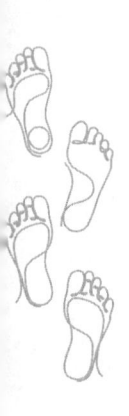

Por fim, quanto ao **grau de contaminação**, as lesões podem estar limpas ou contaminadas. Nas limpas, não há presença de infecção nem de exsudato, ou há pequena quantidade de exsudato de cor clara ou transparente. Nas contaminadas, há presença e multiplicação de bactérias e outros microrganismos, associados a um quadro infeccioso já instalado, com sinais flogísticos (dor, calor, rubor, edema, eritema e secreções purulentas).

O tecido pode ser dos seguintes tipos:

- **necrótico**, restrito a uma área com isquemia, com redução da circulação;
- **não viável**, caracterizado por liquefação e/ou coagulação produzida por enzimas que acarretam a degradação dos tecidos isquêmicos. Estes se diferenciam pela coloração e consistência, com escara: coloração marrom ou preta, uma capa de consistência dura, seca e esfacelo; coloração amarelada ou cinza, de consistência mucoide e macia, de aderência frouxa ou firme ao leito da ferida, formada por fibrina (concentração de proteínas do sangue) e fragmentos celulares (IFPI, 2020).

## 4.5.3
# Tipos de úlceras do pé diabético

Como visto anteriormente, pacientes com diabetes descompensada correm alto risco de desenvolver o pé diabético, e tal alteração pode ocorrer a partir de um quadro de calo, calosidade, onicocriptose, *tinea pedis* etc. Se não tratados, tais problemas podem evoluir para a formação de uma úlcera e, dependendo do grau de acometimento e do estado geral de saúde do indivíduo, o quadro clínico pode evoluir para a amputação do membro.

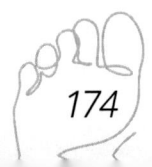

As úlceras são classificadas conforme a localização e o tipo de estrutura que acometem, como consta no quadro a seguir.

*Quadro 4.6*
Tipos de úlceras

| Tipo | Descrição |
|---|---|
| Úlcera de estase | Deve-se à hipertensão venosa ou à insuficiência venosa, causando a pressão. Não tem envolvimento de tendão, cápsula articular ou óssea. Ocorre normalmente em varizes, trombose venosa e insuficiência valvular.<br>Caracteriza-se pela presença de necrose, não é isquêmica, apresenta hiperpigmentação, edema no tornozelo e atrofia branca na pele. |
| Úlcera arterial | Apresenta edema e ausência de pulso arterial e não tem pelos por conta de danos causados em órgãos anexos da pele. A temperatura do órgão lesado sofre alteração. |
| Úlcera neuropática | A neuropatia dos nervos periféricos resulta na perda de sensibilidade e capacidade motora. É, sem dúvida, a principal causa do surgimento de úlceras nos pés. Caracteriza-se pela presença de lesão em terminações nervosas periféricas, principalmente em membros inferiores. |
| Úlcera diabética | Apresenta ferida contaminada, com disidrose e estase com hipóxia (não chega oxigênio suficiente às células e aos tecidos) e ressecamento da área circunjacente. |
| Úlcera mista | Há presença de lesões venosas e arteriais associadas. |
| Úlcera por pressão | Tipo mais comum, é uma enfermidade cutânea caracterizada por perda de pele e tecidos subcutâneos por pressão, tração, fricção ou uma combinação desses fatores.<br>Um dos componentes mais importantes do tratamento é a retirada da carga mediante a utilização de sandálias terapêuticas com solado elevado em cunha; botas removíveis; andadores; órteses confeccionadas sob medida; gesso de contato total. |

**Fonte:** Elaborado com base em Ferreira, 2020.

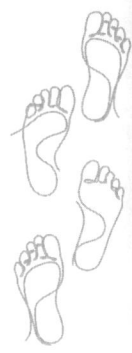

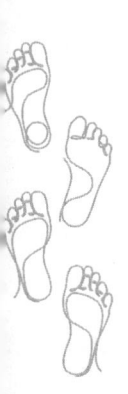

## 4.6 Orientações gerais para a pessoa diabética

Depois da realização da anamnese e da avaliação física, da descrição ao paciente de todos os achados clínicos e da definição da melhor conduta podológica, é hora das orientações gerais, dos aconselhamentos de cuidados, do tratamento e do acompanhamento.

A abordagem e o tratamento voltados à pessoa com diabetes não são diferentes dos observados nos demais casos de podologia. A linguagem deve ser clara e objetiva, de modo que o paciente entenda. Deve ser levado em consideração o contexto em que a pessoa vive, e a realidade econômica é um fator de extrema relevância; não adianta propor uma terapia ou passar orientações que estejam fora da realidade econômica do paciente. Nem por isso a pessoa ficará sem atendimento – o profissional deve ter à mão diversas opções de tratamento para que seja possível o atendimento de todos independentemente da condição social. Também é preciso considerar fatores culturais e familiares, bem como a rotina diária.

Cada pessoa que passa por cuidados é única, cada uma com suas particularidades. O plano terapêutico deve ser, sempre que possível, compartilhado, incentivando a responsabilização do indivíduo com seu autocuidado e promovendo sua autonomia.

O profissional de podologia, assim como os demais profissionais da saúde que fazem parte da equipe multidisciplinar, deve centralizar sua atenção nas alterações do pé e nos fatores de risco que podem ser modificados, restabelecendo a integridade e evitando o surgimento de complicações e/ou o agravamento das podopatias presentes.

Nesse sentido, algumas considerações são importantes, conforme a SBD (2022):

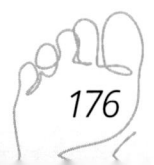

- Paciente sem perda da sensibilidade protetora e sem doença arterial periférica é considerado **risco zero**. Por isso, deve ser orientado sobre calçados apropriados, preferencialmente com solado flexível – o paciente deve fazer o teste da flexibilidade na hora da compra e procurar fazer isso no fim da tarde, quando o pé atinge o ápice de seu tamanho, considerando possíveis edemas decorrentes do acúmulo de líquido. Também devem ser evitados calçados com solado reto, preferindo-se aqueles que protegem o arco longitudinal do pé. Isso vale também para palmilhas: deve-se optar por aquelas mais grossas, macias e que ofereçam conforto ao arco longitudinal do pé, de forma a evitar inflamações ou degenerações como fascite plantar e a propiciar melhor distribuição do peso corporal, sem pontos de pressão plantar. O aumento da pressão plantar e o tempo de apoio podem acarretar o surgimento de calos e calosidades, os quais podem evoluir para úlceras, principalmente nos pés cavos.

- Paciente com paralisia supranuclear progressiva (PSP), com ou sem deformidades, é classificado como **risco de grau 1**. Deve utilizar calçados adaptados e palmilhas posturais ou proprioceptivas.
- Paciente com doença arterial periférica, com ou sem perda da sensibilidade protetora, é classificado como **risco de grau 2**. Além do uso de palmilhas e calçados adaptados, deve ser encaminhado ao médico vascular caso ainda não esteja sendo assistido por um.
- Paciente com histórico de úlceras ou amputações é classificado como **risco de grau 3**. Nesse caso, indicam-se calçados adaptados e palmilhas, porém pode haver necessidade de correção cirúrgica quando não há a possibilidade de adaptação do calçado. Deve-se contar com acompanhamento pelo médico vascular.

Além dos cuidados e orientações descritos conforme a classificação de risco, existem as **recomendações de autocuidado preventivo**:

- higienizar adequadamente os pés e secá-los bem, principalmente as interdigitais. No banho ou em escalda-pés, atentar

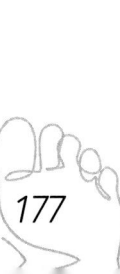

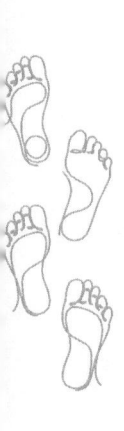

à temperatura da água (deve ser inferior a 37 °C), a fim de evitar queimaduras;
- hidratar os pés de uma a duas vezes ao dia com cremes, loção hidratante, óleos, sinergias específicas para pele seca e massageá-los. Não aplicar produto nas interdigitais nem deixar excesso;
- inspecionar diariamente os pés em todas as regiões, incluindo entre os dedos, o que deve ser feito pelo paciente, cuidador ou familiar, buscando por alteração em cor, fissuras, edemas, bolhas, cortes, feridas, infecções ou achados incomuns;
- evitar andar descalço em ambientes fechados ou ao ar livre;
- não expor os pés ao frio ou calor extremo;
- evitar exposição ao sol e, quando o fizer, utilizar protetor solar;
- usar meias de cor clara, pois podem revelar manchas de sangramento ou pus caso ocorram, e preferir as de algodão, que têm capacidade de absorver a umidade do pé e permitir a transpiração da pele e das unhas. Sempre que possível, utilizar meias sem costura ou com a costura para o lado de fora (usar pelo avesso). Pode-se fazer um pequeno corte no elástico da meia, um procedimento que não danifica a peça e evita que pessoas com pressão alta retenham líquido. No caso de varizes, meias apertadas dificultam o retorno venoso. Trocar de meias diariamente; se umedecerem com facilidade, realizar a troca mais de uma vez ao dia, evitando a proliferação fúngica e bacteriana;
- inspecionar diariamente a parte interna dos calçados para verificar se há objetos que possam lesionar os pés;
- utilizar calçados confortáveis e de tamanho correto, que não sejam apertados, com costuras irregulares e muito desgastados. Saltos devem ser de, no máximo, 5 cm de altura;
- não deixar os pés em contato com produtos de limpeza, como detergentes e outros produtos químicos.

## Importante!

Técnicas podológicas, como onicotomia, remoção de calos e calosidades, onicofose, hiperqueratose subungueal, espiculaectomia, correção da curvatura transversa da unha etc., devem ser avaliadas e tratadas por podólogo/podologista, o qual deve desenvolver um plano de consultas, tratamentos e procedimentos podológicos conforme a necessidade de cada paciente.

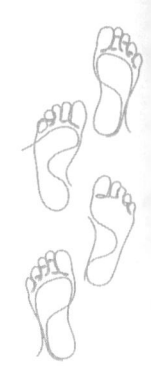

## Para saber mais

BURIHAN, M. C.; CAMPOS JÚNIOR, W. (Ed.). **Consenso no tratamento e prevenção do pé diabético**. Rio de Janeiro: Guanabara Koogan, 2020. Disponível em: <https://sbacv.org.br/wp-content/uploads/2021/03/consenso-pe-diabetico-24112020.pdf>. Acesso em: 22 fev. 2024.

Essa obra é uma produção científica elaborada pela Sociedade Brasileira de Angiologia e Cirurgia Vascular – Regional São Paulo (SBACV-SP), atualizada no que se refere a uma das mais graves consequências do diabetes, o pé diabético. É um tema relevante para a podologia, uma vez que o profissional da área pode se especializar no atendimento da pessoa diabética e que apresenta o pé de risco.

## Síntese

Neste quarto capítulo, abordamos um dos principais temas da atualidade na podologia, o diabetes. Descrevemos o conceito da doença e os principais fatores que a desencadeiam, bem como as principais consequências. Entre tais consequências, destacamos a neuropatia diabética e os fatores que causam alterações na circulação sanguínea, provocando doenças secundárias.

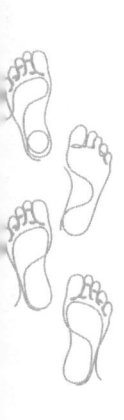

Apresentamos, ainda, as características do pé neuropático e do pé isquêmico e indicamos os principais exames clínicos a serem realizados nos pés de pessoas diabéticas.

## Questões para revisão

1] Defina as neuropatias diabéticas.

2] Quais são as deformidades que ocorrem nos membros inferiores pela neuropatia motora?

3] Marque as afirmações como verdadeiras (V) ou falsas (F):

[ ] São considerados fatores de risco para o desenvolvimento da polineuropatia: obesidade, tabagismo, hipertensão, hiperglicemia crônica, tempo de duração do diabetes, controle inadequado da glicose, retinopatia, doença renal.

[ ] O diabetes influencia diretamente as alterações circulatórias, e a glicemia alta resulta em condições que incapacitam o organismo de eliminar radicais livres do organismo e comprometem o metabolismo celular. O diabetes é a única causa de comprometimento circulatório.

[ ] O diabetes tipo II é causado pela destruição das células beta-pancreáticas, provocando deficiência absoluta de secreção de insulina. Antes dos primeiros sintomas clínicos, a doença é caracterizada pela presença de autoanticorpos, que são anticorpos para células e tecidos do próprio corpo.

[ ] O pé diabético caracteriza-se pela presença de infecção, ulceração ou destruição de tecidos nas camadas mais profundas, condição associada a alterações neurológicas e diversos graus de doença arterial periférica nos membros inferiores de pessoas portadoras de diabetes. Portanto, o pé diabético é o resultado de complicações como neuropatia diabética e doença vascular periférica.

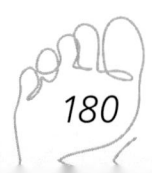

[ ] As úlceras podem ser de estase, arteriais, neuropáticas, diabéticas, mistas e por pressão.

Agora, assinale a alternativa que corresponde à sequência obtida:

a) V, V, F, V, F.
b) F, F, V, V, V.
c) V, F, F, V, V.
d) F, V, V, F, F.
e) V, V, V, V, V.

4) Marque a afirmativa **incorreta** sobre a neuropatia diabética:

a) A neuropatia motora não atrofia os pés nem causa deformidades; é responsável por perda da sensibilidade no frio e no calor.
b) O diabetes pode dar origem à neuropatia periférica, que, consequentemente, provoca alterações sensitivas e motoras.
c) É possível encontrar em um indivíduo dois, três e até quatro subtipos de neuropatia. A mais comum é a polineuropatia simétrica distal, também chamada de *neuropatia sensitivo-motora distal diabética* e *neuropatia periférica diabética*.
d) A neuropatia autonômica causa a diminuição da sudorese, uma vez que ocorre a ausência de estímulos nervosos necessários para a produção e a liberação do suor.
e) A ausência de estímulos nervosos necessários para a produção e a liberação do suor leva ao ressecamento da pele e ao surgimento de fissuras nos pés.

5) Marque as afirmações como verdadeiras (V) ou falsas (F):

[ ] A úlcera neuropática causa neuropatia dos nervos periféricos e resulta na perda de sensibilidade e capacidade motora. Caracteriza-se pela presença de lesão em terminações nervosas periféricas, principalmente em membros inferiores.
[ ] A úlcera diabética apresenta ferida contaminada, com disidrose, falta de oxigênio suficiente às células e aos tecidos e ressecamento da área circunjacente.

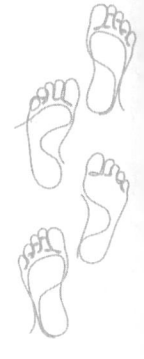

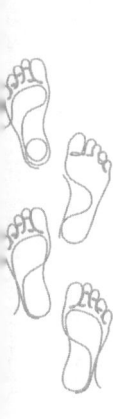

[ ] A úlcera por pressão apresenta edema e ausência de pulso arterial e não tem pelos por conta de danos causados em órgãos anexos da pele. A temperatura do órgão lesado sofre alteração.
[ ] A úlcera mista apresenta lesões venosas e arteriais associadas.
[ ] A úlcera arterial provoca perda de pele e tecidos subcutâneos por pressão, tração, fricção ou uma combinação desses fatores.

Agora, assinale a alternativa que contém a sequência correta:

a) V, F, F, V, F.
b) F, F, F, V, V.
c) F, V, F, V, F.
d) V, V, V, F, F.
e) V, V, F, V, F.

## Questão para reflexão

1) Descreva o papel do profissional de podologia perante o crescimento mundial do diabetes.

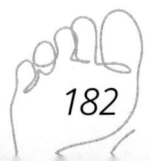

*Capítulo*

# 5

# Intervenções podológicas específicas

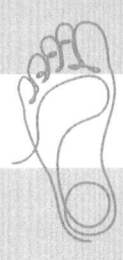

| Conteúdos do capítulo: | Após o estudo deste capítulo, você será capaz de: |
|---|---|
| <ul><li>Inspeção do pé para anamnese e conduta.</li><li>Exame físico dos pés.</li><li>Exame ITB (índice tornozelo-braquial).</li><li>Teste com estesiômetro/monofilamento de náilon.</li><li>Avaliação da sensibilidade vibratória com diapasão de 128 Hz.</li><li>Avaliação do reflexo tendíneo aquileu.</li><li>Intervenção em onicocriptose.</li><li>Espiculaectomia realizada pela distal.</li><li>Fisiologia da cicatrização.</li><li>Estágio da cicatrização.</li><li>Diagnóstico e tratamento de onicomicose.</li><li>Intervenções para fissuras.</li></ul> | <ol><li>ter um olhar diferenciado ao fazer a inspeção nos pés dos pacientes;</li><li>fazer o exame ITB e avaliar os resultados;</li><li>realizar testes para verificar a sensibilidade tátil, dolorosa, térmica e vibratória dos pés;</li><li>identificar causas da onicocriptose;</li><li>entender a fisiologia da cicatrização;</li><li>reconhecer sinais e sintomas da onicomicose, bem como os tratamentos disponíveis na atuação podológica e médica;</li><li>compreender e realizar intervenções podológicas em fissuras.</li></ol> |

A maioria das pessoas, quando ouve falar em podologia, imagina que o podólogo/podologista cuida apenas de calos e calosidades, inflamação e infecções como onicomicose ou onicocriptose. É indiscutível que o profissional de podologia, assim como qualquer outro profissional, deve atuar segundo a ética da profissão, sem invadir a área de outros especialistas. Ainda assim, há muito a ser feito por esse profissional em termos de cuidados, educação, orientação, prevenção e tratamento. Neste capítulo, abordaremos algumas intervenções específicas da área de podologia.

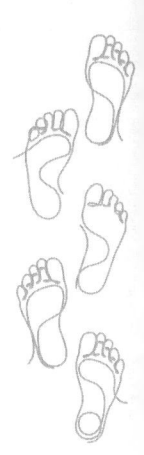

## 5.1
## Inspeção do pé

Para a inspeção dos pés, deve-se adotar a seguinte prática:

1. Acomodar o paciente, confortavelmente, na cadeira podológica.
2. Perguntar qual é a queixa principal.
3. Preencher a ficha de anamnese. Coletar o máximo de dados possíveis, como nome, idade, endereço, telefone, profissão, posição em que trabalha, postura durante o dia (se fica mais tempo sentado, andando ou em pé).
4. Conferir o tipo de calçado mais utilizado em sua rotina (se é equipamento de proteção individual – EPI ou não) e o modelo.
5. Averiguar se as meias são de algodão ou sintéticas. As meias de algodão absorvem a umidade dos pés, e as sintéticas aumentam a probabilidade de produzir suor por falta de transpiração nos pés. Verificar, ainda, se a pessoa faz uso de meias de compressão prescritas pelo médico e se as utiliza corretamente.
6. Perguntar se o paciente pratica alguma atividade física ou esporte. Conforme o tipo de esporte ou atividade física, verificar achados clínicos relacionados, como formigamentos, lesão local em algum nervo, falta de minerais, como magnésio ($Mg2^+$), cálcio ($Ca2^+$) e potássio ($K^+$), calos, calosidades, bolhas, unhas com traumas, hematomas, onicocriptose e alteração na

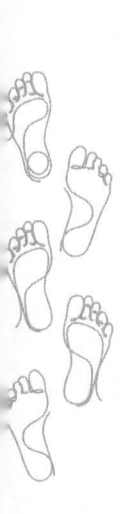

pele nos casos de corredores (que apresentam espessamento anormal na face plantar, com aspecto "emborrachado"), bromidrose plantar, entre outros.

7. Verificar se o paciente é fumante ou alcoolista, pois pode apresentar alterações na pele, como queratose plantar pelo excesso de nicotina, edemas, ressecamento, fissuras e alergias.
8. Perguntar sobre hábitos alimentares, ingesta hídrica e qualidade do sono. Muita patologias têm origem no intestino, e os pés são um espelho da saúde gastrointestinal.
9. Verificar há quanto tempo foi feita a última avaliação geral de saúde e qual é o histórico clínico – doenças preexistentes, histórico familiar, se faz uso de medicamentos, se realizou alguma cirurgia, se sofreu algum acidente e estrutura física.
10. Após a coleta dos dados, iniciar a inspeção nos membros inferiores (MMII).
11. Observar a coloração da pele (cianótica, pálida, com rubor), se apresenta manchas pigmentadas, vesícula, bolha, hematoma, abscesso ou alteração na espessura, como queratose, calos, calosidades e cicatrizes.
12. Verificar outros aspectos da pele: se é seca ou hidratada e se apresenta perda tecidual, como escamas, escara, fissuras, ulceração e erosão.
13. Observar se a pele está brilhante e se tem pelos.
14. Verificar a contratura muscular: se está intensa e se há presença de edemas.
15. Quanto às unhas, observar formato, espessura, coloração, resistência, largura, se há lesões, traumas, hematomas. Atentar à presença de inflamação, infecção ou odor fétido.
16. Já nas interdigitais, observar se existe umidade ou se há pele edemaciada – normalmente, quando o paciente tem onicomicose, apresenta também tínea interdigital.
17. Por palpação, verificar temperatura da pele, pulsos (poplíteo, tibial posterior e pedioso), perfusão tecidual e edemas.

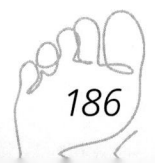

18. Quanto ao sistema vascular, analisar se há dor localizada, presença de edema na região perimaleolar e nas pernas ou edema unilateral, hiperpigmentação da pele (manchas acastanhadas), palidez e cianose, presença de úlceras ou varizes.
19. Verificar se há deformidades ortopédicas, joelho valgo ou varo. Avaliar o tipo do pé do paciente (pé cavo, plano ou normal), bem como o comprimento dos dedos (pé quadrado, egípcio ou grego), dados importantes para a escolha do calçado adequado.
20. Observar se existe alteração na deambulação (quando o paciente entra no consultório) ou claudicação.
21. Por fim, associar os achados clínicos com os dados coletados e a queixa do paciente para direcionar as orientações, fazer a escolha da melhor conduta podológica e, quando necessário, realizar o encaminhamento a outros profissionais da área da saúde.

Durante a realização do procedimento, é importante deixar que o paciente fale, pois muitas das informações não são passadas na anamnese, sendo reveladas, posteriormente, durante a permanência do paciente no consultório. Informações de sua vida pessoal também possibilitam um olhar mais assertivo, até mesmo sobre sua saúde mental, visto que sabemos que alterações como ansiedade e depressão causam doenças físicas, e, infelizmente, muitas pessoas com essas alterações não buscam ajuda psicológica. Ao se perceberem essas alterações, o paciente deve receber orientação e ser encaminhado para buscar ajuda profissional.

## 5.2
# Exame físico do pé

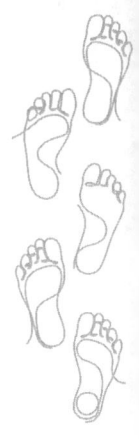

Exames físicos nos pés podem e devem ser realizados pelo profissional de podologia, pois muitas das doenças que acometem os pés têm origem sistêmica e podem ser detectadas nos consultórios podológicos. Dessa forma, caso necessário, o paciente poderá ser encaminhado para acompanhamento médico especializado, recebendo diagnóstico precoce e um ótimo prognóstico.

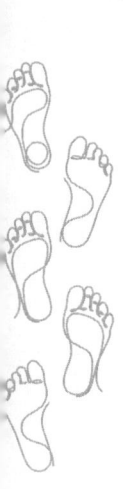

Ao examinar os pés, é importante:

1. Observar a coloração, que deve ser levemente rosada em indivíduos brancos e pardos. Ao pressionar o polegar por alguns segundos, a região que fica empalidecida deve ficar rosada novamente – esse é o teste de perfusão capilar. A palidez nos MMII pode indicar insuficiência arterial. Quando a pele se apresenta com aumento da coloração, isso pode indicar a ocorrência de um processo inflamatório chamado de *hiperemia*. Nos quadros de cianose, a pele fica com coloração azulada, indicativo de obstrução arterial ou vasoconstrição.
2. Verificar sensibilidade dolorosa pela capacidade de resposta ao estímulo nas redes nervosas da pele; isso pode ser feito com monofilamento.
3. Analisar a sensibilidade térmica com tubos de ensaio de água quente e água fria. Avaliar a temperatura comparando um pé com o outro, já que a diminuição de temperatura é indicativo de redução do fluxo sanguíneo.
4. Verificar o nível de hidratação da pele, se apresenta turgor normal ou diminuído. Para isso, fazer o pinçamento da pele no tecido subcutâneo com os dedos indicador e polegar: se a parte pinçada demorar a voltar ao estado normal, indica pouca hidratação da pele.
5. Analisar a elasticidade da pele (normal, hiper ou hipoelástica). Para tanto, fazer uma prega cutânea.
6. Avaliar a espessura pinçando delicadamente a epiderme e a derme (espessura normal, hipertrófica ou atrófica).
7. Observar a umidade da pele. Verificar entre os dedos e se a pele está ressecada ou com umidade normal.
8. Verificar, por fim, a textura: lisa, enrugada ou áspera.

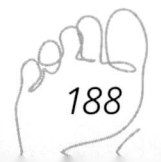

## 5.3 Exame ITB (índice tornozelo-braquial)

A doença arterial periférica é uma alteração que limita o fluxo sanguíneo nos MMII. A causa mais comum é o processo de aterosclerose. O quadro de hiperglicemia acelera o desenvolvimento da doença por meio de reações oxidativas, que aumentam os radicais livres e, dessa forma, o estresse oxidativo.

Normalmente, tais pacientes são assintomáticos mesmo em estágios já moderados. Porém, as modificações podem ser avaliadas por meio do exame ITB, um método não invasivo, prático e muito eficaz. Considerado padrão ouro, o ITB tem alta especificidade e sensibilidade para a detecção da doença arterial periférica tanto nos casos sintomáticos quanto nos assintomáticos.

Conforme relata Pretko (2021), a interpretação do ITB é fundamentada pelo fato de que a pressão arterial (PA) é fisiologicamente maior nos membros inferiores do que nos superiores. Ou seja, a alteração está associada à presença de fatores de risco cardiovasculares, como aterosclerose, e em outros leitos arteriais, como doença arterial coronariana (DAC) e doença cerebrovascular (DCV). O exame é bastante simples, mas demanda conhecimento e habilidade. É indicado nos seguintes casos:

- idosos com mais de 65 anos de idade;
- pessoas com mais de 50 anos de idade que tenham diabetes;
- pessoas com mais de 50 anos de idade que fumem;
- pessoas com doença arterial oclusiva, acidente vascular cerebral, doença arterial coronariana, carótida, histórico familiar precoce de doença arterial obstrutiva e queixas que sugerem claudicação intermitente;
- pessoas que tenham exame clínico sugestivo de doença arterial obstrutiva dos membros inferiores e hipertensão arterial;

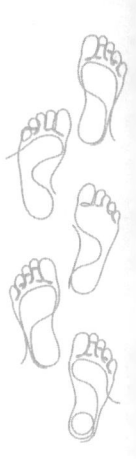

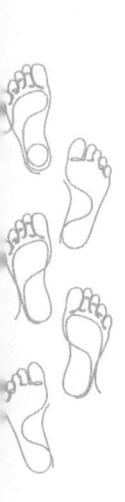

- pessoas obesas, no caso de suspeita clínica de doença arterial periférica.

Para analisar o ITB, é preciso verificar antes a pressão arterial, em seus dois valores: pressão arterial sistólica (PAS) e pressão arterial diastólica (PAD). A PAS é a **pressão máxima do sangue** no momento em que o coração se contrai para impulsionar o sangue para o corpo por meio das artérias. Já a PAD é a **pressão mínima**, que ocorre quando o coração relaxa.

O ITB é obtido da seguinte forma (Pretko, 2021):

- **ITB direito**: a maior pressão do membro inferior direito, da região dorsal do pé ou tibial posterior, dividida pela maior pressão dos membros superiores, braço direito ou esquerdo.

$$ITB\ direito: \frac{maior\ pressão\ do\ tornozelo\ direito}{maior\ pressão\ do\ braço\ (direito\ ou\ esquerdo)}$$

- **ITB esquerdo**: a maior pressão do membro inferior esquerdo, da região dorsal do pé ou tibial posterior, dividida pela maior pressão dos membros superiores, braço direito ou esquerdo.

$$ITB\ esquerdo: \frac{maior\ pressão\ do\ tornozelo\ esquerdo}{maior\ pressão\ do\ braço\ (direito\ ou\ esquerdo)}$$

O valor encontrado determina o grau de perfusão tecidual distal.

## Importante!

Deve-se usar a medida da pressão arterial de somente um dos braços, a maior pressão, para fazer a aferição do membro inferior direito e esquerdo.

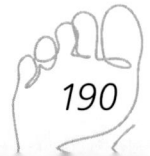

Conforme Pretko (2021), os valores da pressão arterial sistólica aferidos nos MMII (pulso tibial posterior e pulso pedioso) são normalmente iguais ou ligeiramente maiores que os medidos nos membros superiores (MMSS) – pulso braquial. As lesões arteriais causam redução na pressão aferida nos membros inferiores, apresentando valores alterados.

Segundo Silva Filho et al. (2021), para medir o ITB, devem ser utilizados os seguintes **materiais**:

- aparelho *doppler* vascular de alta frequência, com transdutor de 5 MHz a 10 MHz;
- esfigmomanômetro aneroide ou de coluna de mercúrio;
- manguito de três tamanhos. Selecionar de acordo com a circunferência do braço do paciente; utilizar o mesmo manguito no braço e no tornozelo. O importante é a largura da bolsa inflável, e não a largura do manguito;
- fita métrica, para medir o braço e fazer a escolha do manguito;
- gel para ultrassonografia;
- lenço de papel, para remover o gel da pele do paciente e fazer a limpeza do transdutor;
- ficha e caneta para anotações das medidas e do resultado do ITB.

Além disso, para fazer o exame, o paciente:

- não deve ter realizado esforço físico;
- não deve ter fumado pelo menos quatro horas antes do teste;
- não deve ter ingerido alimentação pesada nem água em grande quantidade;
- deve estar com a bexiga e o intestino vazios;
- deve ter dormido entre seis e oito horas na noite anterior;
- não deve ter ingerido estimulantes ou antidepressivos;
- não deve ter sido submetido a estresse demasiado por qualquer atividade;
- deve repousar por cinco minutos, em decúbito, antes de iniciar as medidas de pressão.

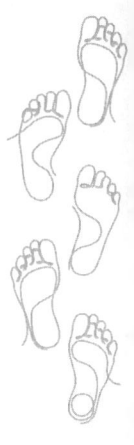

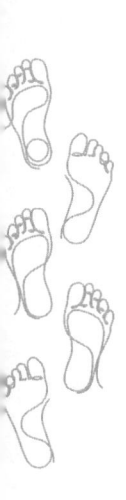

De acordo com Silva Filho et al. (2021), para **análise e classificação do ITB**, consideram-se os seguintes valores:

- ITB normal – de 1,0 a 1,4;
- ITB limítrofe – de 0,90 a 0,99;
- doença arterial periférica (DAP) – menor que 0,90;
- rigidez arterial – maior que 1,40.

Dessa forma, valores menores ou iguais a 0,90 indicam a presença de doença obstrutiva em algum vaso periférico dos MMII; já um índice maior ou igual a 1,40 é indicativo de incompressibilidade arterial decorrente de provável calcificação.

Para o ITB geral, considera-se o mais alterado entre os lados direito e esquerdo. Assim, se o resultado for menor ou igual a 0,90, o ITB geral será o menor deles. Se ambos os ITBs forem superiores a 1,40, o ITB geral passará a ser o maior deles. Se ambos os valores estiverem entre 0,90 e 1,40, o ITB geral será o valor mais distante do número 1.

Para os valores menores que 0,90, interpreta-se conforme a tabela a seguir.

*Tabela 5.1*
ITB geral para valores menores que 0,90

| Valor do ITB geral | Interpretação |
|---|---|
| Maior que 0,90 | Normal |
| Entre 0,71 e 0,90 | Leve |
| Entre 0,41 e 0,70 | Moderado |
| Menor ou igual a 0,40 | Grave |

**Fonte:** Elaborado com base em Silva Filho et al., 2021.

Logo, um valor de ITB inferior a 0,9 significa sensibilidade de 90% a 97%, ou seja, o percentual de resultados positivos entre as pessoas que apresentam alteração é de quase 100% (verdadeiro positivo). A especificidade de 98% a 100% indica que o percentual de resultados negativos para pacientes que não apresentam alteração também é de quase 100% (verdadeiro negativo).

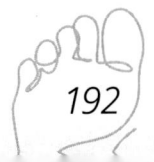

## 5.4 Testes biomecânicos e neurológicos

A realização do exame físico, juntamente com a anamnese, pode confirmar a presença e a gravidade da neuropatia diabética e da doença arterial periférica, dois fatores de risco para ulceração dos pés. O exame tem como objetivo principal a identificação da perda da sensibilidade protetora dos pés, para fazer a classificação de risco e a prevenção de complicações. Assim, a avaliação neurológica compreende a avaliação da sensibilidade (tátil, dolorosa, térmica e vibratória), a avaliação de reflexos tendíneos e a avaliação da função motora.

Para testar a sensibilidade tátil dos pés, é utilizado o monofilamento de Semmes-Weinstein de 10 g; para a sensibilidade vibratória, um diapasão de 128 Hz (Brito et al., 2020). A ausência total ou parcial do reflexo aquileu também constitui importante sinal de processos ulcerativos. O teste é realizado com o martelo de reflexos ou a digitopercussão do tendão de aquiles.

### 5.4.1 Estesiômetro ou monofilamento de náilon

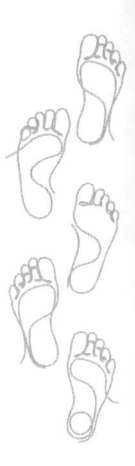

Este exame tem a função de fazer o rastreamento de neuropatia diabética, ou seja, detectar alterações neurológicas, a fim de identificar o risco de lesões futuras. O exame com monofilamento de Semmes-Weinstein de 10 g avalia a sensibilidade tátil da pele e o estado funcional dos nervos periféricos. Ele é importante para avaliar a percepção da perda da sensibilidade protetora, permitindo a prevenção de incapacidade e o tratamento precoce das alterações, sendo um indicativo de rastreamento populacional de risco. Esse teste detecta alterações de fibra grossa e avalia a sensibilidade protetora plantar. O monofilamento não diagnostica polineuropatia diabética periférica, cuja detecção requer outros testes. Qualquer área insensível indica que a sensibilidade protetora está alterada. O procedimento de realização do teste está descrito a seguir.

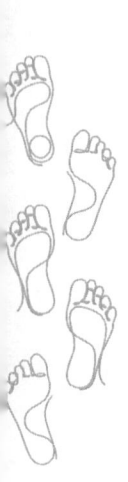

### AVALIAÇÃO DA SENSIBILIDADE TÁTIL COM MONOFILAMENTO DE 10 G DE SEMMES-WEINSTEIN

1º – Esclarecer o paciente sobre o teste. Solicitar ao mesmo que diga "sim" cada vez que perceber o contato com o monofilamento.

2º – Aplicar o monofilamento adequado (10 gramas) perpendicular à superfície da pele, sem que a pessoa examinada veja o momento do toque [...].

3º – Pressionar com força suficiente apenas para encurvar o monofilamento, sem que ele deslize sobre a pele.

4º – O tempo total entre o toque para encurvar o monofilamento e sua remoção não deve exceder 2 segundos.

5º – Perguntar, aleatoriamente, se o paciente sentiu ou não a pressão/toque (SIM ou NÃO) e onde está sendo tocado (Pé Direito ou Esquerdo).

6º – Serão pesquisados quatro pontos [...] em ambos os pés.

7º – Aplicar duas vezes no mesmo local, alternando com pelo menos uma vez simulada (não tocar), contabilizando no mínimo três perguntas por aplicação.

8º – A percepção da sensibilidade protetora está presente se duas respostas forem corretas das três aplicações.

9º – A percepção da sensibilidade protetora está ausente se duas respostas forem incorretas das três aplicações.

**FONTE:** Ochoa-Vigo; Pace, 2005; Apelqvist et al., 2008, citados por Brasil, 2016, p. 29.

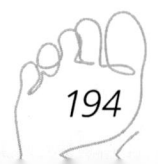

*Figura 5.1*
Teste com monofilamento

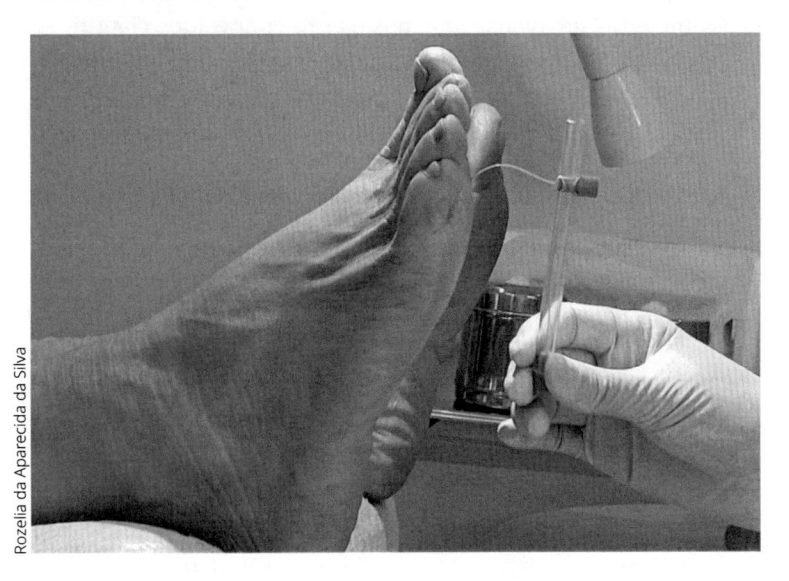

O monofilamento não é descartável, porém não há necessidade de ser esterilizado; recomenda-se a limpeza com sabão líquido e água morna após cada utilização. O monofilamento deve ficar em repouso por 24 horas a cada 10 pacientes examinados, para que mantenha a tensão de 10 g. A vida útil do produto, em geral, é de 18 meses. Segundo as diretrizes do Grupo de Trabalho Internacional sobre o Pé Diabético (IWGDF), em apenas três áreas já pode ser realizado o teste: base do hálux e cabeça do primeiro e do quinto metatarsos (Schaper et al., 2023).

5.4.2
# Diapasão 128 Hz

O diapasão 128 Hz testa a sensibilidade vibratória. É um instrumento para avaliar as fibras grossas, motoras e sensitivas e os reflexos aquileus. O pino ou palito, descartável, verifica as fibras finas sensitivas para identificar a sensibilidade dolorosa.

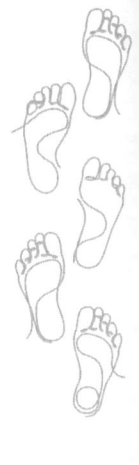

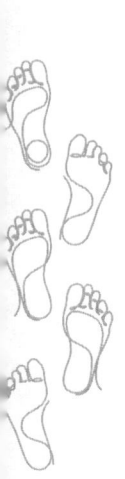

**IMPORTANTE!**

Os métodos de avaliação expostos são conhecidos cientificamente e podem ajudar no diagnóstico de polineuropatia diabética periférica ou de perda de sensibilidade protetora.

A seguir, apresentamos o passo a passo para fazer essa avaliação.

## AVALIAÇÃO DA SENSIBILIDADE VIBRATÓRIA COM DIAPASÃO DE 128 Hz

1º – Esclarecer o paciente sobre o teste. Solicitá-lo que informe quando começar e quando deixar de sentir a vibração.

2º – Segurar o cabo do diapasão com uma mão e aplicar sobre a palma da outra mão um golpe suficiente para produzir a vibração das hastes superiores.

3º – Aplicar a ponta do cabo do diapasão perpendicularmente e com pressão constante sobre a falange distal do hálux [...]. A pessoa examinada não deve ser capaz de ver se ou onde o examinador aplica o diapasão.

4º – Manter o cabo do diapasão até que a pessoa informe não sentir mais a vibração.

5º – Repetir a aplicação mais duas vezes, em ambos os pés, mas alternando-as com pelo menos uma aplicação "simulada" em que o diapasão não esteja vibrando.

6º – O teste é considerado anormal quando a pessoa perde a sensação da vibração enquanto o examinador ainda percebe o diapasão vibrando.

7º – A percepção da sensibilidade protetora está presente se duas respostas forem corretas das três aplicações.

8º – A percepção da sensibilidade protetora está ausente se duas respostas forem incorretas das três aplicações.

**FONTE:** Brasil, 2016, p. 31.

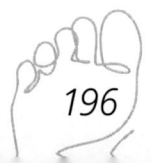

O local avaliado é a parte óssea no lado dorsal da falange distal do hálux, em ambos os pés; pode ainda ser avaliado o maléolo lateral. Caso alterado, recomenda-se a repetição do teste em local mais proximal, como o maléolo ou a tuberosidade tibial.

A seguir, apresentamos a avaliação do reflexo.

> **AVALIAÇÃO DO REFLEXO TENDÍNEO AQUILEU**
>
> 1º – Esclarecer o paciente sobre o teste. O paciente deve estar sentado, com o pé pendente, ou ajoelhado sobre uma cadeira.
>
> 2º – O pé da pessoa examinada deve ser mantido relaxado, passivamente em discreta dorsoflexão.
>
> 3º – Aplicar um golpe suave com martelo de reflexos ou com digitopercussão sobre o tendão Aquileu [...].
>
> 4º – A resposta esperada é a flexão plantar reflexa do pé, consequente à percussão do tendão.
>
> 5º – O teste está alterado quando o reflexo está ausente ou diminuído.

**FONTE:** Brasil, 2016, p. 32.

Ou seja, como visto, há alteração quando a flexão plantar reflexa do pé está ausente ou diminuída.

## 5.5 Intervenção para onicocriptose

Entre as diversas queixas nos consultórios podológicos, a onicocriptose é a mais comum, sendo descrita como o encravamento do corpo da unha.

Pessoas que apresentam esse quadro clínico são prejudicadas diretamente na qualidade de vida pela dor e pelo desconforto. Fica difícil praticar esportes, utilizar calçados fechados, dirigir e até mesmo dormir com qualidade. Essas dificuldades acabam levando ao estresse e à alteração do humor do indivíduo.

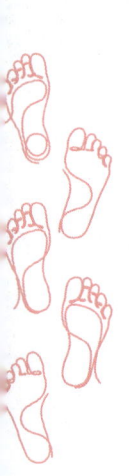

A onicocriptose normalmente acomete o hálux, mas pode afetar uma ou várias unhas ao mesmo tempo. Em geral, é acompanhada de um quadro infeccioso na unha, com aumento da curvatura transversa, apresentando sinais flogísticos (dor, edema, calor e rubor) e, na maioria das vezes, secreções purulentas.

> **IMPORTANTE!**
>
> Nem toda dor na unha ou nas adjacências é onicocriptose. Pode ser, por exemplo, hiperqueratose subungueal, curvatura transversa excessiva, gota ou reumatismo.

Quando a onicocriptose não passa por intervenção podológica logo no início, evolui para um quadro infeccioso, podendo apresentar pus ou granuloma piogênico, que são proliferações de vasos sanguíneos com presença de bactéria, normalmente a *Streptococcus pyogenes*. A dor se intensifica, o local sangra facilmente e chegam a se formar crostas escuras sobre a lesão. A extensão do granuloma sobre a unha vai aumentando à medida que o tempo vai passando, e a unha continua crescendo dentro do tecido.

*Figura 5.2*
Onicocriptose bilateral

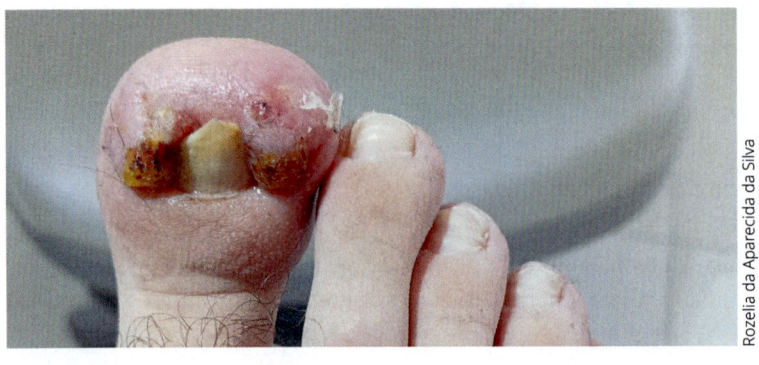

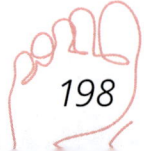

São diversos os fatores que contribuem para o surgimento da onicocriptose (Bega; Larosa, 2010):

- questões posturais e biomecânicos que resultam no aumento da pressão ou na alteração anatômica no antepé, atingindo os dedos e as unhas;
- pisada pronada;
- calçados inadequados, com bico fino, salto alto, apertados, feitos com matéria-prima rígida, com pouca flexibilidade;
- autoatendimento, excesso de cuidado, retirada excessiva do eponíquio;
- onicofagia;
- traumas;
- uso de medicamento para tratamento de espinhas;
- inflamação subclínica;
- disidrose;
- infecção fúngica, bacteriana e virótica nos dedos ou nas unhas;
- obesidade (o excesso de peso causa pressão da pele contra as unhas);
- alterações congênitas nos dedos ou nas unhas,
- corte incorreto, não respeitando a anatomia da unha, deixando-a muito curta, ou corte muito arredondado, fazendo com que a unha perca o apoio sobre a distal do dedo e, dessa forma, comece a curvar-se. Assim, a curvatura transversa da unha tende a ficar acentuada, ocasionando o crescimento da unha contra a pele nas regiões periungueais.

No caso mostrado na imagem a seguir (Figura 5.3), o paciente realizou o corte incorreto da unha, deixando uma espícula, a qual continuou o crescimento entre a musculatura do dedo. O procedimento de espiculaectomia foi realizado fora do protocolo convencional, por se tratar de um quadro incomum. A retirada da espícula foi feita pela distal do hálux.

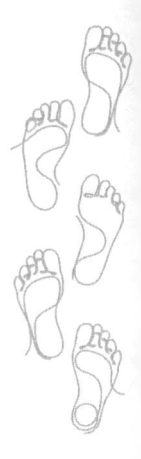

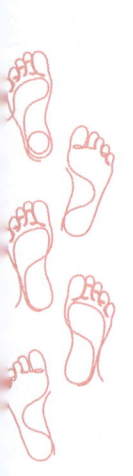

Foram utilizados os seguintes instrumentais:

- bisturi descartável lâmina 15 para a incisura da unha, na proximal medial pelo sulco da unha, para soltar a espícula da matriz ungueal;
- bisturi 208 para alargamento da abertura na distal do dedo pelo ponto infeccionado, com presença de pus, conforme indicado na primeira imagem da esquerda para direita;
- aplicador de amarrilho devidamente esterilizado, por meio do qual se adentrou pelo canal da infecção para o fisgamento seguro da espícula e sua retirada total.

*Figura 5.3*
Espiculaectomia realizada pela distal

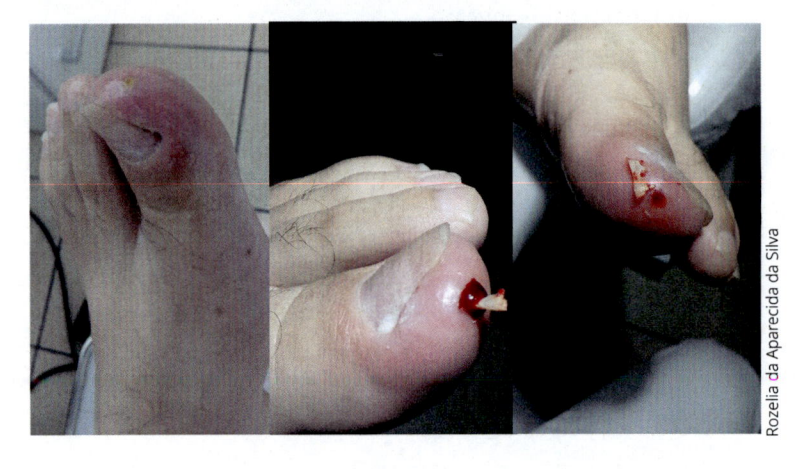

Outro fator é a **pressão demasiada nos dedos**, decorrente do uso prolongado de calçado muito justo, solado muito reto, calçados rígidos, bico fino, salto alto, câmara interna muito baixa ou estreita, calçados pesados, com biqueiras etc.

A **predisposição genética** também é relevante, além de **problemas ortopédicos**, como joanete, dedos em garra ou martelo, alterações posturais e casos em que a descarga do peso corporal está bastante acentuada no antepé, fazendo pressão extra nas unhas.

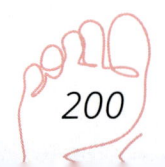

A onicocriptose também pode estar **associada a alguns tipos de doenças**, como onicomicose, psoríase ungueal, diabetes, pacientes oncológicos, artrite reumática, gota, entre outras afecções.

Infelizmente, muitas pessoas com quadro clínico de onicocriptose não dão a devida importância à complexidade do problema. Por desconhecerem os riscos à saúde, deixam de buscar ajuda profissional habilitada para realizar a espiculaectomia. Muitas vezes, tentam resolver sozinhas ou recorrem aos profissionais de embelezamento das unhas (pedicures). Por esse motivo, chegam ao consultório podológico com o quadro clínico agravado, principalmente no caso de pacientes diabéticos.

### IMPORTANTE!

Profissionais de podologia utilizam materiais esterilizados ou descartáveis, evitando contaminação cruzada de doenças como hepatite C, HIV, micoses, HPV (verruga virótica), entre outras. Realizam também o descarte correto do lixo contaminado, para que não haja contaminações de pessoas, animais e meio ambiente.

A onicocriptose pode ser uma porta de entrada para microrganismos, desencadeando resposta inflamatória que pode tomar conta do corpo todo, a sepse, doença bacteriana grave que pode comprometer órgãos como bexiga, rins e pulmões. Qualquer pessoa está sujeita a desenvolver resposta inflamatória, porém idosos, portadores de doenças crônicas, alcoolistas e usuários de drogas fazem parte do grupo de risco.

Quando a dor começa, não há alívio até o procedimento ser realizado. Quanto mais se espera, mais se agrava o problema, pois a unha continua seu crescimento dentro da pele, chegando às camadas mais profundas, tornando-se um corpo estranho. A espiculaectomia é apenas parte do tratamento; é necessário realizar acompanhamento e terapias combinadas que promovam efeitos de analgesia, anti-inflamatórios e cicatrizantes. A estimulação do fluxo sanguíneo pode resultar na melhora da oxigenação e do metabolismo celular no local, por meio de eletroterapia e laser terapêutico, por exemplo. Óleos essenciais e vegetais, uma cobertura biológica natural, também podem ser benéficos. Conforme o quadro clínico, faz-se necessário tratamento com órteses para a correção da curvatura transversa da unha.

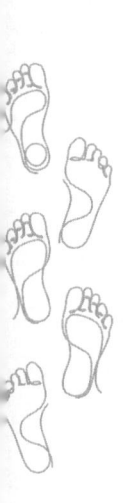

Por fim, é importante conhecer as fases da cicatrização e o que interfere nesse quadro.

## 5.5.1
## Fisiologia da cicatrização

Feridas crônicas são qualquer interrupção na continuidade de um tecido corpóreo, independentemente da extensão, podendo ser decorrentes de traumas ou afecções clínicas. Apresentam difícil cicatrização, ultrapassando a duração de seis semanas. Diversos fatores, locais ou sistêmicos, podem influenciar o processo de cicatrização: diabetes, estresse etc.

Quando ocorre a lesão no tecido, imediatamente se inicia o processo de cicatrização, uma sequência de respostas dos mais variados tipos de células (epiteliais, inflamatórias, plaquetas, fibroblastos), que interagem para o total e imediato restabelecimento da integridade do tecido. Cada tipo de lesão demanda diferentes recursos orgânicos para cicatrização e defesa contra infecção, ou seja, quanto mais simples e limpa a ferida, menor é o trabalho do organismo para a cicatrização.

Os processos celulares contínuos contribuem para a restauração da ferida com regeneração celular, proliferação celular e produção de colágeno. A resposta do tecido às lesões, portanto, passa pelos três estágios parcialmente sobrepostos. Os eventos celulares e moleculares envolvem processos bioquímicos e fisiológicos, dinâmicos e simultâneos.

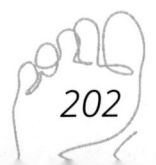

A cicatrização é um processo sistêmico complexo que exige do organismo reação, produção e inibição de numerosos componentes moleculares e celulares que, de forma ordenada e contínua, promovem todo o processo de restauração tissular. Mesmo sendo um processo endógeno, não se deve descuidar do tratamento tópico.

Alguns autores classificam a fisiologia da cicatrização em três estágios: inflamatório, proliferativo e de maturação, descritos no quadro a seguir.

*Quadro 5.1*
Estágios da cicatrização

| Estágio | Descrição |
|---|---|
| Fase inflamatória | A função desta fase é o controle do sangramento e a limpeza da lesão. Dura cerca de 72 horas e corresponde à ativação de coagulação sanguínea e à liberação de vários mediadores químicos, tais como fator de ativação de plaquetas, fator de crescimento, serotonina, adrenalina e fatores de complemento. Na tentativa de estancar o sangramento, as plaquetas fluem para o local da lesão, para auxiliar no processo de hemostasia. Outra reação que acontece é a vasodilatação (aumento do fluxo sanguíneo), que tem por objetivo promover a ruborização e o aumento da temperatura no local da lesão. Dessa forma, ocorre uma reação inflamatória local que ativa os mecanismos de defesa do corpo, recrutando as células de defesa: neutrófilos e monócitos com a função de desbridar as superfícies da ferida e fagocitar as partículas, mastócitos, linfócitos, macrófagos, plaquetas, entre outras. Entram em ação também os mediadores bioquímicos de ação curta, que são a histamina e a serotonina, e os mais duradouros, que são a leucotaxina, a bradicinina e a prostaglandina. Esta fase tem início imediato com o surgimento da lesão e é totalmente dependente da atividade plaquetária, da coagulação e da liberação de alguns produtos, como substâncias vasoativas, proteínas e fatores de crescimento. A lesão pode apresentar edema, vermelhidão e dor. |

(continua)

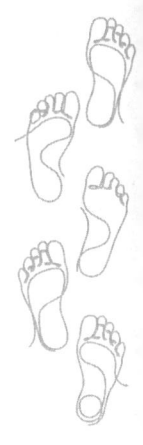

(Quadro 5.1 – conclusão)

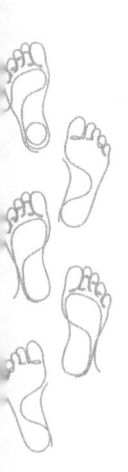

| Estágio | Descrição |
|---|---|
| Fase proliferativa ou de granulação | Esta fase é composta por três eventos: neoangiogênese, fibroplasia e epitelização. Inicia-se entre o segundo e o terceiro dia pós-trauma e tem duração média de 3 a 24 dias. As células locais formam o tecido de granulação; é a neoangiogênese (formação de novos vasos sanguíneos). Em seguida, ocorre a fibroplasia, produção e degradação de colágeno pelos fibroblastos, responsável pela sustentação e pela força tênsil da cicatrização. Aqui os miofibroblastos agem para contrair a lesão juntamente com os fibroblastos. Dessa forma, ocorre o processo de angiogênese, promovendo a oferta de oxigênio e nutrientes, permitindo a atividade dos fibroblastos. As células epiteliais nas margens da lesão se proliferam e migram pela superfície, repondo a perda celular, formando as camadas da epiderme. |
| Fase de maturação ou remodelamento | Inicia no 21º dia e pode durar meses ou o resto da vida. É a última fase do processo de cicatrização. Ocorre a diminuição da densidade celular, da vascularização e da força de contração da lesão. O tecido cicatricial é remodelado, a quantidade de fibroblastos diminui e as fibras de colágeno vão se alinhando, reorganizando e aumentando a força tênsil do tecido, o que diminui a espessura da cicatriz e reduz a deformidade. Essa força também cresce na linha da ferida após três semanas (20% da força original do tecido), depois de cinco semanas (40%) e ao final de oito semanas (70%). A força original jamais será alcançada ou recuperada.<br>Durante esse período, a cicatriz muda do tom avermelhado para o rosa e o branco pálido. |

**Fonte:** Elaborado com base em Magalhães, 2022.

Esse processo acontece na onicocriptose quando o organismo percebe a presença de um corpo estranho, a espícula; a partir daí, começam o processo inflamatório e o recrutamento das células de defesa. Com a realização da espiculaectomia, o organismo segue as fases da cicatrização, de processo rápido, em torno de 20 dias quando o procedimento é bem-sucedido.

Existem fatores que interferem no processo de cicatrização, que podem ser locais ou sistêmicos, expostos no quadro a seguir.

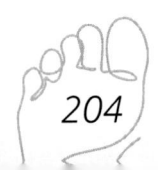

*Quadro 5.2*
Fatores locais e sistêmicos que interferem na cicatrização

| | |
|---|---|
| **Fatores locais** (relacionados diretamente à ferida) | • Dimensão e profundidade da lesão.<br>• Presença de secreções, hematomas, edemas e corpos estranhos, como a espícula.<br>• Tipo de procedimento e curativo realizado.<br>• Isquemia tecidual. A falta de oxigenação dificulta a chegada de células inflamatórias à lesão; assim, há menos fatores que estimulam a proliferação dos fibroblastos e a síntese de colágeno.<br>• Infecção local, com sinais inflamatórios normalmente acompanhados de pus, é a causa mais comum de atraso do processo cicatricial. Quando a contaminação bacteriana é grande ou há a presença de estreptococos, o processo de cicatrização não ocorre. A infecção bacteriana prolonga a fase inflamatória e interfere na epitelização, na contração e na deposição de colágeno. |
| **Fatores sistêmicos** (relacionados ao indivíduo) | • Faixa etária. A idade avançada diminui a resposta inflamatória.<br>• Estado nutricional, que interfere em todas as fases da cicatrização:<br>  • A hipoproteinemia diminui a resposta imunológica, a síntese de colágeno e a função fagocítica. Indivíduos malnutridos têm dificuldade em formar cicatriz pela ausência de certas proteínas, metais e vitaminas importantes para a síntese de colágeno.<br>  • A deficiência de vitamina C está comumente associada à falência da cicatrização de feridas.<br>  • A carência de vitamina A também pode prejudicar o processo de cicatrização.<br>  • A carência de zinco, ferro, manganês e cobre também compromete a fase de epitelização das feridas.<br>  • A acidose do organismo e a glicose alta também interferem na cicatrização.<br>• Doenças crônicas e enfermidades metabólicas sistêmicas podem interferir no processo cicatricial. Pacientes portadores de diabetes têm todas as fases de cicatrização prejudicadas. Ocorre o espessamento da membrana basal dos capilares, dificultando a perfusão da microcirculação, o que, além de formar um colágeno fraco, aumenta a degradação.<br>• Indivíduos obesos apresentam a cicatrização comprometida, em virtude do acúmulo de tecido adiposo necrótico e do comprometimento da perfusão da ferida.<br>• Medicamentos anti-inflamatórios, antibióticos e quimioterápicos interferem no processo cicatricial. Os glicocorticoides e as drogas citotóxicas interferem em todas as fases da cicatrização. |

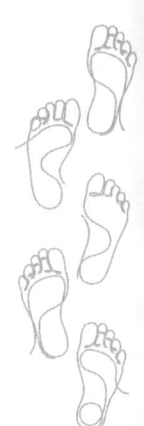

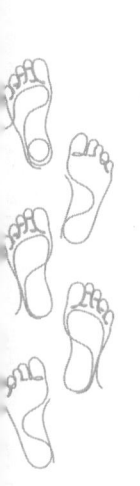

## 5.6
# Intervenção para onicomicose

Onicomicose é uma doença causada por fungos que acometem as unhas. É uma condição que ocasiona alterações na espessura e na coloração da unha acometida. Segundo Silva et al. (2020), onicomicose são infecções superficiais caracterizadas pela destruição de leito ungueal e dos tecidos adjacentes, e os fungos leveduriformes, entre eles os dermatófitos, são importantes agentes etiológicos dessas afecções.

> **CURIOSIDADE**
>
> A onicomicose é responsável por cerca de 40% a 50% de todas as doenças que acometem o leito ungueal e suas estruturas adjacentes, afetando 1 em cada 10 pessoas em algum momento de suas vidas (Silva et al. 2020).

O tratamento é multidisciplinar e envolve dermatologista, podólogo/podologista e, principalmente, o próprio paciente, responsável por seguir as orientações dadas pelos profissionais de saúde (uso correto do medicamento prescrito pelo médico, higienização dos pés, cuidados com meias e calçados), além de manter a frequência de atendimento podológico, momento em que é verificado se o paciente está seguindo o tratamento da forma correta.

Há um outro fator muitas vezes desconsiderado: a alimentação. O estado nutricional do paciente influencia diretamente na resposta imunológica do organismo. As infecções fúngicas, sobretudo as onicomicoses, iniciam-se por desequilíbrio na microbiota, falha nas defesas imunológicas ou evasão do patógeno às respostas imunes (Silva et al., 2020). Essa defesa se dá por meio de mecanismos extra e intracelulares, ou seja, quando há perda da funcionalidade dos fatores defensivos e aumento das ações dos principais fatores de virulência (aderência ao tecido do hospedeiro, formação de biofilmes, pleomorfismo, secreção de toxinas e enzimas hidrolíticas e variabilidade fenotípica).

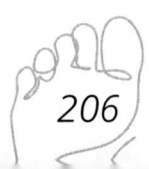

Contudo, mesmo que o paciente relate ter uma alimentação equilibrada, cabe questionar se ele não está com déficit na síntese de absorção de vitaminas e minerais. Nesse caso, o paciente deve ser encaminhado a outros profissionais, médicos e nutricionistas, para receber uma prescrição alimentar adequada e fazer exames para verificar o doseamento vitamínico.

Outro fator relevante é o estado emocional em que o paciente se encontra. Neca et al. (2022) apontam que o estresse é o grande causador das alterações das respostas imunológicas no organismo, sendo definido como um estado de desarmonia ou de homeostasia ameaçada. O estresse faz parte da vida de todas as pessoas, entretanto, em níveis mais elevados, pode ser responsável por uma série de doenças, como depressão, ansiedade, doenças emocionais, obesidade, problemas gastrointestinais e cardíacos.

Portanto, a condição emocional facilita o surgimento de infecção fúngica e interfere diretamente no resultado do tratamento da onicomicose, uma vez que o resultado depende da reação do sistema imunológico para combater o agente invasor. Pessoas ansiosas, depressivas ou com alto nível de estresse produzem excesso de radicais livres, algo que faz parte dos processos orgânicos e fisiológicos pela função de carregar elétrons em diversas reações bioquímicas no organismo, mas que, em excesso, provoca danos oxidativos ao organismo.

### Importante!

É fundamental olhar o paciente como um todo. Mesmo que o limite de atuação do profissional de podologia seja os MMII e de forma não invasiva, o olhar holístico sobre o paciente permite a entrega de resultados eficientes e satisfatórios.

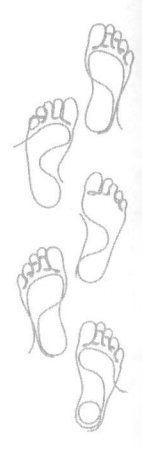

Para escolher o melhor tratamento, o podólogo/podologista deve conhecer todas as formas de onicomicose e seus agentes causadores. As onicomicoses caracterizam-se pela destruição de leito ungueal, com descoloração e espessamento da unha, normalmente com onicólise, e com comprometimento dos tecidos das regiões adjacentes ocasionado por fungos filamentosos dos gêneros *Trichophyton* e *Epidermophyton* e, principalmente, por espécies de *Candida*, responsáveis por 10% a 20% dos casos.

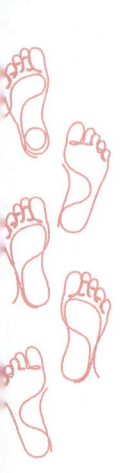

## Curiosidade

Fungos são parasitas do Reino Fungi que se alimentam de matéria orgânica viva ou morta e fazem decomposição de organismos mortos. No caso da onicomicose, os fungos se alimentam da queratina das unhas.

Causam as micoses superficiais (*tinea pedis*, *tinea ungueum*, *tinea* interdigital); cutâneas (pitiríase versicolor, dermatite seborreica); subcutâneas (micetomas, esporotricose); sistêmicas (criptococose, paracoccidioidomicose, histoplasmose).

Os fungos também são utilizados nas indústrias alimentícia e medicamentosa.

*Figura 5.4*
Onicomicose distrófica total

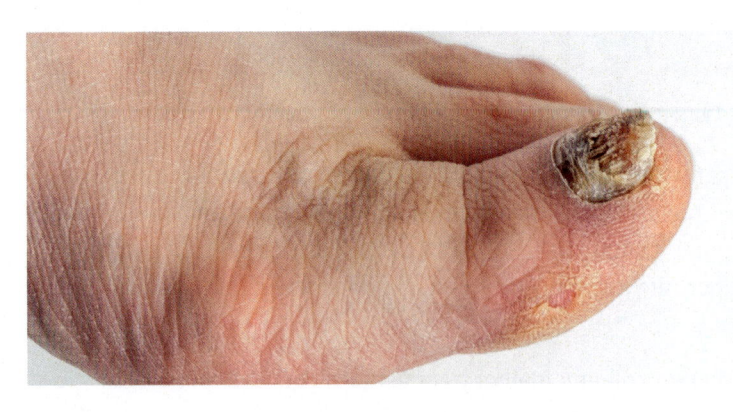

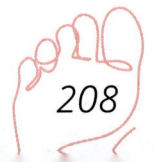

Há fungos que são psicrófilos, que vivem em ambientes frios; termófilos, que vivem em ambientes extremamente quentes; ou mesófilos, que vivem em temperaturas entre 20 °C e 30 °C – estes se encontram na pele humana, a temperatura ideal para a sua proliferação. Há também aqueles que se adaptam à temperatura por dimorfismo trófico.

Assim, o ambiente favorável para a proliferação fúngica causadora da onicomicose caracteriza-se por apresentar calor, umidade e ausência de luz, condições existentes dentro dos calçados fechados. Outros fatores podem ser:

- alterações vasculares, venosas e arteriais;
- quadro clínico de onicólise ou unhas muito curtas, com exposição do leito, ou unhas que lascam facilmente, por exemplo;
- diabetes, em razão da isquemia provocada pela doença e da glicação dos tecidos (reação não enzimática que acontece espontaneamente pela associação do açúcar com aminoácidos, gerando a perda da função proteica);
- predisposição congênita;
- efeitos colaterais de fármacos imunossupressores;
- idade avançada;
- contaminação por meio de instrumentos ou calçados;
- trauma de repetição;
- hiperidrose;
- andar ou tomar banho descalço em banheiros e piscinas públicas;
- falta de higiene nos pés;
- aids.

Antes de abordarmos a forma de intervenção, veremos os sinais, os sintomas e o diagnóstico da onicomicose.

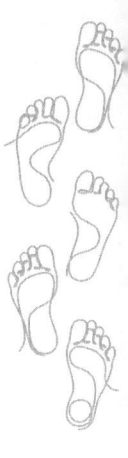

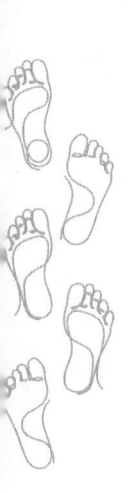

### 5.6.1
# Sinais e sintomas da onicomicose

Os **fungos** causam uma afecção normalmente assintomática, apresentando no início sinais clínicos, como alterações do aspecto da unha, com a placa ungueal espessa. Geralmente, há onicólise, queratose subungueal, alteração na coloração (de branco-amarelada até acastanhada – melanoníquia), onicorrexe e onicodistrofia. Conforme a progressão, pode haver desconforto, dor, parestesia e implicações nas atividades diárias. As unhas tornam-se frágeis, finas, desfiguradas e discrômicas.

Há, ainda, a **endonyx**, caracterizada por invasão maciça da placa ungueal sem acometer o leito da unha. Clinicamente, a unha afetada pode mostrar divisão lamelar e descoloração branca leitosa, permanecendo firmemente aderida ao leito ungueal, sem a presença de hiperqueratose no leito ungueal ou onicólise.

De forma geral, as pessoas apresentam dor ou leve prurido. Não é a unha que dói, pois se trata de uma placa de queratina desvitalizada. A causa da dor pode ser a pressão que a unha exerce no leito ungueal quando sofre alteração na curvatura transversa ou pelo espessamento, resultando na diminuição do fluxo sanguíneo na região e, como consequência, formigamento, falta de sensibilidade ou dor.

Sob a unha, pode haver secreções purulentas ou sanguinolentas. Normalmente, as unhas ficam deformadas e em formato de telha, com alteração no leito ungueal, perda parcial ou total da unha, ondulações, estrias, capilares necrosados, descamações e odor fétido. Além da contaminação fúngica, há casos de infecção bacteriana, que normalmente se manifesta por coloração esverdeada na unha ou nas pregas e sulcos ungueais, ou pus.

Segundo Silva et al. (2020), a onicomicose pode ser classificada de acordo com a extensão, o comprometimento, a localização da lesão e a coloração, como indicado no quadro a seguir.

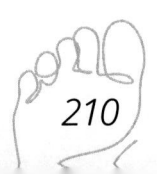

*Quadro 5.3*
Graus da onicomicose

| Grau | Descrição |
|---|---|
| I | Onicomicose superficial branca. Os fungos invadem a placa ungueal dorsal e formam colônias caracterizadas pela formação branca opaca, que pode facilmente ser raspada. O diagnóstico diferencial se dá pela fragilidade superficial das unhas decorrente do uso prolongado de esmalte e pela leuconíquia transversal pelo trauma. |
| II | Onicomicose distal. Pode ocorrer nas regiões distal, medial, distal central e distal lateral. Normalmente apresenta onicólise. |
| III | Atinge as regiões distais mais as regiões medial mediana, central mediana e lateral mediana, totais ou parciais. Apresenta onicólise e espessamento. |
| IV | Acomete as seguintes regiões: distal medial, medial mediana, proximal medial, distal central, mediana central, central proximal, distal lateral, mediana lateral e proximal lateral. Apresenta comprometimento na região proximal, atingindo o eponíquio. Há fragilidade e destruição dessas regiões das unhas. |
| V | Distrofia total. É o estágio mais grave da onicomicose. Pode ser resultado de onicomicose subungueal distal e lateral ou onicomicose proximal subungueal que evoluiu. A placa ungueal é difusamente espessa, friável, com destruição total das camadas de queratina das unhas. |

**Fonte:** Elaborado com base em Silva et al., 2020.

## 5.6.2
# Diagnóstico da onicomicose

Muitos diagnósticos são feitos erroneamente apenas pela inspeção e observação dos sinais clínicos. As características das micoses se assemelham a variados tipos de patologias, como as onicoatrofias, que apresentam trauma, exostose, deformação do leito, onicólise, hiperqueratose subungueal, psoríase, erosões, coloração amarela e marrom e pontos hemorrágicos. Quase todos os sinais clínicos da onicomicose são os mesmos da psoríase ungueal.

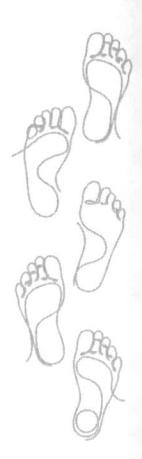

Outro diagnóstico diferencial é o líquen plano, uma doença da pele que afeta mucosas e unhas, e a alopecia areata, que se manifesta com a queda de pelos e cabelos e alterações ungueais, como depressões, crateras, estrias e alterações de cor. A onicomicose também pode ser confundida com dermatite de contato, pois produz estrias, depressões, coiloníquia, onicoatrofia etc., e o esmalte é um possível causador.

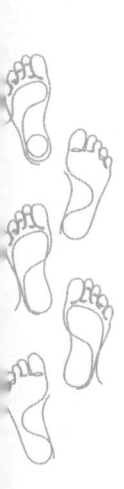

Portanto, para o diagnóstico, é necessário o exame laboratorial, além do histórico clínico do paciente. O exame direto ou de cultura de fungos, em alguns casos, deve ser complementado com exames histológicos e imuno-histológicos para identificar o agente causador. Mais recentemente, tem-se feito o registro de imagens com técnicas mais sofisticadas.

De forma geral, os exames micológicos são constituídos por duas etapas: exame microscópico direto e cultura. Na primeira, o material coletado da unha afetada é imerso em solução de cloreto de potássio 40% (KOH 40%), substância necessária para dissolver os queratinócitos da amostra do material biológico, para facilitar a microscopia óptica, auxiliando na detecção e confirmação de presença de hifas, pseudo-hifas e/ou blastoconídios. Porém, o KOH não permite reconhecer o tipo de fungo causador da onicomicose. Para isso, na segunda etapa, é feita uma cultura de fungos, atualmente o meio mais viável de identificação de fungos leveduriformes.

### 5.6.3
# Tratamento da onicomicose

Antes da escolha do tratamento e do protocolo, deve-se avaliar o grau de contágio ou estágio em que a patologia se encontra. Além disso, na anamnese, é fundamental a coleta de alguns dados – por exemplo, há quanto tempo a patologia está instalada, se há um diagnóstico confirmado, se o paciente já consultou o médico dermatologista, se utiliza ou utilizou algum medicamento e há quanto tempo o utiliza.

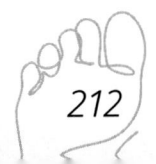

## Importante!

Se o paciente estiver usando algum medicamento, a coleta de material para exame se tornará inviável, pois as chances de dar falso negativo são altas. Caso o paciente ainda não tenha diagnóstico e não esteja utilizando fármacos, o material poderá ser coletado.

Depois de realizada a coleta, inicia-se o procedimento de **podoprofilaxia**:

1. Iniciar sempre pelas unhas saudáveis, deixando as unhas acometidas para o final; assim, não há risco de contaminação.
2. Unhas espessas acometidas podem ser fresadas, diminuindo a espessura e aliviando a dor causada pela pressão do calçado e da própria unha. Unhas espessas acometidas que tenham curvatura transversa excessiva também podem ser fresadas; isso minimiza a extensão do campo de contaminação, desbridando toda a parte contaminada ou o máximo possível, além de facilitar a absorção dos ativos tópicos, pois a placa ungueal torna-se uma barreira física para tratamentos tópicos e um tipo de reservatório para crescimento fúngico, resultando em baixas taxas de cura clínica (35% a 50%, com altas taxas de recidiva, em torno de 10% a 53%).
3. Avaliar a profundidade dos sulcos ungueais.
4. Analisar a curvatura da unha. Em alguns casos, o sulco está muito profundo ou apresenta-se em "degrau", além de a unha estar com a curvatura transversa acentuada.
5. Avaliar a espessura da unha. Aquelas muito finas ou muito curvadas têm predisposição para evoluir para um quadro de onicocriptose. Logo, há a necessidade de avaliar qual será o melhor protocolo.
6. Avaliar a necessidade de manter a unha, fazendo-se apenas antissepsia.

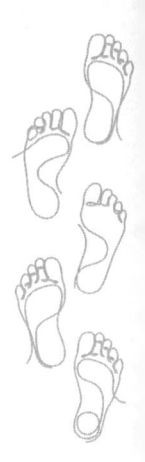

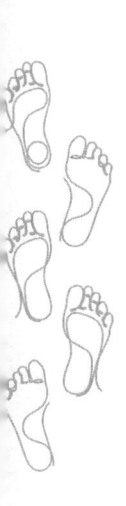

7. Nos casos de desbridamentos em maior extensão, utilizar resina acrílica ou fotopolimerizável para preenchimento e preservação do leito, desde que haja troca regular para não comprometer a utilização do medicamento tópico ou laserterapia, ou ainda provocar o aumento da proliferação dos fungos. Dessa forma, a resina preserva a abertura do leito e evita o aumento da curvatura da unha.
8. Nos casos em que haja secreções purulentas ou sanguinolentas, drená-las.
9. Em alguns casos, é possível a colocação de órtese ungueal.

Para o procedimento, **após a antissepsia**, são utilizados:

- alicate para corte reto;
- bisturi nuclear, goiva ou gubia;
- fresas e lixas.

Deve-se proceder da seguinte forma:

1. Realizar corte, fresamento e lixamento. Avaliar a condição da unha, que às vezes só pode ser cortada, lixada ou fresada (desbridando total ou parcialmente); às vezes, todas as opções podem ser executadas.
2. Fazer a higienização final e, assim, a região está preparada para receber a terapia escolhida: fotodinâmica (TFD), LED ou ozonioterapia.
3. Usar óleo ozonizado, sinergias ou óleo essencial específico. Medicamentos tópicos só podem ser aplicados com prescrição médica, como esmaltes terapêuticos, compostos por amorolfina ou ciclopirox, normalmente uma vez por semana.

Conforme descrevem Silva et al. (2020), podem ser empregados:

- terbinafina, um inibidor não competitivo da enzima esqualeno epoxidase, que minimiza o desenvolvimento funcional da membrana celular dos fungos;

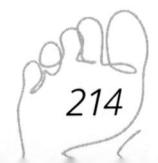

- itraconazol e fluconazol, que reduzem a síntese de ergosterol no retículo endoplasmático da célula fúngica, interferindo na atividade da enzima lanosterol 14-α-desmetilase.

Os óleos essenciais também são uma excelente opção para tratamento de onicomicose. O óleo essencial de melaleuca ou lavanda, segundo Baudoux (2018), pode ser utilizado puro na pele. Os demais devem ser diluídos em um carreador, que pode ser um óleo vegetal, como os de semente de uva, girassol, abacate, maracujá, rosa-mosqueta e amêndoa doce; ou um creme-base para carrear. Alguns exemplos de óleos essenciais, fungicidas, utilizados na podologia que necessitam do carreador são: orégano, tomilho, cravo, tuia, copaíba, manjericão, canela etc.

A administração dérmica é, sem dúvida, a forma mais utilizada nos procedimentos de podologia.

Diversos fatores vêm contribuindo para o aumento da prevalência de onicomicose, entre os quais está o aumento da longevidade, o que também justifica o aumento da doença nos pés dos idosos, por apresentarem fatores predisponentes (má circulação, doença arterial periférica, redução da eficiência do sistema imunológico e traumas preexistentes). Percebe-se, ainda, uma maior incidência em mulheres em virtude da utilização de instrumentos não esterilizados – mesmo que sejam de uso pessoal, devem ser esterilizados, pois podem conter agentes biológicos, como bactérias, fungos e vírus.

Outros grupos potencialmente predispostos são os pacientes com hiperidrose plantar, dialíticos, renais crônicos, diabéticos, oncológicos, psoriáticos, hansênicos, entre outros, além das pessoas que fazem uso prolongado de antibióticos e corticoides.

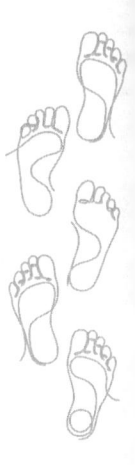

O tempo de tratamento da onicomicose é longo, podendo chegar a um ano, e o resultado depende do uso correto das medicações prescritas pelo médico, bem como das prescrições e orientações podológicas e dos cuidados complementares do profissional de podologia. O paciente deve seguir todas as orientações e não interromper o tratamento antes do tempo, mesmo que apresente melhora, pois pode ainda haver infecção, que então evolui e ganha resistência ao ativo utilizado.

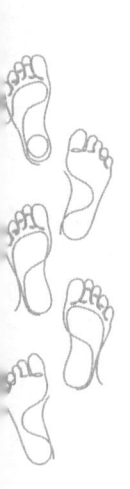

> **Importante!**
>
> A onicomicose pode ser uma porta de entrada para infecção causada por outros microrganismos, principalmente em idosos e diabéticos; neste último caso, as situações podem evoluir para amputação de membros inferiores.

Para prevenir a onicomicose, alguns cuidados simples são indispensáveis:

- lavar corretamente pés e unhas e secá-los bem, principalmente entre os dedos;
- manter as unhas dos pés aparadas;
- evitar andar descalço em locais públicos, como piscina, clubes e praia;
- evitar retirar cutícula excessivamente;
- não usar sapatos apertados e de material sintético;
- trocar diariamente sapatos e meias;
- utilizar instrumentais esterilizados em pedicures;
- manter uma alimentação equilibrada e cuidar da saúde como um todo;
- consultar um profissional de podologia para cuidados preventivos e manutenção da saúde dos pés.

## 5.7 Intervenções para fissuras

Para Pretko (2020), os pés não estão no topo da lista de preferências de cuidados pessoais, já que as pessoas tendem a preferir cuidados que visem à estética. Assim, o rosto é o primeiro da lista, juntamente com a beleza das unhas das mãos.

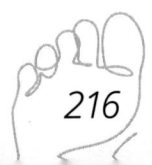

Os pés ficam escondidos no calçado até que surja desconforto ou dor, até quando o esmalte não esconda mais a unha doente ou quando se tem a necessidade/vontade de usar calçados abertos ou frequentar piscinas, por exemplo. E, nesse intermédio, unhas doentes e fissuras, conhecidas vulgarmente como *rachaduras*, estão lá.

Não é apenas uma questão estética; a fissura plantar pode levar a complicações sérias, sendo, portanto, uma questão de saúde. Demanda um tratamento, muitas vezes multidisciplinar, pois o que parece ser uma simples fissura que o paciente deseja resolver com podoprofilaxia requer uma série de cuidados com os pés e a saúde, como nutrição e hidratação, fundamentais para a manutenção da integridade dos tecidos e a promoção dos processos de reparação de todas as lesões cutâneas.

A fissura plantar é uma **lesão elementar dermatológica (LED)**, ou seja, uma lesão formada pelo aumento do número de células, tanto superficiais, na epiderme, quanto mais profundas, na derme. Não há perda de tecido, mas um afastamento linear na pele, sem deixar cicatrizes. São lesões lineares, pequenas fendas superficiais fisiológicas ou patológicas, com espessamento da camada córnea, acompanhada de desidratação, formando a hiperqueratose e resultando na abertura da pele.

*Figura 5.5*
Fissura plantar

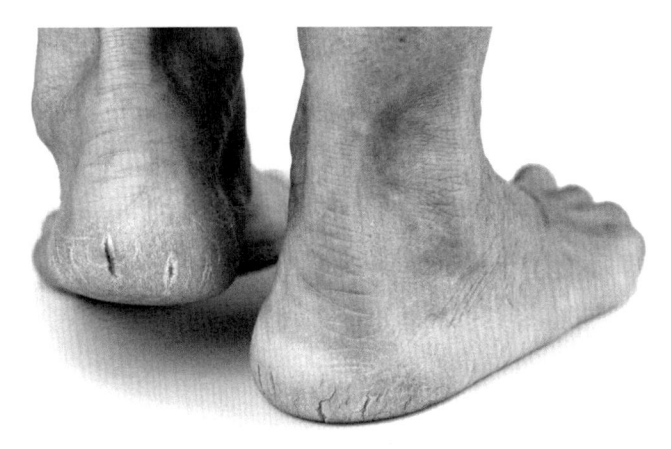

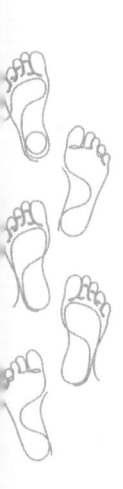

Na maioria das vezes, os pés estão extremamente ressecados pela dificuldade em manter a hidratação natural da pele, uma vez que não apresentam glândulas sebáceas, apenas glândulas sudoríparas, o que facilita o surgimento das fissuras plantares. As fissuras variam de pequenas fendas na epiderme, em peles muito finas, até à formação de uma pele espessa, desidratada e endurecida, o que leva à perda da elasticidade, resultando na abertura da pele. Quando não tratadas, podem atingir tecidos mais profundos, ocorrendo sangramento, e até mesmo os nervos, causando dor. Pelo desconforto e pela dor, podem alterar a pisada, levando a distúrbios em pés, tornozelos, joelhos, quadril e coluna.

As fissuras podem, também, funcionar como porta de entrada para infecções fúngicas e bacterianas, como **erisipela**, infecção cutânea geralmente causada pelo estreptococo beta-hemolítico do grupo A (*Streptococcus pyogenes*). A erisipela também pode ser decorrente de trauma, micose ou úlcera, situações em que o microrganismo afeta o tecido cutâneo e o sistema linfático (Madeira et al., 2022).

Essa infecção, assim como qualquer outra infecção bacteriana, se não tratada, pode evoluir e chegar a consequências irreversíveis, como no quadro de linfedema, em que o paciente apresenta potencial risco de surgimento de fissuras pelo edema e há ocorrência da linforreia. A erisipela é uma das infecções mais comuns em linfedema e tende a ser recorrente – aparece quando a bactéria causa algum dano ao sistema linfático ou se disseminou para o restante do organismo através da corrente sanguínea, gerando um risco aumentado de levar à morte por sepse.

São diversos os fatores que contribuem para o surgimento da fissura plantar:

- ressecamento comum da pele;
- falta de cuidados diários;
- doenças dermatológicas e vasculares;
- alterações hormonais;
- obesidade;

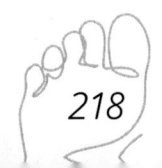

- diabetes;
- psoríase;
- contaminação fúngica;
- desidratação corporal;
- idade;
- estresse;
- uso contínuo de medicamentos, nicotina e quimioterapia;
- problemas ortopédicos;
- hereditariedade;
- fricção e atrito constante;
- lixamento manual dos pés, empregando força no processo que pode lesionar a pele;
- umidade e alteração climática;
- o ato de andar descalço;
- agressões com produtos químicos.

## Curiosidade

O déficit na ingestão hídrica contribui diretamente para a falta de qualidade da pele não só dos pés, mas do corpo todo. A pele perde a elasticidade, o brilho, fica ressecada e apresenta descamação, irritação e envelhecimento precoce.

A qualidade da alimentação contribui, igualmente, para a qualidade da pele. A falta de vitaminas, minerais e ácidos graxos colabora para o ressecamento da pele e a perda da elasticidade, o que acaba rompendo o tecido. Somada a outros fatores, o surgimento de fissuras é inevitável.

Alguns hábitos simples e diários podem fazer a diferença. Por isso, é importante a conscientização do paciente quanto à sua participação no tratamento:

- fazer a hidratação diariamente, principalmente se a pele for seca;

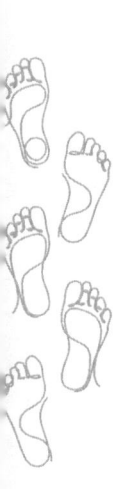

- ter uma alimentação equilibrada ou fazer uma reeducação alimentar se necessário;
- ingerir bastante líquido, principalmente água;
- manter os pés bem higienizados;
- evitar o cigarro;
- usar sapatos confortáveis e de materiais naturais;
- não ficar em pé por longos períodos ou caminhar grandes distâncias com calçado inadequado;
- usar meias de algodão;
- evitar calçados abertos;
- usar protetor solar nos pés quando expostos.

Em alguns casos, é necessário o uso de palmilhas, tanto anatômicas quanto de conforto, esportivas ou posturais. O uso de protetores é recomendado para eliminar fontes de pressão ou fricção. É necessário identificar a causa principal da fissura.

Por fim, existem os tratamentos terapêuticos, como laser de baixa intensidade, alta frequência, LED, hidratação profunda, podoaromaterapia e terapias associadas (óleos essenciais, ozônio etc.). O paciente deve evitar soluções caseiras para não agravar o quadro, e é importante lembrar que o tratamento, na maioria das vezes, deve acontecer de dentro para fora, ou seja, de forma sistêmica.

### Para saber mais

CASTILHO, E. M. et al. Viabilidade de fungos causadores de onicomicose em esmaltes de unha. **Archives of Health Sciences**, v. 30, e168, 2022. Disponível em: <https://ahs.famerp.br/index.php/ahs/article/view/168>. Acesso em: 23 fev. 2024.

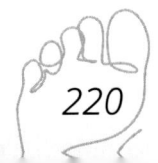

Considerando a importância da onicomicose e o crescente uso de esmaltes, esse artigo tem como objetivo avaliar a sobrevivência de fungos em esmaltes de diferentes cores e marcas. Os frascos foram contaminados individualmente, e a viabilidade fúngica foi observada a cada 60 minutos, por 8 horas. Análises sucessivas foram realizadas após 7, 14, 21 e 28 dias. Vale a pena ler e conferir o resultado do estudo.

## Síntese

Neste quinto capítulo, apresentamos algumas intervenções podológicas, como a inspeção dos pés para verificar o estado geral de saúde de unhas, pele e possíveis patologias. Descrevemos os testes com martelo de reflexo e neurológicos com monofilamento, com ampola de água fria e quente e com diapasão, a fim de averiguar a sensibilidade tátil, motora e térmica. Também abordamos o exame ITB, indicando a forma de realização e a interpretação dos resultados.

Destacamos um quadro de onicocriptose medial com deslocamento da espícula do corpo da unha em que o procedimento de espiculaectomia foi realizado pela distal do dedo, uma situação incomum. Também descrevemos as possíveis causas da onicocriptose, normalmente acompanhada de inflamação e infecção, bem como a fisiologia da cicatrização em suas três fases e os fatores que interferem no processo.

Abordamos a onicomicose, com possíveis etiologias, sinais e sintomas, diagnóstico e algumas formas de tratamento, mais um passo a passo para o procedimento podológico. Enfocamos a predisposição para o desenvolvimento da doença, os tipos de fungos e os principais medicamentos.

Por fim, tratamos das fissuras, um quadro comum no consultório que acomete muitas pessoas por diversos fatores. Por mais simples que o problema pareça, tem seu grau de relevância, pois a fissura pode se tornar uma porta aberta para outras infecções.

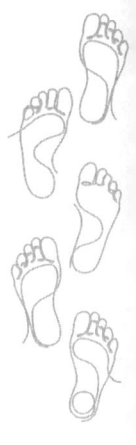

## Questões para revisão

**1]** Descreva a finalidade do exame ITB.

**2]** Relate como se obtém o resultado do exame ITB.

**3]** Marque verdadeiro (V) ou falso (F) nas afirmações a seguir:

[ ] O monofilamento de Semmes-Weinstein de 10 g avalia a sensibilidade tátil da pele e o estado funcional dos nervos periféricos.

[ ] O teste para verificar a sensibilidade vibratória é realizado com o uso de um diapasão de 128 Hz.

[ ] A avaliação neurológica compreende a avaliação da sensibilidade (tátil, dolorosa, térmica e vibratória), a avaliação de reflexos tendíneos e a avaliação da função motora.

[ ] Valores menores ou iguais a 0,90 indicam a presença de doença obstrutiva em algum vaso periférico dos membros inferiores.

[ ] Índice maior ou igual a 1,40 é indicativo de normalidade e de que não há presença de calcificação.

Agora, assinale a alternativa que corresponde à sequência obtida:

**a]** F, V, V, V, F.
**b]** V, V, V, V, V.
**c]** V, V, V, F, V.
**d]** V, V, V, V, F.
**e]** F, F, F, V, V.

**4]** Marque verdadeiro (V) ou falso (F) nas afirmações a seguir:

[ ] O primeiro sintoma da onicomicose é a dor.

[ ] A onicólise e a alteração de cor da unha são os sintomas mais relevantes de onicomicose.

[ ] A onicomicose pode ser diagnosticada clinicamente.

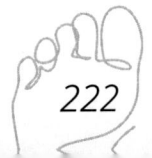

[ ] A onicomicose pode ser classificada em grau I, II, III, IV e V, conforme o tempo da infecção.
[ ] Em alguns casos, o odor fétido é bem característico de onicomicose.

Agora, assinale a alternativa que corresponde à sequência obtida:

a] V, V, F, V, F.
b] F, F, V, V, F.
c] V, F, F, V, V.
d] F, V, V, F, V.
e] F, V, F, F, V.

5] A onicocriptose pode estar associada aos seguintes fatores:

a] Alterações posturais, alterações biomecânicos, corte incorreto e alteração na coloração.
b] Excesso de autocuidado, retirada excessiva do hiponíquio, sobrepeso e traumas.
c] Calçados inadequados, corte arredondado, traumas e onicólise.
d] Infecção, curvatura transversa acentuada, traumas e alterações posturais.
e] Todas as alternativas estão corretas.

## Questões para reflexão

1] Neste capítulo, vimos a importância de exames físicos e testes neurológicos. Avalie o que isso agrega à profissão de podologia.

2] Quanto à onicomicose, qual é o reflexo da doença para o paciente, sua autoestima e sua vida social?

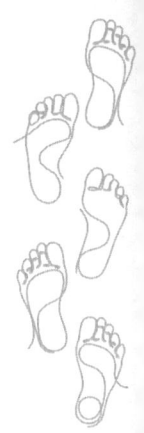

Capítulo 6

# Podologia cosmética natural

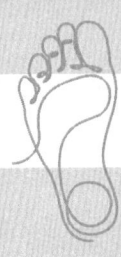

**Conteúdos do capítulo:**

- Cosméticos naturais, orgânicos, veganos, sustentáveis e *cruelty free*.
- Selos indicativos de produtos naturais.
- Vias de penetração dos princípios ativos.
- Ativos naturais na podologia.
- Ingredientes que devem ser evitados nos cosméticos.
- Vitaminas e minerais essenciais para a saúde das unhas.
- Aromaterapia.
- Óleos essenciais.
- Podoaromaterapia.
- Argiloterapia.

**Após o estudo deste capítulo, você será capaz de:**

1. entender as diferenças entre cosmético natural, orgânico, vegano, sustentável e *cruelty free*;
2. compreender a ação de algumas substâncias na pele;
3. identificar os ativos naturais que podem ser utilizados na podologia;
4. identificar ingredientes que devem ser evitados nos cosméticos;
5. reconhecer as vitaminas e os minerais essenciais para as unhas;
6. reconhecer os principais óleos essenciais e seus ativos majoritários;
7. fazer a diluição dos óleos essenciais em carreadores;
8. aplicar a podoaromaterapia e a argiloterapia.

A palavra *cosmético* tem origem grega: *kosmetikós* = "hábil em adornar". Há evidências arqueológicas da utilização de cosméticos, tanto para embelezamento como para higiene pessoal, desde 4000 a.C.

Atualmente, segundo o Serviço Brasileiro de Apoio às Micro e Pequenas Empresas (Sebrae, 2024), o Brasil ocupa o quarto lugar no *ranking* mundial de consumo de cosméticos, ficando atrás apenas de Estados Unidos, China e Japão. Um dos mercados que mais crescem é o de produtos veganos. Em 2024, ano de edição deste livro, a previsão é que o mercado brasileiro movimente em torno de R$ 18 bilhões apenas com produtos veganos. De modo geral, a venda de produtos de higiene pessoal e cosméticos no Brasil alcançou a soma de R$ 124,5 bilhões em 2021 e pode ultrapassar os R$ 130 bilhões em 2026. Ainda conforme o Sebrae, o mercado de beleza do Brasil é um dos maiores do mundo e responsável por 4% do PIB (Produto Interno Bruto) nacional.

Portanto, o profissional de podologia deve atentar às tendências, às inovações científicas e a novas leis. Atendimentos e tratamentos podológicos, majoritariamente, demandam a utilização de algum princípio ativo para a obtenção de resultados satisfatórios: emolientes, hidratantes, esfoliantes, entre tantos outros produtos que tratam fissuras, onicomicoses, pele ressecada etc. e promovem hidratação simples diária, cicatrização, fortalecimento das unhas, melhora nos quadros de psoríase, hanseníase, entre outros.

Assim, podemos afirmar que a cosmetologia está intimamente ligada à podologia, o que justifica a busca do profissional da área por novos conhecimentos, recursos e tecnologia de forma ininterrupta, para se adequar a novas tendências, entregar resultados mais eficientes e eficazes e despertar para o papel social no que se refere à saúde humana, aos direitos dos animais, à preservação do meio ambiente e ao desenvolvimento político, cultural e econômico.

De acordo com a Agência Nacional de Vigilância Sanitária (Anvisa), são considerados **cosméticos** produtos de higiene pessoal e perfumes constituídos por substâncias naturais ou sintéticas, destinados a órgãos da parte externa do corpo humano (pele, cabelo, unhas, lábios, órgãos genitais externos, dentes e membranas mucosas da cavidade oral) (Brasil, 2024a). Têm como objetivo limpá-los, perfumá-los, alterar sua aparência, corrigir odores corporais, protegê-los e/ou mantê-los em bom estado.

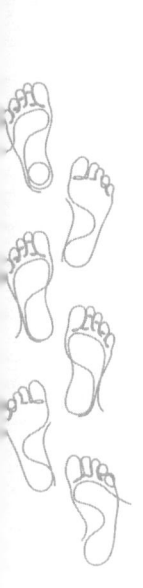

Além disso, os cosméticos podem ser classificados conforme sua função:

- hidratante;
- de limpeza;
- antiacne;
- anticaspa;
- de prevenção de estrias;
- antiperspirante;
- antienvelhecimento;
- protetor solar;
- maquiagem;
- repelente etc.

O que muda entre eles é o grau de risco, que pode variar entre os graus I e II. Observe o quadro a seguir.

*Quadro 6.1*
Grau de risco dos cosméticos

| Grau de risco | Descrição e exemplos |
| --- | --- |
| I | Apresenta risco mínimo para a saúde humana. Exemplos: sal de banho, talco, sabonete, creme dental, maquiagem, perfume, xampu, creme de barbear, creme hidratante e gel para cabelo. |
| II | Apresenta risco potencial para a saúde humana. Exemplos: xampu anticaspa, desodorante, sabonete líquido íntimo, talco antisséptico, protetor labial, protetor solar, creme depilatório, repelente, tintura para cabelo, spray de fixação para cabelo, clareador de pelo, enxaguatório bucal e esmalte. |

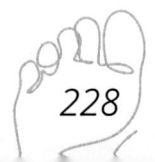

O mercado da cosmetologia está dividido em dois grandes grupos: **cosméticos sintéticos** e **cosméticos naturais**. Estes últimos vêm ganhando força em razão do aumento da preferência por produtos mais naturais, da busca por produtos mais personalizados e do fato de os consumidores estarem mais conectados, questionando mais suas escolhas (Achilles, 2019).

Com a constante inovação, houve a necessidade de novos termos para uma definição mais aprofundada ou por questões de marketing, entre os quais podemos citar: *cosmecêutico*; *neurocosmético*; *dermocosmético*; *nutricosmético*; *cosmético funcional*; *cosmético de desempenho*. Muitos desses termos não são contemplados na legislação sanitária vigente.

## 6.1 Cosméticos naturais, orgânicos, veganos, sustentáveis e *cruelty free*: certificações

Cosméticos *cruelty free* são aqueles preocupados com o bem-estar animal, ou seja, não são testados em animais. Trata-se de um debate atual, com manifestações contrárias à utilização de animais em pesquisas, testes de produtos cosméticos e medicamentos ou à aquisição de matéria-prima de origem animal.

> ### CURIOSIDADE
>
> Dois exemplos de matéria-prima de origem animal são o âmbar cinza, substância sólida encontrada no estômago da baleia cachalote, utilizada na perfumaria; e o castóreo, secreção oleosa da glândula do castor, empregada na perfumaria também e na farmacologia.
>
> O uso de tais matérias-primas vem sendo contestado por parte dos consumidores, principalmente veganos, instituições defensoras dos animais e escolas de perfumaria, em ações divulgadas por redes sociais e que se propagam pelo mundo.

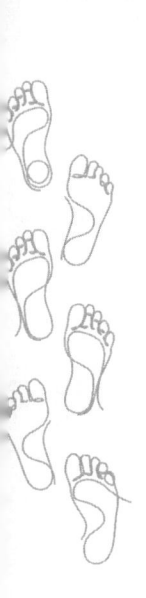

Uma pauta atual é o cuidado com o meio ambiente, e as pessoas estão atentas às fases da produção dos cosméticos, desde o descarte dos resíduos e o transporte até o descarte das embalagens pelo consumidor final, além dos excessos na extração de matéria-prima natural, da exploração da mão de obra e do gasto excessivo de energia e água pelas indústrias.

O desenvolvimento sustentável é uma garantia de que o planeta possa existir por muito mais tempo, possibilitando a existência humana, e envolve não somente aspectos ambientais, mas também sociais, políticos e econômicos.

### Importante!

Os produtos cosméticos com componentes sintéticos também têm sido questionados pelos consumidores. Alguns ainda usam na fabricação derivados de petróleo, alumínio e alguns tipos de conservantes, como parabenos, de potencial cancerígeno.

Segundo a Confederação Nacional da Indústria (CNI, 2020), cresceu o número de consumidores dispostos a comprar e pagar mais caro por produtos ambientalmente corretos, bem como por produtos livres de crueldade em animais, não testados em animais e que não contenham matéria-prima de origem animal. Da mesma forma, aumentou a busca por produtos naturais e orgânicos.

Para que a sustentabilidade se torne economicamente viável para a indústria, é necessário que haja políticas públicas e incentivos governamentais, especialmente em cidades do interior, para que cultivem espécies nativas para o abastecimento da indústria cosmética. Ações como essa levam em conta a questão ambiental, geram emprego e renda, melhoram a qualidade de vida das pessoas e trazem mais tributos aos municípios, ou seja, promovem o desenvolvimento sustentável.

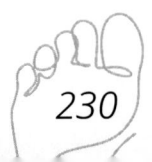

A sustentabilidade, portanto, é alcançada pela formação de elos, depende de múltiplos esforços e incentivos, principalmente de incentivo político e do interesse das grandes marcas, já que demanda alteração de infraestrutura e adaptações das fábricas para atender às rigorosas normas das certificadoras. Hoje, existem mais de 30 certificadoras nacionais e internacionais, as quais normatizam, definem diretrizes e emitem certificados e selos para produtos de saúde e beleza orgânicos, naturais, veganos e sustentáveis. Para isso, analisam cultivo, transporte, produção, gastos de produção, descarte de resíduos, entre outros aspectos.

> **Curiosidade**
>
> Duas certificadoras renomadas são o Instituto Biodinâmico (IBD), do Brasil, e a Ecocert, da França, uma das maiores do mundo.

As certificadoras, portanto, são fundamentais para a segurança do consumidor, a preservação da natureza e suas espécies e o direito dos animais.

No Brasil, há um grande dilema político, um entrave na legalização de produtos de saúde e beleza artesanais. A Anvisa não tem diretriz ou certificação para tais cosméticos; assim, pequenos artesãos e empresas familiares, mesmo trabalhando com matéria-prima certificada e rastreamento da produção, do transporte e do descarte, não conseguem registrar seu negócio pelo custo e burocracia envolvidos, o que impossibilita a conquista da certificação.

Além disso, existem muitas definições de cosméticos, e cada certificadora tem um conceito diferente. *Natural* não é a mesma coisa que *orgânico*, e ambos não têm a mesma definição que *vegano*, como veremos na sequência.

### 6.1.1
## Cosmético natural

Para ser natural, segundo o Instituto Biodinâmico (IBD Certificações, 2019), o cosmético deve conter ingredientes naturais em maior parte na composição; não deve conter ingredientes considerados tóxicos pela certificadora; deve usar apenas ingredientes autorizados e certificados. Assim, os cosméticos naturais de base oleosa são feitos com cera e esqualeno naturais, lanolina e ésteres, fosfolipídios derivados biológicos. Não contêm produtos nem conservantes sintéticos. Os ativos são todos naturais.

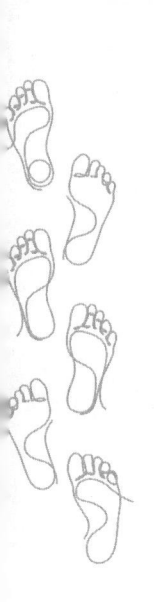

Já a Ecocert (2024) certifica, em média, que os produtos contenham 99% de ingredientes de origem natural. O outro 1% pode ser de substâncias sintéticas listadas pela certificadora, desde que não constem na lista de matérias-primas proibidas para cosméticos naturais. Os ingredientes não podem ser obtidos em laboratórios de modo artificial nem ser geneticamente modificados. O produto apenas natural não é obrigatoriamente orgânico, principalmente porque os produtos naturais apresentam modo de produção convencional, e os orgânicos seguem regras rígidas de certificação.

### 6.1.2 Cosmético orgânico

Para ser orgânico, segundo o IBD, o cosmético deve ter no mínimo 95% de ingredientes orgânicos certificados e autorizados. Da mesma forma que os naturais, os orgânicos não devem conter substâncias consideradas tóxicas. Todo cosmético orgânico é natural, mas nem todo cosmético natural é orgânico. O cosmético natural orgânico deve apresentar em sua composição 15% de ingredientes naturais e no máximo 15% de substâncias naturais derivadas.

*Figura 6.1*
Selo IBD de produto orgânico

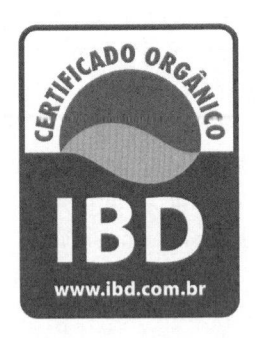

**Fonte:** IBD Certificações, 2018.

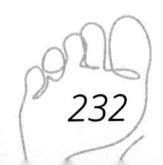

### 6.1.3
# Cosmético vegano

De menor complexidade, um cosmético vegano não deve ter nada de origem animal ou ingredientes testados em animais, desde as matérias-primas até o produto final. Pode conter ingredientes naturais de origem vegetal, mineral e até mesmo sintéticos. Não se fala em restrição sobre a toxicidade dos ingredientes.

Portanto, um cosmético vegano não significa que seja natural ou orgânico; ele apenas não contém nada de origem animal, e seus ingredientes não são testados em animais.

A seguir, confira o selo IBD para produtos naturais e veganos, o qual pode ser aplicado em cosméticos e alimentos.

*Figura 6.2*
Selo IBD de cosméticos e alimentos veganos

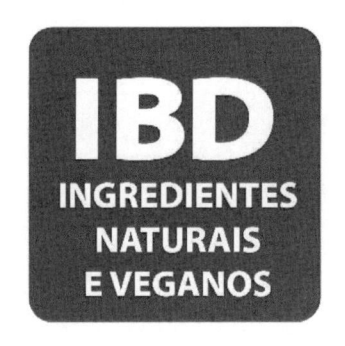

**FONTE:** IBD Certificações, 2020, p. 6.

### 6.1.4
# Cosmético sustentável

Cosmético sustentável é aquele em que a matéria-prima é oriunda de recursos naturais, sem impactar negativamente o meio ambiente e os seres vivos. Tem como valores o ser humano em seu meio, a cultura local, a economia solidária, o treinamento e a conscientização de produtores, colaboradores e empreendedores, o consumo consciente e o não desperdício de matéria-prima, água e energia. São tantos fatores importantes diretamente ligados à produção de cosméticos sustentáveis que acabam fortalecendo as comunidades por meio da circulação do dinheiro na região.

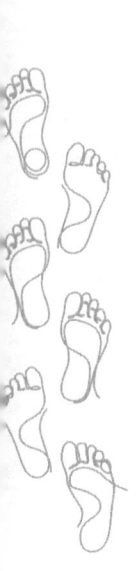

### 6.1.5
# Cosmético *cruelty free*

Tendo em vista o bem-estar animal, o cosmético *cruelty free* é aquele que não foi testado em animais em qualquer fase de seu desenvolvimento. Isso não significa que não contenha ingredientes de origem animal. Se o cosmético for *cruelty free* e não contiver ingredientes de origem animal, apenas de origem vegetal, então será *cruelty free* e vegano.

> **IMPORTANTE!**
>
> Um **biocosmético** apresenta 99% de ingredientes de origem natural, e apenas 13% dos ingredientes de origem natural são orgânicos. Já o **cosmético orgânico** precisa ter todas as matérias-primas orgânicas, em um processo que se inicia na adubação do solo. Adubos químicos, minerais ou artificiais são proibidos.
> Portanto, a base dos cosméticos orgânicos é a agricultura orgânica, e esses conceitos estão totalmente interligados. Além da agricultura orgânica, o processo de produção deve ser ecologicamente correto.

### 6.2
# Ação de substâncias na pele

A **farmacologia** é uma ciência da área da saúde que estuda as formas de ação das substâncias empregadas no diagnóstico, tratamento ou cura de doenças, bem como seu comportamento no organismo. Um fármaco é um agente químico que proporciona efeito terapêutico ou preventivo; dessa forma, as formulações que levam fármacos em sua composição são denominadas *medicamentos*. Já o termo *remédio*

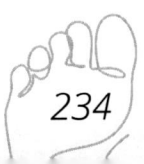

refere-se a qualquer recurso que tenha efeito terapêutico para o paciente. É o caso, por exemplo, das terapias manuais, como massagens e um simples banho relaxante.

A **cosmetologia** é uma ciência farmacêutica que estuda o desenvolvimento de produtos cosméticos. Segundo a Anvisa (Brasil, 2024a), cosméticos são formulações constituídas por substâncias naturais ou sintéticas para uso externo (cabelo, pele, unhas, lábios, dentes e mucosa da cavidade oral), com a finalidade exclusiva de limpar, alterar a aparência, perfumar e/ou corrigir odores corporais, para proteger a pele ou mantê-la em bom estado/sadia.

Os **cosméticos naturais** apresentam propriedades botânicas que influenciam as funções biológicas da pele e podem desempenhar um papel importante no tratamento de vários distúrbios da pele (Achilles, 2019). Desse modo, quando o cosmético contém óleo vegetal, manteiga, óleos essenciais, entre outras substâncias naturais, pode ser usado para diversos fins: preventivo, estimulador ou curativo. O alecrim (*Baccharis dracunculifolia*), por exemplo, tem ação antisséptica no tratamento de feridas e aumenta a função imunológica e a atividade antitumoral.

Entre os termos que foram surgindo com novos produtos, há o **cosmecêutico**, não reconhecido pela Anvisa nem pelos órgãos regulatórios de produtos cosméticos e farmacêuticos internacionais. A nova denominação compreende cosméticos com propriedades terapêuticas associadas, como produtos para acne, caspa e esmalte para micoses.

## Curiosidade

Para entender o mecanismo de penetração na pele e a hidratação, é importante saber que o termo *óstio* refere-se ao local de saída da secreção gerada pela glândula sebácea e pelos; já *poros* relaciona-se com o local de saída de glândulas sudoríparas.

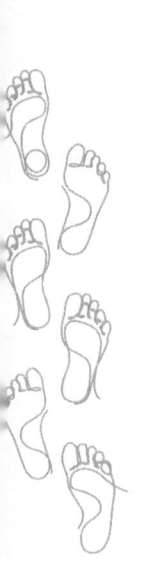

No quadro a seguir, estão descritas as vias de penetração dos princípios ativos na pele e seus diferentes mecanismos, de acordo com Sousa et al. (2021).

*Quadro 6.2*
Vias de penetração de princípios ativos na pele

| Via de penetração | Descrição |
|---|---|
| Transdérmica | Ocorre com substâncias de baixo peso molecular. São hidrossolúveis e lipossolúveis (anfóteros). Passam pelo estrato córneo e pelas camadas vivas da epiderme, atingem a derme profunda e caem na corrente sanguínea. São absorvidas pelo organismo. Compreendem exclusivamente medicamentos presentes em adesivos, como anti-hipertensivos, antitabagismo e hormônios. |
| Transfolicular | As substâncias passam entre o folículo piloso e a papila dérmica, área com poucos pelos. Por deficiência nesse mecanismo, os idosos têm a hidratação mais difícil, já que o folículo fica obstruído. |
| Transcelular | Por difusão, os ativos passam de uma célula para a outra. Ocorre principalmente com ativos lipofílicos (solúveis em gordura). O pH alcalino aumenta a emoliência da pele. |

**Fonte:** Elaborado com base em Sousa et al., 2021.

A hidratação ocorre, portanto, através do estrato córneo, principal via de permeação e penetração de ativos, e por outras vias de menor importância, como manto hidrolipídico, poros e glândulas sebáceas. As principais causas da desidratação da pele são nutrição inadequada e perda de água transepidermal, entendida como a evaporação da água dos tecidos mais profundos até a epiderme, processo natural para a regulação da temperatura do corpo.

Qualquer produto cosmético deve proporcionar hidratação, para que se mantenha a integridade do tecido e o ativo exerça sua função corretamente. A **restauração da hidratação da pele** pode acontecer pelos seguintes mecanismos:

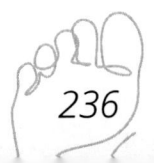

- Oclusão: os poros são obstruídos e a água da pele não evapora.
- Umectação: são usados ativos higroscópicos para reduzir a volatilização da água da superfície da pele.
- Restauração: é feita por meio de elementos originais da pele, como proteínas, colágeno, carboidratos e lipídios, que são inseridos nas fórmulas.

Os cosméticos se apresentam com uma variedade de **carreadores**:

- Creme: emulsão óleo/água ou água/óleo de boa consistência e maior viscosidade.
- Gel: rede polimérica hidratável (natrosol, carbopol, aristoflex, pemulen, sepigel etc.) de boa consistência em sua maioria. É o carreador mais utilizado em pele oleosa.
- Leite: microemulsão de pouca viscosidade, utilizado para limpeza de pele.
- Loção: microemulsão de baixa ou médiaviscosidade.
- Tônico: solução vasodilatadora, refrescante, rubefaciente e cicatrizante, própria para recuperar nutrição, pH e tônus da pele. Finaliza a etapa de limpeza.
- Óleo: preparação de origem vegetal/animal líquida à temperatura ambiente.
- *Stick*: preparação sólida de ácidos graxos e álcool etílico, solidificados por estearato de sódio. Pode ser hidratante.
- Sabonete: produto milenar e indispensável na vida moderna para o autocuidado, utilizado para limpeza e proteção da pele. Quando sua composição é acrescida de substâncias como óleos essenciais, torna-se um produto terapêutico. É composto majoritariamente de ácidos graxos, que podem ser gordura animal ou óleos vegetais, e é encontrado nas formas líquida, glicerinada, em barra, gel de banho, esfoliante e antisséptico. Sabonetes fabricados de forma artesanal podem conter cinzas.
- Xampu: utilizado para limpeza, proteção e tratamento dos cabelos e do couro cabeludo. Assim como o sabonete, quando

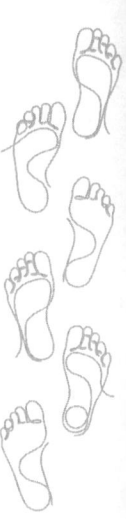

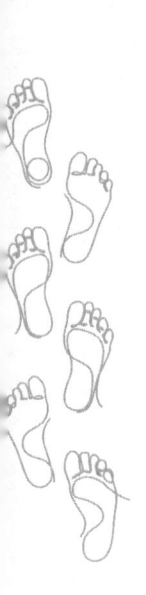

acrescido de óleos essenciais, além do fortalecimento e crescimento dos fios, torna-se terapêutico em razão dos ativos presentes. De pH alcalino, pode ser hidratante, anticaspa, antirresíduo, infantil, antiqueda etc.

> **IMPORTANTE!**
>
> É fundamental conhecer o pH (potencial hidrogeniônico) das diferentes regiões da pele para a escolha do cosmético mais adequado ao tratamento. O pH demonstra acidez, neutralidade ou alcalinidade de um meio qualquer; na pele, é o índice de acidez tolerado por áreas corporais ou substâncias ativas.
>
> Varia de 0 a 14: até 7 = pH ácido; 7 = pH neutro; de 7 a 14 = pH alcalino ou básico. Nos tornozelos, o pH varia de 5,9 a 6,1 e, nos pés, de 7 a 7,2.

Também é preciso entender o processo inflamatório, uma resposta do organismo que começa nos vasos sanguíneos e segue para os tecidos do local da lesão. A inflamação tem o objetivo de restaurar a homeostase (Freitas et al., 2019), protegendo o organismo por meio de mecanismos que destroem e eliminam o agente etiológico. Existem diversos tipos e intensidades de inflamação, conforme o agente e a área afetada.

Quando exacerbados, os processos inflamatórios causam doenças como alergias, autoimunidades e destruição tecidual. Não existe uma sequência exata estrita para os eventos da inflamação, isto é, as etapas podem ocorrer simultaneamente, porém três fases principais podem ser identificadas (Freitas et al., 2019), como descrito na figura a seguir.

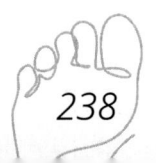

*Figura 6.3*
Fases da inflamação

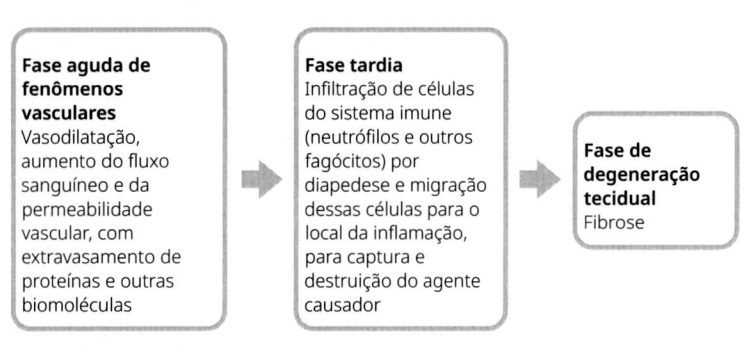

**Fase aguda de fenômenos vasculares**
Vasodilatação, aumento do fluxo sanguíneo e da permeabilidade vascular, com extravasamento de proteínas e outras biomoléculas

⇒

**Fase tardia**
Infiltração de células do sistema imune (neutrófilos e outros fagócitos) por diapedese e migração dessas células para o local da inflamação, para captura e destruição do agente causador

⇒

**Fase de degeneração tecidual**
Fibrose

**FONTE:** Elaborado com base em Freitas et al., 2019.

Portanto, conhecer as substâncias e sua forma de ação no processo inflamatório é essencial para o planejamento das ações a serem adotadas, como nos quadros de onicocriptose após a espiculaectomia, fissuras inflamadas, disidrose, *tinea pedis*, psoríase, entre outros casos. Assim, a seguir, veremos alguns ativos naturais empregados na podologia.

## 6.3 Ativos naturais na podologia

No passado, os cosméticos eram utilizados para eliminar ou reduzir sujeira, mau odor e possíveis defeitos na aparência. Atualmente, são usados com diversos objetivos, entre eles: limpar, perfumar, eliminar odores, modificar aparências, proteger contra danos ambientais e de microrganismos, restaurar e manter as regiões hidratadas e, dessa forma, manter a saúde e a integridade da pele do corpo. Existem os cosméticos que apenas embelezam, como maquiagem; cosméticos de higiene pessoal, como xampu e sabonete; e cosméticos capazes de tratar ou cuidar de regiões específicas, como cremes para os pés.

Tais produtos de tratamento contêm ativos específicos para determinada função, como ativos cicatrizantes, anti-inflamatórios e emolientes. Ou seja, são multifuncionais – cuidam da pele e a modificam de modo benéfico ao usuário.

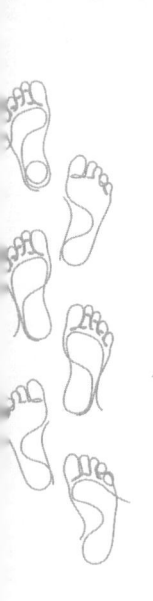

Na podologia, destacam-se os ativos naturais apresentados na sequência.

### 6.3.1
# Lanolina

A lanolina é um ingrediente natural, não vegano, extraído da lã de ovinos (ovelha, carneiro e cordeiro) quando ainda está crua. Tem consistência parecida com o sebo humano. A lanolina tem capacidade de absorver água e de se misturar com água. É amplamente utilizada em cosméticos para a hidratação de peles secas e um forte aliado para a prevenção e o tratamento de fissuras nos pés.

### 6.3.2
# Mel

Utilizado na composição de cremes naturais, o mel tem poder de umectar e de alimentar tecidos epiteliais, pois seus açúcares são semelhantes aos que constituem a pele humana. É excelente para pele seca e frágil e pode exercer ação cicatrizante em queimaduras, feridas e fissuras da pele.

### 6.3.3
# Própolis

Extraído de substância resinosa produzida pelas abelhas, o própolis é constituído principalmente por resinas, bálsamos, cera, óleos voláteis, pólen, flavonoides, ésteres de ácido benzoico e ácido cinâmico. Tem coloração parda.

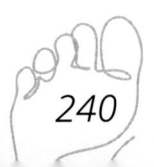

A ação antisséptica é ideal para curar feridas e regenerar a pele. O própolis ainda apresenta ação antiviral, antiprotozoária e antifúngica. Os flavonoides atuam como bacteriostáticos, ou seja, impedem a multiplicação de alguns tipos de bactérias. O mel também tem propriedades anti-inflamatória, antioxidante e cicatrizante.

### 6.3.4
# Óleos vegetais

Segundo a Anvisa (2024), os óleos vegetais têm forma líquida à temperatura de 25 °C. São ricos em ácidos graxos insaturados e excelentes carreadores para a utilização de óleos essenciais. Trazem muitos benefícios em suas composições, diversas vitaminas e minerais.

São bem aceitos pela pele humana. Podem hidratar, tratar alergias e feridas. Têm ação antioxidante, anti-inflamatória e atuam como regeneradores celulares. Alguns são mais leves e finos, outros mais espessos.

Cada óleo vegetal tem benefícios distintos, conforme a planta de que é extraído. Os mais utilizados na podologia estão relacionados a seguir.

### ÓLEO DE GIRASSOL (*HELIANTHUS ANNUUS*)
Rico em ácido graxo, ômega-6 e vitamina E, é anti-inflamatório, hidrata, nutre e ajuda no processo de cicatrização. Tem efeito reparador por ser rico em vitamina E.

### ÓLEO DE SEMENTE DE UVA (*VITIS VINIFERA*)
É um hidratante natural para a pele de propriedade umectante e emoliente. Retém a água na pele, mantendo a hidratação. Pode ser utilizado puro ou em cremes. Tem alta concentração de tocoferol, previne estrias e celulite, restaura colágeno e melhora a circulação periférica, além de fortalecer o sistema imunológico.

### SEMENTE DE ABACATE (*PERSEA AMERICANA*)
Tem de 1% a 3% de proteína, de 5% a 35% de óleo e de 3% a 8% de açúcar, presente na polpa. Pela presença de fitoesterois, vitamina E e beta-sitosterol, tem propriedades bactericidas, antivirais e anti-inflamatórias. É ótimo para utilização em sinergias com óleos essenciais e

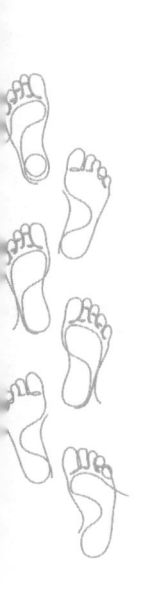

cremes, podendo ser usado em pés com psoríase, fissuras, disidrose, entre outros casos (Bruno; Almeida, 2021).

### ÓLEO VEGETAL DE ROSA-MOSQUETA (*ROSA AFFINIS RUBIGINOSA*)

Muito hidratante, penetra mais profundamente na pele. Ajuda na regeneração tecidual. Contém alta proporção de ácido linoleico, alfa-linolênico e oleico, tocoferois e carotenoides, substâncias que são anti-inflamatórias e antioxidantes, com alto potencial para amenizar cicatrizes. É bactericida, fungicida e antiviral, prevenindo infecção. É ideal para uso em misturas (*blends*) para cicatrização após espiculaectomia, fissuras, bolhas, onicomicose, regeneração do leito ungueal, entre outros casos.

Além desses, há diversos outros óleos graxos ou vegetais: de amêndoa doce *(Amygdalus communis* L. var.) e de nim *(Azadirachta indica)*, para psoríase; de gérmen de trigo *(Triticum vulgare/sativum/aestivum/durum)*; de calêndula *(Calendula officinalis)*, entre outros, a depender do resultado podológico que se quer alcançar.

## 6.3.5
# Manteigas vegetais

As gorduras vegetais se apresentam na forma sólida ou pastosa a 25 °C, extraídas das sementes oleaginosas. Têm maior percentual de ácidos graxos saturados em sua composição e as mesmas propriedades dos óleos vegetais (Bruno; Almeida, 2021). Estão presentes em cremes para diversas alterações na pele: para emoliência, hidratação, cicatrização, regeneração tecidual, entre outros fins, a depender dos ativos químicos que compõem a manteiga.

Entre as manteigas vegetais, podemos citar: manteiga de cacau, de abacate, de babaçu, de bacuri, de murumuru, de oliva, de tucumã, de ucuuba, de cupuaçu, de manga e de karité.

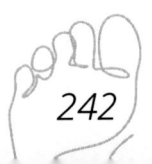

### 6.3.6
## Óleos essenciais

Óleos essenciais são extratos oriundos dos órgãos de plantas aromáticas extraídos, majoritariamente, por destilação com vapor d'água. São extraídos de flores, frutos, caules, folhas, sementes, cascas, raízes e/ou arbustos (Baudoux, 2018) para serem utilizados com dois objetivos principais: deixar o cosmético com cheiro agradável e exercer propriedades terapêuticas. Mais adiante, há um tópico específico sobre óleos essenciais.

### 6.3.7
## *Aloe vera*

A seiva da *Aloe vera* (babosa) é um gel transparente, localizado no meio da folha da planta fresca. Acelera a cicatrização de feridas e queimaduras e é também emoliente. A substância pode ser utilizada pura na pele ou em cosméticos prontos (creme neutro) ou, ainda, pode compor a formulação de cosmético a ser desenvolvido. É constituída por água e polissacarídeos, pelas vitaminas A, B, C e E, por minerais como cálcio (Ca), potássio (K), magnésio (Mg) e zinco (Zn), além de diversos aminoácidos, enzimas e carboidratos.

Leites de extrato glicólico de *Aloe vera* são utilizados para hidratar e limpar a pele, sendo muito usados para queimaduras solares na forma de gel, pela ação anti-inflamatória.

### 6.3.8
## Extratos

Existe uma diversidade de extratos, entre os quais podemos destacar os extratos aquosos, secos, oleosos, hidroalcóolicos e glicólicos. O tipo de extrato depende da substância utilizada para a retirada do ativo da planta (Crane, 2018).

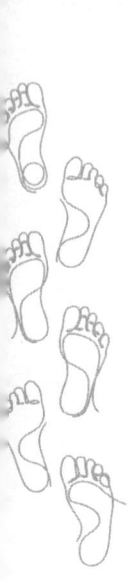

A extração vegetal é feita por meio da retirada das substâncias desejadas da matéria-prima vegetal (folhas, raízes, flores, caules, sementes e frutos), com o auxílio de líquidos ou solventes adequados e seguros. Com extratos vegetais, podem ser fabricados cosméticos e produtos medicinais.

A seguir, apresentaremos alguns extratos importantes para a podologia.

> **CURIOSIDADE**
>
> Extrato é um suco ou ingrediente de mistura obtido por pressão e destilação, entre outros processos.

### EXTRATOS GLICÓLICOS

Entre os extratos glicólicos com interesse para a podologia, além do extrato glicólico de *Aloe vera*, citado anteriormente, destaca-se o extrato de *Arnica montana* na composição de gel, pomada ou creme de arnica, usados externamente como anti-inflamatórios e analgésicos, pois combatem dor, inchaço, varizes, contusões e hematomas na pele e dores nas articulações. Não é recomendada a utilização em ferimentos.

### EXTRATO DE BARDANA (*ARCTIUM LAPPA*)

A bardana é uma das plantas mais desintoxicantes pela sua composição: inulina (até 45%), taninos, flavonoides, glicosídeos amargos, óleo volátil (Chevallier, 2017). Entre suas diversas ações no organismo, destacam-se as ações anti-inflamatória, antibiótica e antisséptica; portanto, é bactericida e fungicida. Compõe cosméticos como cremes, loções e tônicos que tratam acne, psoríase, picadas de insetos e furúnculos.

### EXTRATO DE CALÊNDULA (*CALENDULA OFFICINALIS*)

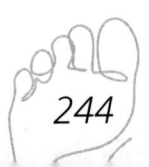

Composto por triterpenos, resinas, óleo volátil, flavonoides, carotenos, entre outros, o extrato de calêndula tem ação regeneradora das células cutâneas. Géis e pomadas com extrato de calêndula têm ação cicatrizante, anti-inflamatória e antimicrobiana (Chevallier, 2017). Atuam na psoríase e podem ser utilizados em feridas, cortes, queimaduras (até mesmo de sol), micoses, candidíase e assaduras.

## 6.4
## Ingredientes que devem ser evitados nos cosméticos

O Brasil é o quarto maior mercado consumidor de cosméticos e higiene pessoal (Sebrae, 2023). São formulações de origem vegetal, sem uso de matérias-primas de origem animal, que atraem consumidores preocupados com a preservação do meio ambiente, que focam no uso responsável dos recursos naturais e no uso consciente dos ingredientes de origem natural.

Contudo, as indústrias acabam utilizando matérias-primas sintéticas para reduzir custos de produção. Algumas dessas substâncias não são seguras; são tóxicas ao organismo e têm efeitos nocivos para a saúde humana, como alergias, irritações, dermatites e até câncer.

> **IMPORTANTE!**
>
> Certas empresas fazem uso de substâncias sintéticas e tóxicas em seus produtos e tentam, de forma não ética, adotar um discurso ecológico em sua comunicação, com ideias sustentáveis, ecologicamente corretas ou *eco-friendly*, ou qualquer conceito que remeta ao "marketing verde".
>
> Muitas vezes, essas empresas adicionam extratos de planta em quantidades insignificantes, que nem chegam a apresentar efeito medicinal, apenas para constar no rótulo e na divulgação do produto.

> Por isso, é de extrema importância a leitura dos rótulos, a fim de identificar substâncias que não façam bem à saúde humana.

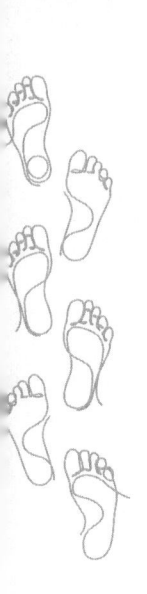

Diversas substâncias são acrescidas aos cosméticos. Os xenobióticos, segundo Gonçalves et al. (2014), são substâncias químicas alheias ao nosso organismo com as quais temos contato. Podem ter efeito nocivo ao organismo humano. Além dos cosméticos, estão presentes em determinados tipos de medicamentos, alimentos, produtos industriais, pesticidas, agrotóxicos, embalagens, utensílios domésticos e até na natureza, pelo fato de serem poluentes ambientais. O contato pode se dar pela pele, pelas vias respiratórias, pela alimentação, pelo leite materno e pela placenta. Após a exposição, os xenobióticos são metabolizados pelo organismo, e alguns têm ação parecida com a dos hormônios. Assim, o organismo não os identifica como substâncias estranhas, e eles acabam desregulando o sistema endócrino; nas gestantes, podem causar modificações epigenéticas até em duas gerações. Gonçalves et al. (2014, p. 317) explicam:

> Por serem substâncias estranhas ao organismo e para prevenir qualquer tipo de dano que eventualmente podem causar, o organismo precisa transformá-las em formas atóxicas e/ou eliminá-las, e para isto, possuem uma série de sistemas enzimáticos capazes de metabolizá-las, por meio de reações bioquímicas. Este mecanismo é particularmente importante quando os xenobióticos apresentam características lipofílicas, já que tendem a se acumular nos tecidos gordurosos e são mais dificilmente excretados pelo organismo. Ou seja, ter-se-ia um processo de bioacumulação destas substâncias e os consequentes efeitos que pode trazer aos organismos.

O quadro a seguir apresenta os principais ingredientes que devem ser evitados nos cosméticos, bem como onde são encontrados e quais são os possíveis riscos à saúde.

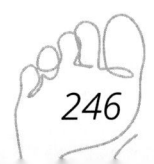

*Quadro 6.3*
Ingredientes nocivos à saúde encontrados em cosméticos

| Ingrediente | Descrição |
|---|---|
| Parabenos (alquil para-hidroxibenzoato e metil/etil/butil/isobutilparabeno) | Conservante utilizado para evitar o crescimento de microrganismos (bactérias e fungos) em muitos tipos de fórmulas. São as substâncias mais sensibilizantes entre as diversas encontradas em produtos cosméticos, capazes de ocasionar reações adversas como edema, alergias, dermatites de contato com eritema, urticária, secreções, risco de carcinogênese e alterações endócrinas que podem resultar em disfunção erétil em homens e alteração nos tecidos ovarianos com o consequente desenvolvimento de ovários policísticos em mulheres.<br>Pode ser encontrado em produtos antitranspirantes e desodorantes. O acúmulo no tecido mamário pode provocar tumores cancerígenos na região. Também é empregado na fabricação de xampus, condicionadores, sabonetes, maquiagens, loções, cremes hidratantes, cremes de barbear, lubrificantes, alimentos pré-embalados etc. (Rodrigues et al., 2024). |
| Óleo mineral (hidrocarbonetos parafínicos e naftalênicos) | Alvo de muitos pesquisadores, alguns defendem seu uso, enquanto outros o condenam. É derivado do petróleo cru, obtido por meio da desparafinação.<br>Em sua comercialização, é identificado como parafina líquida (*paraffinum liquidum*), vaselina, petrolato (*petrolatum*) e óleo mineral (*mineral oil*).<br>Além da contaminação ao meio ambiente, pode ter consequências à saúde humana, uma vez que suas impurezas podem conter substâncias cancerígenas. O óleo mineral em formulações cosméticas pode resultar no surgimento de artrite (Castro, 2018). Além disso, cria uma camada superficial na pele, impedindo a transpiração e ocluindo os poros.<br>Pode ser encontrado em emolientes, protetores solares e lubrificantes, sendo muito utilizado pelo baixo custo. Pode ser substituído por óleos e manteigas vegetais. |
| Alumínio (cloreto de alumínio e tricloreto de alumínio) | Metal gerador de radicais livres, que provocam o envelhecimento precoce e o surgimento de rugas. Sua intoxicação provoca anemia e potencial favorecimento para a doença de Alzheimer (Lopes, 2018). Está presente em cremes para mãos e pés, spray corporal, maquiagens, hidratantes etc. |

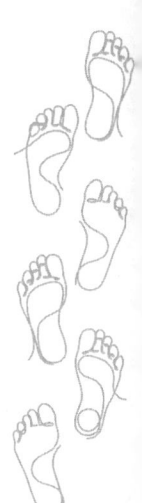

(continua)

(Quadro 6.3 – continuação)

| Ingrediente | Descrição |
|---|---|
| Triclosan (TSC) (cloxifenol, phenol, hidroxidifenil éter) | Utilizado como antisséptico e bacteriostático. Vem sendo encontrado no solo e na água. Pode causar toxicidade e sofrer alterações em sua estrutura molecular por fatores físicos e químicos. Por exemplo, pode sofrer degradação pela luz solar, formando uma substância cancerígena chamada *diclorodibenzeno-p-dioxina* (Gomes, 2019).<br>É comum em creme dental, desodorantes líquidos ou em barra, sabonetes líquidos, sabonetes antissépticos, produtos para banho, emulsões, xampus, produtos para barbear, desinfetantes para as mãos, além de produtos têxteis, plásticos e fármacos. Também pode provocar reações alérgicas, causando espinhas persistentes. Mulheres que amamentam e que têm contato com a substância podem passá-la ao bebê pelo leite materno (Delfrate; Fonseca; Scheffer, 2021). |
| Silicone (ciclometicone e dimeticone) | Tem ação promotora de espalhamento e suavidade, reduz a sensação pegajosa e melhora a absorção. Estuda-se o potencial papel do silicone no favorecimento do surgimento da doença de Alzheimer.<br>É encontrado em cremes, loções, protetores solares, maquiagens, antiperspirantes, desodorantes, xampus e condicionadores. |
| PEG (polietilenoglicol e polissorbato, 1,2-propanodiol; 1,2-di-hidroxi-propano; monopropileno glicol; metil-glicol) | Utilizado como emoliente e emulsificante, um espessante para promover mistura homogênea na preparação dos cosméticos.<br>Pode ser carcinogênico, causar intoxicação em fígado e rins e provocar dermatite de contato.<br>Pode estar contaminado com diversos tipos de impurezas: por exemplo, óxido de etileno, compostos aromáticos, dioxano e metais tóxicos, como arsênico, cádmio, níquel e cobalto (Martins, 2021) |
| Formaldeído (formol, formalina, aldeído, aldeído fórmico e oximetileno) | Usado como conservante, antisséptico, antiperspirante, desodorante e endurecedor de unha.<br>Irrita pele, olhos e sistema respiratório, aumentando o risco de asma brônquica na infância, além de ser carcinogênico (Martins, 2021). |

(Quadro 6.3 – conclusão)

| Ingrediente | Descrição |
|---|---|
| BHT, BHA e TBHQ (butil-hidroxi-anisol, butil-hidroxi-tolueno e terc-butil-hidroquinona) | Polifenóis inibidores do crescimento de microrganismos. Impedem a oxidação e sequestram radicais livres.<br>O BHA faz uma esfoliação química, eliminando células mortas e promovendo a renovação celular. Porém, é nocivo para a saúde humana e animal.<br>São encontrados em batons, sombras para os olhos maquiagem em geral, cosméticos para cabelos, protetores solares, desodorantes, antitranspirantes, perfumes, cremes, medicamentos, motores a óleo, produtos feitos de borracha, plásticos e em alimentos como manteiga, toucinho (bacon), carnes, doces, cervejas, farofas prontas, batatas desidratadas e *fast food*.<br>Além de estarem associados a alergias de pele, seu uso prolongado pode aumentar o risco de câncer estrógeno-dependente, como o de mama; também são considerados disruptores endócrinos (Martins, 2021). |

A lista de sintéticos é longa, por isso não é possível citar todos; no entanto, no quadro anterior estão listados os mais comuns, encontrados em produtos cosméticos do dia a dia.

## 6.5 Vitaminas e minerais essenciais para a saúde das unhas

As **vitaminas** são essenciais à manutenção da vida, pois são micronutrientes que regulam o metabolismo e ajudam nos processos bioquímicos para a liberação da energia do alimento. Segundo Cembranel et al. (2017), tanto países de renda alta quanto de renda média têm encontrado insuficiência no consumo de micronutrientes como cálcio, ferro, zinco e vitaminas A, C, D e E.

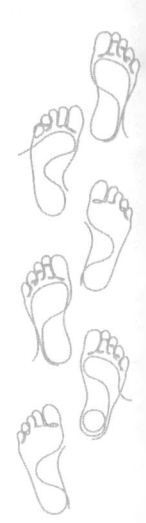

Os **minerais** são encontrados no solo, oriundos das formações rochosas, e do solo são absorvidos pelas plantas. São classificados em dois grupos: macronutrientes (grandes quantidades) e micronutrientes (minerais-traço). Entre os minerais em grande quantidade, encontram-se o enxofre, o cálcio, o magnésio e o sódio; entre os minerais-traço, o zinco, o ferro e o cobre. Todos fazem parte da composição da unha.

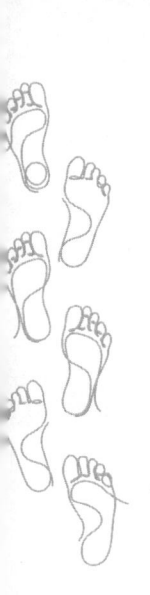

Considerando-se que o organismo utiliza os alimentos segundo suas próprias necessidades e prioridades metabólicas, dificilmente a síntese de unhas será mantida como uma necessidade vital na falta de vitaminas e minerais.

### 6.5.1
## Cálcio (Ca)

O cálcio é um nutriente essencial, necessário em diversas funções biológicas. Sua absorção melhora com auxílio de vitamina D, sódio e composto bioativo, fitatos e oxalatos. Conforme Cembranel et al. (2017), carboidratos simples e gorduras saturadas, que integram hábitos alimentares da atualidade, apresentam baixo teor de cálcio, e este pode apresentar déficit no organismo.

Cabe destacar que o cálcio é vital para a formação de ossos e dentes e é responsável por proteger contra a ação do chumbo e regular o bom funcionamento dos batimentos cardíacos. É necessário para o crescimento e a prevenção de câimbras. Sua deficiência pode resultar em nervosismo, palpitações, eczemas, hipertensão, artrite reumatoide, cáries, dormência em braços e pernas, colesterol alto e unhas quebradiças.

As fontes alimentares são principalmente leite e derivados, vegetais folhosos de cor verde-escura, salmão, sardinhas e frutos do mar. É encontrado também em amêndoas, repolho, levedo de cerveja, couve, figo, aveia, salsa, ameixa, gergelim, tofu, alfarroba, melaço, alga marinha e avelã.

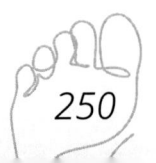

## 6.5.2
## Enxofre (S)

O enxofre é o principal contribuinte para a consistência da unha, superando o cálcio. É o terceiro mineral em maior quantidade no organismo humano, depois do cálcio e do fósforo. Compõe-se de aminoácidos como a metionina e a cisteína, que formam as proteínas. Metade do enxofre presente no organismo está nos músculos; o restante é encontrado no cérebro, nos cabelos, nos ossos e nas unhas.

O enxofre aumenta o fluxo do sangue, ajuda o sangue a absorver mais oxigênio e é necessário à síntese de colágeno. Evita ressecamento da pele e rachaduras e mantém a elastina. Ajuda no combate a bactérias e fungos, além de estimular a secreção da bile no fígado.

Entre os alimentos que contêm enxofre estão: leguminosas secas, repolho, ovos, couve-de-bruxelas, peixe, alho, cavalinha (erva), couve, carnes, cebola, soja, nabo, germe de trigo e aminoácidos L-cisteína, L-lisina, L-cistina e L-metionina.

## 6.5.3
## Iodo (I)

A deficiência de iodo acomete em torno de 2 bilhões de pessoas no mundo inteiro, razão pela qual se tornou um problema de saúde pública. O iodo não influencia diretamente na saúde dos pés, porém a deficiência causa alterações secundárias, visto que a concentração adequada de iodo promove o bom funcionamento da tireoide por ser essencial para a formação de tirosina e triiodotironina, normalmente denominadas T4 e T3. A deficiência de hormônios tireoidianos causa efeitos adversos à saúde, os distúrbios por deficiência de iodo (DDI).

> **Importante!**
>
> A deficiência de iodo pode atingir em especial as crianças durante o desenvolvimento intrauterino e no primeiro ano de

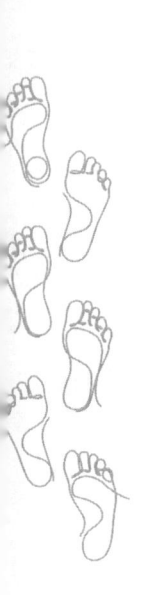

vida, fases nas quais ocorre o neurodesenvolvimento, o qual depende de hormônios tireoidianos. Durante a gravidez, a falta pode levar a abortos espontâneos e à redução do quociente de inteligência (QI) em crianças sobreviventes, causando o chamado *cretinismo infantil*. Além da deficiência mental, há anomalias de nascença, como surdez e mudez.

A deficiência do hormônio ainda pode causar bócio, caracterizado pelo aumento da glândula tireoide (papo), doença de Hashimoto e fadiga e pode prejudicar a função do sistema imunológico. Por isso, o Ministério da Saúde recomenda a iodação universal do sal, obrigatória no Brasil conforme a Resolução n. 23, de 24 de abril de 2013 (Brasil, 2013).

Alterações na tireoide repercutem na saúde dos pés, que tendem a apresentar a pele ressecada e descamada, unhas finas e quebradiças, além de queda de cabelo.

A quantidade de iodo nos alimentos varia conforme a quantidade no solo. As algas marinhas apresentam uma elevada quantidade (clorela, espirulina, entre outras), porém algas de água salgada podem estar contaminadas com metais pesados, motivo pelo qual se recomenda o consumo de algas cultivadas em laboratório.

Os principais alimentos bociogênicos, ou seja, que atrapalham a captação de iodo, são: vegetais crucíferos como repolho, brócolis e couve-flor, amendoim, batata-doce, mandioca, soja e algas marinhas na forma crua.

### 6.5.4
# Zinco (Zn)

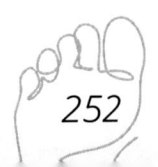

O zinco é um mineral essencial para a saúde humana, com diversas funções estruturais, bioquímicas e reguladoras da síntese de proteína e da formação de colágeno, além da manutenção do sistema imunológico e da cicatrização de ferimentos. O zinco é o segundo mineral, depois do ferro, com maior distribuição no organismo humano, encontrando-se em grandes quantidades em todos os tecidos. É um importante; antioxidante e é capaz, de manter os níveis de vitamina E no sangue; dessa forma, reflete de forma essencial e direta para a boa saúde das unhas.

Pedraza e Sales (2017) afirmam que o zinco desempenha funções importantes no organismo, como a divisão celular, relevante para o metabolismo e o desenvolvimento sexual. Exerce ações estruturais de absorção e regulação de outros nutrientes no organismo. Além disso, a deficiência do zinco contribui para a morbimortalidade, o agravamento de infecções, o déficit no crescimento, o comprometimento do desenvolvimento motor e cognitivo, alterações como anorexia, dermatites, disfunções dos sistemas reprodutores masculino e feminino (baixa produção de testosterona no homem e de estrogênio na mulher), diminuição do paladar, baixa imunidade e reações de oxidação no organismo.

Em níveis adequados, o zinco colabora para o combate de micoses, verruga virótica e infecções bacterianas e pode ainda melhorar as condições de cicatrização após procedimento de espiculaectomia, nas fissuras, nas úlceras por pressão e em outras podopatias.

## 6.5.5
## Cobre (Cu)

O organismo não produz cobre, por isso é preciso obtê-lo de fontes alimentares ou suplementos. É fundamental para a vida; entre suas inúmeras funções estão a resposta imunológica em níveis elevados, a proteção do coração, a resistência a doenças degenerativas e o funcionamento da insulina em relação ao estresse.

Além disso, ajuda na formação dos ossos e é necessário para a saúde dos nervos e a formação de colágeno. Atua em conjunto com a vitamina C e o zinco.

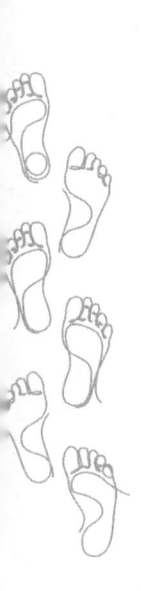

> **Importante!**
>
> Considerando a inervação e a irrigação sanguínea do aparelho ungueal, podemos perceber a importância do cobre para as unhas; contudo, em excesso no organismo, diminui os níveis de vitamina C e zinco.
>
> A quantidade recomendada de cobre é de 12,85 mcg ao dia por quilo de peso em adultos. Assim, um adulto com 70 kg deve consumir em torno de 900 mcg de cobre ao dia (Manuais MSD, 2024).

O cobre é uma substância antioxidante, com ação importante no combate à ação do excesso de radicais livres no organismo. Está presente em utensílios de cozinha, água, leite materno, amêndoas, leguminosas, beterraba, brócolis, aveia, frutos do mar, abacate, nozes, salmão, verduras, fígado, cevada, alho, lentilha, cogumelo, laranja, aveia, rabanete, soja, entre outros.

## 6.5.6 Magnésio (Mg)

Mineral indispensável à atividade das enzimas, o magnésio atua como cofator em mais de 700 atividades enzimáticas, como metabolismo energético e proteico, glicólise e absorção do cálcio e do potássio. É um micronutriente essencial para ativar a vitamina D, que, por sua vez, promove a absorção e a ação do magnésio. Atua, ainda, na estabilidade da membrana cardiovascular e como regulador fisiológico das funções hormonal e imunológica.

> **Curiosidade**
>
> O magnésio é o quarto elemento químico mais abundante no organismo humano, ao lado do cálcio, do potássio e do sódio. Sua deficiência é a causa de muitos desequilíbrios bioquímicos.

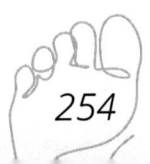

O magnésio desempenha uma ação na síntese proteica e é um nutriente essencial para o ganho de massa muscular, pois ajuda a formar trifosfato de adenosina (ATP), fonte de energia para o corpo e síntese de proteínas, a base da saúde muscular.

A deficiência de magnésio interfere na transmissão de impulsos nervosos e musculares, chegando a causar irritabilidade e nervosismo. Pode ser uma das causas da onicofagia, relacionada ao quadro de nervosismo, depressão e ansiedade, razão pela qual é sempre válido fazer exames que verifiquem o índice vitamínico e de minerais.

No processo de envelhecimento, o magnésio é um dos principais minerais capazes de prevenir a sarcopenia e a diminuição da massa muscular. Indivíduos com deficiência de magnésio podem evoluir para o artritismo pelo aparecimento de distúrbios neurovegetativos, circulatórios, envelhecimento vascular e arteriosclerose, ou seja, sinais que antecedem escleroses orgânicas e degenerativas, disfunção neuromuscular, fraqueza muscular e espasmos musculares.

Portanto, o estresse oxidativo pela deficiência desse mineral pode levar ao surgimento de diversas doenças, tais como hipertensão, diabetes mellitus, derrame, doenças cardiovasculares, osteoporose e distúrbios no sistema imunológico. Essas doenças são a base para diversas alterações clínicas nos pés e nas unhas, como visto anteriormente.

O magnésio é responsável por diversas reações enzimáticas e participa de quase todas as ações anabólicas e catabólicas. Por isso, níveis adequados no organismo são de extrema importância para a obtenção de resultados satisfatórios na podologia.

### 6.5.7
# Sódio (Na)

O sódio é necessário para manter o pH do sangue, previne a acidose metabólica e promove o equilíbrio dos líquidos corpóreos (hidroeletrolítico). O consumo excessivo de sódio, por outro lado, está diretamente relacionado ao aumento progressivo da pressão arterial e, consequentemente, ao aumento de doenças cardiovasculares, sobretudo em diabéticos, hipertensos e pacientes com doença renal crônica.

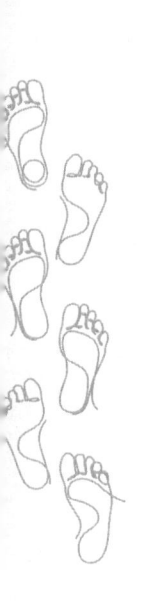

Ademais, o sódio é essencial para a absorção de nutrientes durante a digestão, transportando a glicose e os aminoácidos. O organismo absorve em torno de 98% do sódio consumido e elimina cerca de 95% pela urina, sendo o restante excretado pelas fezes e pelo suor. Em condições normais, a quantidade de sódio excretada pela urina é praticamente igual à ingerida.

Em níveis normais, o sódio mantém a pressão arterial equilibrada e, se reduzido, a pressão arterial também reduz. Auxilia na condução de impulsos nervosos e na contração muscular.

O sódio é encontrado em praticamente todos os alimentos. Suas necessidades diárias são baixas, e a deficiência desse mineral é rara.

## 6.5.8
## Ferro (Fe)

O ferro é responsável pela produção de hemoglobina nas células vermelhas do sangue e pelo transporte do oxigênio pelas hemácias, essencial para muitas enzimas. É armazenado no fígado e nos músculos em forma de ferritina. Pelo doseamento da ferritina, é possível verificar o quanto de ferro há no organismo.

Quando não ingerido de modo suficiente, o organismo retira ferro do fígado e dos músculos, ou seja, da ferritina. Porém, a ferritina é uma proteína que se eleva em processos inflamatórios, como infecção, inflamação, presença de feridas e outros, juntamente com outros marcadores que também são alterados pelo processo inflamatório.

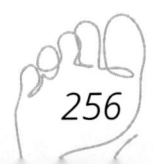

Síndromes de má absorção (doença celíaca, doença inflamatória intestinal), baixa acidez estomacal, gastrite e cirurgia bariátrica comprometem a absorção de ferro. Pessoas que tomam antiácidos também devem estar atentas ao nível de ferro. A falta de vitamina A compromete a mobilização do ferro no organismo, e a falta dele provoca anemia, palidez, fadiga, tontura, queda de cabelo, unhas ovaladas e descamadas, unhas frágeis, sulcos ou reentrâncias verticais e palidez no leito ungueal.

A perda sanguínea é considerada um fator de risco para a anemia. Quadros de sangramento persistente em lesões como onicocriptose e trauma nos membros inferiores, bem como em procedimentos de espiculaectomia, especialmente em idosos, podem ter relação com quadro de anemia, uma vez que o sangramento não deve ocorrer em tais procedimentos.

Entre as fontes alimentares de ferro estão: pães e cereais enriquecidos, verduras, fígado, ovos, carnes, abacate, beterraba, melado, lentilha, painço, salsa, pêssego, ameixa seca, pera, grãos integrais, lentilha, passas, levedo de cerveja, atum, salmão, feijões, açaí, folhas verdes escuras etc.

## 6.5.9
## Silício (Si)

Oligoelemento mais abundante na Terra, depois do oxigênio, o silício está presente em todas as partes do planeta. O corpo humano tem silício orgânico em sua composição, desde a fase fetal, fornecido via placentária. Com o passar do tempo, suas concentrações diminuem, o que pode ser notado a partir dos 30 anos de idade, quando a absorção passa a ser insatisfatória e requer suplementação.

O silício tem várias funções, entre as quais podemos destacar a síntese de colágeno e elastina, que atuam na prevenção do envelhecimento cutâneo e mantêm a saúde das unhas e dos cabelos. Para a ação na formação de colágeno dérmico, necessita da vitamina C.

Elevadas concentrações de silício no organismo potencializam a ação do zinco e do cobre, permitindo a absorção do cálcio na formação óssea, bem como mantêm as artérias maleáveis e previnem doenças cardiovasculares, osteoporose e doença de Alzheimer. O silício participa da síntese de queratina, a proteína responsável pela resistência e espessura das unhas.

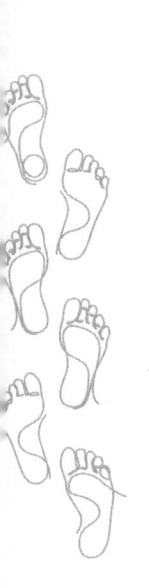

A deficiência de silício causa enrugamento da pele, deterioração da cartilagem articular e comprometimento da saúde das unhas.

São fontes alimentares de silício: cereais, manga, banana, vagem, pepino, lentilhas, beterraba, arroz integral, pimentão e grãos integrais.

## 6.5.10
## Selênio (Se)

O selênio é outra substância importante para os hormônios da tireoide. De ação antioxidante, participa na síntese da enzima glutationa, a mais detoxificante do organismo, que trabalha em sinergia com a vitamina E, auxiliando na imunidade. É indispensável para a conversão do T4 em T3. Assim, o selênio atua na tireoide tanto quanto o iodo.

A deficiência de selênio é rara, porque é muito bem armazenado nos rins, no fígado e nos músculos. Contudo, quando ocorre, os sintomas são degeneração e dores musculares, aumento do risco de câncer, fadiga, baixa produção de espermatozoides e hipotireoidismo. Já o excesso causa queda de cabelo, enfraquecimento das unhas, que ficam finas e quebradiças, aumento do risco de diabetes e dermatite.

A castanha-do-brasil ou castanha-do-pará é riquíssima em selênio, seguida da semente de girassol, do germe de trigo e do farelo de aveia.

## 6.5.11
## Vitaminas

As vitaminas atuam como cofatores em várias reações químicas que visam produzir energia no organismo humano e também em processos metabólicos via ingestão alimentar e suplementação. Portanto, são micronutrientes essenciais para a vida, uma vez que o organismo necessita de determinadas doses diárias para o bom funcionamento celular, o metabolismo, os processos bioquímicos e a liberação da energia do alimento ingerido.

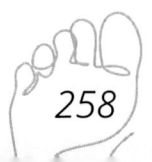

Sem as vitaminas, o corpo não sintetizaria os elementos construtores e energéticos fornecidos pelos alimentos, como proteínas, carboidratos e gorduras.

As vitaminas são classificadas como lipossolúveis (solúveis em gordura) e hidrossolúveis (solúveis em água). As hidrossolúveis necessárias para a manutenção da saúde das unhas são a vitamina C e as vitaminas do complexo B, principalmente B2 e B12. As lipossolúveis importantes para as unhas são as vitaminas A, D e E, armazenadas no tecido adiposo e no fígado.

## Curiosidade

As vitaminas lipossolúveis atuam como antioxidantes, protegendo as células da ação nociva dos radicais livres, contra infecções virais, como gripes e resfriados, além de retardar o processo de envelhecimento.

### Vitamina A (retinol)

A vitamina A é um micronutriente que pertence ao grupo das vitaminas lipossolúveis; em tecidos vegetais, é encontrada sob a forma de carotenoides. De extrema importância na defesa do organismo contra infecções, também desempenha funções como desenvolvimento ósseo, proteção da pele e da mucosa, desenvolvimento e conservação do esmalte dos dentes, prevenção de doenças respiratórias, fortalecimento dos cabelos e das unhas e desenvolvimento e manutenção do tecido epitelial.

A matriz ungueal é um epitélio germinativo, e a prega ungueal proximal apresenta epitélio dorsal e ventral; como citado, a vitamina A é necessária à manutenção e à regeneração do tecido epitelial, além de auxiliar na síntese da queratina. Promove o bom crescimento das unhas, além de ajudar a manter a hidratação. Normalmente, é encontrada em óleo de fígado de peixe, frutas verdes, amarelas e alaranjadas, alfafa, damasco, beterraba, couve, mostarda, mamão, espinafre, pêssego, pimentão, cenoura, entre outros.

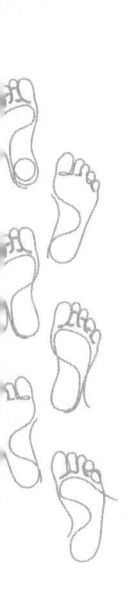

### Vitamina B2 (riboflavina)

As vitaminas do complexo B são hidrossolúveis. São coenzimas importantes para a produção de energia, além de necessárias para a saúde de pele, olhos, cabelos, unhas, nervos, fígado, boca e aparelho gastrointestinal e para a formação de hemácias, o crescimento celular e a produção de anticorpos.

A vitamina B2 facilita o uso do oxigênio por cabelos, pele e unhas, ajuda a absorver ferro e vitamina B6, importante na prevenção do câncer, e é necessária para o bom funcionamento da tireoide.

Algumas fontes alimentares são ovos, peixe, carne, aves, nozes, couve-de-bruxelas, groselha e brócolis.

### Vitamina B3 (ácido nicotínico, niacina, niacinamida)

A vitamina B3 reduz o colesterol, melhora a circulação e mantém pele, unhas e cabelos saudáveis. Ajuda no sistema digestivo, na formação de sais biliares que auxiliam na digestão de ácidos graxos, importantes para a integridade da pele e para a cicatrização.

O excesso pode ser prejudicial a pacientes diabéticos, grávidas e pessoas com gota. A carência de niacina pode causar distúrbios epidérmicos conhecidos como *pelagra*, depressão, insônia, melancolia e problemas neurológicos e psíquicos.

A niacina e a niacinamida são encontradas em carnes, cenoura, tomate, batata, peixe, trigo integral, entre outros.

### Vitamina B5 (ácido pantotênico)

A vitamina B5 é a vitamina da pele, das unhas e dos cabelos. Deixa o cabelo volumoso e as unhas fortes e lisas. É conhecida como a vitamina antiestresse e favorece a cicatrização de feridas.

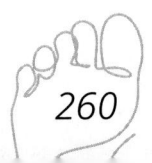

O sódio é um importante carreador dessa vitamina para o corpo todo, por carregar uma carga elétrica que se dissolve em líquidos corporais (Manuais MSD, 2024). A vitamina B5 regula o volume sanguíneo, ajudando no controle da pressão arterial, bem como tem função importante nos impulsos nervosos e na contração muscular. Sua deficiência, assim como no caso da maioria das vitaminas do complexo B, causa fadiga, distúrbio do sono, vômito, depressão, envelhecimento precoce, imperfeições da pele e mau odor dos pés.

> **Importante!**
>
> Encontrado facilmente em alimentos como carne processada, ovo, peixe, queijo, manteiga, defumados e embutidos, o sódio em excesso causa dano no organismo, como alterações renais, hipertensão e problemas cardiovasculares.

### Vitamina B8 (biotina)

A vitamina B8 ajuda no crescimento celular, na produção de ácidos graxos, para o crescimento e fortalecimento do cabelo e das unhas. Sua carência provoca unhas fracas e descamadas, bem como seborreia e queda de cabelo.

Entre as fontes alimentícias estão: gema de ovo, couve, tomate, repolho, pepino, leite de vaca e de cabra, queijo, morango, aveia, nozes, alface, cenoura, amêndoas, levedo de cerveja, cogumelos, cebola, salmão, peito de frango e de peru, fígado bovino, espinafre e couve-flor.

### Vitamina C (ácido ascórbico)

A vitamina C é antioxidante e tem papel importante contra os radicais livres para a regeneração e o crescimento dos tecidos; aumenta a imunidade, é fundamental na formação de colágeno e promove a cicatrização de feridas. Sua ação é potencializada com a vitamina E. Sem vitamina C, as unhas perdem vitalidade, tornam-se opacas e quebradiças e ocorre falta de cálcio e fósforo.

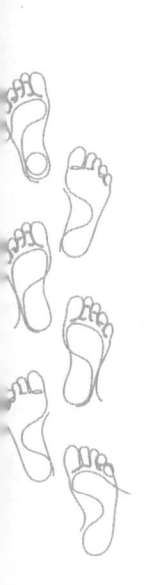

É encontrada em saladas cruas, acerola, goiaba, tomate, couve-flor, laranja, frutas e vegetais, brócolis e pimentão-vermelho.

### VITAMINA E (TOCOFEROL)

Das oito moléculas lipossolúveis com ação antioxidante, apenas a forma alfa-tocoferol é útil ao ser humano. Como um poderoso antioxidante, supera a vitamina C. Age no fígado associada com as lipoproteínas, as quais transportam o alfa-tocoferol para o sangue, que o leva aos tecidos extra-hepáticos. Logo, é a forma predominante de vitamina E no sangue e nos tecidos e de maior importância nutricional, pois previne doenças cardiovasculares, melhora a pele e fortalece o sistema imunológico. Auxilia na reparação e reconstrução dos tecidos e, junto com o selênio, é responsável por melhorar e fortalecer unhas e cabelos.

Algumas fontes alimentares são óleos vegetais, gérmen de trigo, fígado, manteiga, ovos, oleaginosas e algumas hortaliças verde-escuras, espinafre, couve, rúcula e agrião.

### AMINOÁCIDOS

Unidades químicas também chamadas de *blocos constituintes*, os aminoácidos são responsáveis pela formação das proteínas. No organismo humano, as proteínas compõem músculos, ligamentos, tendões, glândulas, cabelos, órgãos, fluidos corporais e unhas. Para que as proteínas sejam completas, devem conter todos os aminoácidos.

### CURIOSIDADE

Os aminoácidos formam mais de 50 mil proteínas diferentes e 20 mil enzimas. Os aminoácidos essenciais não podem ser sintetizados pelo organismo e devem ser obtidos pela alimentação; já os não essenciais são aqueles sintetizados pelo organismo.

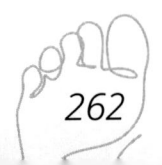

Entre os principais tipos, a **L-cisteína** tem alto conteúdo de enxofre e é formada a partir da L-metionina. A L-cisteína é necessária para o crescimento das unhas, além de ser material constituinte da unha nova. É absorvida e assimilada rapidamente pelo corpo. Protege as células dos efeitos maléficos dos radicais livres e o fígado e o cérebro dos efeitos do álcool e do fumo. Tem efeito quelante: remove o excesso de cobre do organismo.

A **L-metionina** não é sintetizada no corpo e deve ser adquirida por meio de alimentos ou suplementação. Também é considerada uma boa fonte de enxofre, portanto, essencial para as unhas.

A **L-lisina** ajuda na formação de colágeno, na regeneração de tecidos e na absorção de cálcio e equilibra o nitrogênio nos adultos. Sua falta no organismo acarreta queda de cabelo, anemias e unha, fracas e pálidas.

A **L-cistina**, assim como a L-cisteína, tem alto teor de enxofre, ajuda na formação de pele e das unhas e reduz a absorção de cobre pelo organismo. Esse aminoácido é importante para a cicatrização e para a ação dos leucócitos e ajuda no fornecimento de insulina pelo pâncreas.

Além de conter minerais e depender de muitas vitaminas para manter a saúde, a unha contém ainda água, em torno de 18%, e colesterol, em menor quantidade. Em seu estado normal, não conta com a presença da melanina na matriz ungueal nem no leito ungueal. Porém, em caso de trauma da prega ungueal proximal, pode haver ativação dos melanócitos, resultando no aparecimento de bandas longitudinais hiperpigmentadas, especialmente em pessoas pretas.

A prevenção de feridas e a reparação e reconstrução tecidual que ocorrem durante a cicatrização dependem de quantidades adequadas de energia e de nutrientes específicos. Os níveis vitamínicos dos pacientes são extremamente relevantes para a podologia, principalmente em pacientes diabéticos. Desse modo, é importante reforçar que o paciente deve ser assistido como um todo, e não apenas com técnicas podológicas. É necessário que haja acompanhamento do estado nutricional tanto para a cicatrização nos quadros de onicocriptose, úlceras e pé diabético quanto para a resposta do organismo aos tratamentos de onicomicose, verrugas plantares, paroníquia e *tinea pedis*, por exemplo.

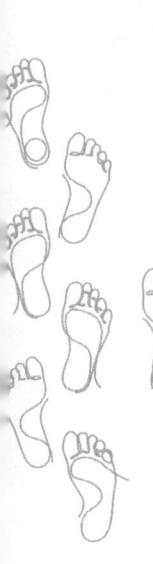

## 6.6 Aromaterapia

A aromaterapia é praticada pelo uso de óleos essenciais com aplicação tópica, inalatória ou olfatória, objetivando a prevenção, a cura e a diminuição de sintomas. É uma das práticas complementares mais antigas do mundo, reconhecida e empregada em muitos países, tanto no tratamento de problemas de saúde como na promoção do bem-estar e da qualidade de vida.

Quando os óleos essenciais atuam através do olfato, as moléculas são absorvidas pelos nervos olfativos, que têm uma ligação direta com o sistema nervoso central e levam o estímulo ao sistema límbico, responsável por sentimentos, memórias, impulsos e emoções. Quando a atuação dos óleos essenciais é pela via cutânea, as moléculas são absorvidas, caem na circulação sanguínea e são transportadas para tecidos e órgãos do corpo.

A aromaterapia é considerada eficiente nos quadros de ansiedade, depressão, estresse, baixa autoestima e baixo foco para estudos e trabalho, melhorando a concentração, aliviando dores de cabeça, náuseas, reduzindo a agitação, melhorando a qualidade do sono, controlando a pressão arterial e a frequência cardíaca. Além disso, sem comprovação científica, acredita-se que a aromaterapia é capaz de cuidar de problemas espirituais, oriundos de relacionamento com antepassados, traumas e outros problemas associados a corpo, espírito e mente.

Em diversos continentes, as plantas aromáticas fazem parte da história e da evolução de seus povos e sempre ocuparam lugar de destaque na medicina, nos perfumes, nos rituais religiosos e na culinária. Cabe mencionar, nesse sentido, a Índia, a China e a bacia do

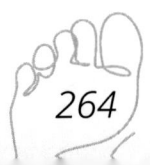

Mediterrâneo (Egito, Grécia, Turquia, Síria, Marrocos, entre outros), por serem os três grandes berços da civilização aromática.

A China foi o primeiro país a fazer uso racional de plantas aromáticas e medicinais. Conhecida desde 3000 a.C., a medicina chinesa já usava mais de 100 plantas para tratar problemas de saúde, como o anis, a canela, a cúrcuma e o gengibre. Nessa época, já eram feitas preparações de óleos aromáticos para massagens e acredita-se que foi onde surgiu a destilação (Baudoux, 2018).

## CURIOSIDADE

Segundo Baudoux (2018), o termo *aromaterapia* passou a ser adotado no início do século XX, em 1935, pelo químico francês René-Maurice Gattefossé.

As **Medicinas Tradicionais Complementares e Integrativas (MTCI)** são definidas como o conjunto de práticas de atenção à saúde baseadas em teorias de diferentes culturas, utilizadas para a promoção e a recuperação da saúde. Tais práticas atuam de maneira preventiva e consideram o indivíduo de forma integral, em sua dimensão biopsicossocioespiritual. Compõem um importante modelo de cuidado da saúde e, em muitos países, são o único serviço disponível à população, ou um complemento do sistema tradicional (Opas, 2024).

No Brasil, as MTCI são representadas na **Política Nacional de Práticas Integrativas e Complementares em Saúde (PNPIC)**, implementada pelo Ministério da Saúde com a publicação da Portaria n. 971, de 3 de maio de 2006 (Brasil, 2006b), e da Portaria n. 1.600, de 17 de julho de 2006 (Brasil, 2006a), esta última relacionada às práticas de profissionais de saúde ofertadas no Sistema Único de Saúde (SUS).

A aromaterapia faz parte da MTCI e tem como objetivo a promoção da cura e do bem-estar por meio de óleos essenciais, substâncias altamente concentradas e voláteis extraídas de plantas. Portanto, é uma terapia baseada em aromas e qualidade de vida, que, em razão do número de adeptos, vem se transformando em uma filosofia ou estilo de vida que vai muito além de uma terapia, mesmo sendo mais preventiva do que curativa.

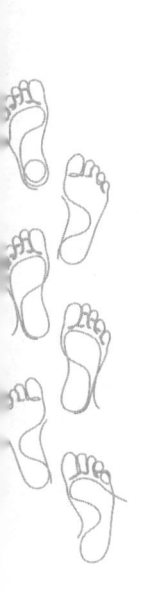

No Brasil, com a Portaria n. 702, de 21 de março de 2018 (Brasil, 2018), a aromaterapia foi reconhecida como prática integrativa e complementar, podendo ser utilizada de forma individual e/ou coletiva. Multiprofissional, é adotada por diversos profissionais de saúde para complementar e estabelecer o reequilíbrio do indivíduo, uma vez que proporciona melhora física, mental e emocional.

> **Curiosidade**
>
> Tanto a variedade quanto a quantidade de plantas terapêuticas são muito amplas, ficando em torno de 70 mil espécies. São empregados desde liquens até imponentes árvores e, graças à globalização, é possível utilizar plantas nativas de outros continentes com bastante facilidade e conhecimento.

Os podólogos/podologistas, mesmo sendo profissionais da área da saúde, não são prescritores de medicamentos. Os óleos essenciais são considerados um fitofármaco, o que demanda conhecimento para a sua utilização no consultório ou para a orientação de pacientes/clientes/interagentes. Desse modo, os profissionais devem buscar conhecimentos embasados cientificamente para poder entregar resultados satisfatórios. Além disso, é possível agregar valor ao trabalho ampliando as alternativas de tratamento ao olhar de forma holística para cada paciente.

## 6.6.1
## Óleos essenciais e vias de uso

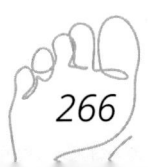

Óleos essenciais são substâncias líquidas, odoríferas, lipofílicas, voláteis, não muito estáveis, que se alteram na presença de luz, calor, umidade e metais. Têm baixo peso molecular. São solúveis em álcool, éter e outros compostos graxos; não são solúveis em água (Baudoux, 2018).

No Brasil, o termo *óleo essencial* refere-se a todo produto volátil natural de origem vegetal, e *essência* corresponde a aromas sintéticos. Na França, esse termo é aplicado ao óleo essencial que ainda está dentro da planta ou quando é extraído e ainda não sofreu alteração estrutural em suas moléculas. Portanto, na literatura europeia, *essência* não se refere a algo sintético como no Brasil.

Os óleos essenciais podem ser obtidos por diferentes processos físicos, tais como extração por meio de solventes, destilação por arraste a vapor d'água, por prensagem mecânica a frio de cascas de frutas cítricas (laranja, bergamota, limão etc.) e por extração via $CO_2$ (extração com fluidos supercríticos). Nesta última, é utilizado como solvente o dióxido de carbono ($CO_2$) no estado supercrítico; entre as formas de extração, é a que oferece a melhor qualidade do produto final, e a fragrância sai idêntica à flor original (Baudoux, 2018).

## Curiosidade

O método de extração com dióxido de carbono só é possível para algumas partes de plantas, normalmente as flores, e demanda equipamentos caríssimos, o que inviabiliza a produção. As flores ficam sob pressão de $CO_2$ até romper as estruturas e liberar o óleo essencial.

A extração via *enfleurage*, outro método, coloca as flores sobre material gorduroso, que absorve o óleo essencial da planta. Há, por fim, a hidrodifusão, que também utiliza o vapor, porém o vapor passa de cima para baixo; o inconveniente é a gravidade, que dificulta o arraste de substâncias não voláteis.

Portanto, pode-se definir *óleo essencial* como uma substância volátil extraída das plantas aromáticas, com odor e fragrância característicos. É uma mistura complexa composta por terpenos, sesquiterpenos, diterpenos e outros compostos específicos de cada planta. Localizado nos tricomas, as "bolsas" nas quais o óleo essencial fica encapsulado nas plantas, pode ser obtido a partir das estruturas glandulares e das células secretoras isoladas, presentes tanto nos órgãos vegetativos quanto nos órgãos reprodutores das plantas. Veja alguns exemplos:

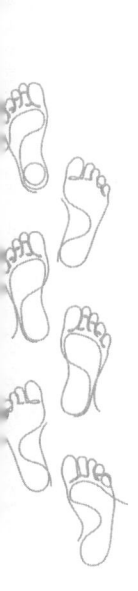

- casca do tronco: canela, *agarwood*;
- casca da fruta: laranja;
- raízes: vetiver, angélica;
- rizomas: gengibre, cálamo;
- sementes e frutos: anis-estrelado, cenoura, coentro;
- sumidades floridas e flores: *ylang-ylang*, alecrim, camomila, sálvia, lavanda, cravo, jasmim, rosa, tomilho;
- folhas: eucalipto, palma rosa, *petit grains*, *tea tree*, hortelã, coentro, louro;
- madeira: sândalo, cedro, pau-rosa;
- resinas e oleorresinas: benjoim, copaíba, mirra, olíbano.

A composição bioquímica do óleo essencial pode variar na mesma planta, a depender da parte que é utilizada, do nível de exposição ao sol, do clima, da composição do solo e da altitude. Essas diferenças na composição são chamadas de *quimiotipo* (QT). Além disso, a função pode variar, e o óleo pode ter ação larvicida, atividade antibacteriana, antifúngica, anti-inflamatória, antiproliferativa, entre outras diversas bioatividades (Baudoux, 2018).

Por exemplo, uma planta pode ter cascas que contêm aldeído cinâmico, substância afrodisíaca e potente antibacteriano; raízes que contêm cânfora, anestésico e miorrelaxante, causando relaxamento muscular; folhas que contêm eugenol, um poderoso antifúngico.

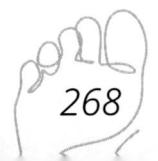

Por isso, é importante conhecer a composição química dos óleos essenciais para identificar a melhor aplicabilidade na podologia. Ainda, é preciso saber a dosagem de diluição dos óleos essenciais para usá-los de forma segura, sem risco de danos. Nunca se deve aplicar óleo essencial puro em mucosas nasais, auriculares, vaginais, anogenitais e nos olhos; igualmente, nunca se deve injetar, pois pode causar queimaduras, manchas, alergias, náuseas, mal-estar e outros sintomas. Por mais que os óleos essenciais venham sendo utilizados ao longo da história, ainda não existem estudos que apresentem os efeitos ao organismo pela utilização banalizada, como vem ocorrendo atualmente.

É impossível recriar, genuinamente, um óleo essencial em laboratório, em virtude do grande número de princípios ativos presentes, entre 100 e 300 ativos, como é o caso do *ylang-ylang*, com 330 ativos identificados. Alguns óleos podem chegar a 800 ativos. Ou seja, cada óleo é uma sinergia, e o potencial terapêutico está nas misturas com quantidades ínfimas, com pequenos traços de diversos componentes em uma única gota. No Brasil, a recomendação de uso é a seguinte:

> A administração dos óleos essenciais pode ser realizada por três vias: oral, cutânea ou inalatória. Quando a via é oral, as moléculas de óleo são ingeridas, entram em contato com os intestinos, são absorvidas e entram na corrente sanguínea; pela via cutânea, ocorre contato direto das moléculas com a pele, por onde são absorvidas até atingirem as camadas mais profundas e vascularizadas, entrando na corrente sanguínea; por fim, a via inalatória, que também é estimulada, ainda que em menor grau, pelas outras vias. Nela, as moléculas do óleo essencial instigam os nervos olfatórios que, por sua vez, têm uma ligação direta com o sistema límbico, responsável por despertar emoções, sentimentos e impulsos motivacionais. (Nascimento et al., 2022, p. 2)

Logo, a utilização **via oral** é uma opção que deve ser indicada somente por profissionais de saúde prescritores, ou seja, médicos, nutricionistas, dentistas etc.

A **via cutânea** é a mais segura, por meio de massagens que usem como carreador óleo vegetal ou creme-base; argilas em procedimentos de argiloterapia; compressa local do óleo dissolvido em óleo vegetal juntamente com água fria ou quente; escalda-pés, também após a diluição em óleo antes de misturar na água, assim como em banhos de imersão e de assento.

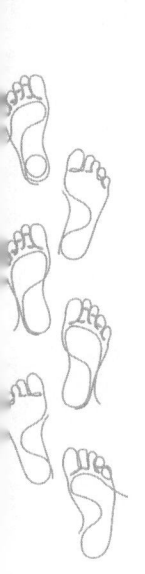

A **via inalatória**, a vapor quente, consiste em utilizar água e cobrir a cabeça sobre o recipiente para inalar o vapor. Já a olfação ou olfatoterapia simples caracteriza-se por pingar o óleo nos pulsos ou nas palmas das mãos e formar uma concha com as mãos junto ao nariz. Também pode ser aromatização ambiental com difusor, vaporizador ou umidificador; uso de perfume spray, uma sinergia de óleo, álcool, ceras e outros; e uso de colar aromático, no qual são colocadas algumas gotas de óleo no algodão ou feltro do pingente.

## 6.6.2
## Toxicidade dos óleos essenciais

Hipócrates, o pai da medicina ocidental, em seu primeiro princípio afirmou: *"primum, non nocere"* (A primeira coisa é não fazer mal). O segundo princípio é fazer o bem, ou seja, não se pode e não se deve promover doenças, causar danos à saúde de pacientes, e sim fazer o bem.

A segurança na utilização dos óleos essenciais é pouco discutida no Brasil, e infelizmente eles são vendidos com pouca ou nenhuma restrição quanto ao uso. Por isso, os profissionais da saúde que queiram utilizar óleos essenciais devem conhecer principalmente o **quimiotipo** (QT) e a **dosagem** associada aos marcadores químicos de cada óleo. Por exemplo, marcadores químicos e QT mais ligados a fenóis e cetonas devem ser empregados em menor quantidade em pequenos espaços de tempo, pois apresentam maior toxicidade. A ingestão de óleos essenciais desses grupos pode ser letal. Portanto, deve ser analisado o percentual dos princípios ativos presentes em cada óleo essencial, e não somente a quantidade de gotas.

É importante diferenciar **intoxicação** em potencial de **toxicidade**. A intoxicação está associada a uso incorreto, dosagens incorretas; já a toxicidade pode ser controlada pelo meio de utilização, ou seja, pelo veículo, pela via utilizada, como a via transdérmica e a oral, que são muito mais tóxicas do que a aérea, por inalação.

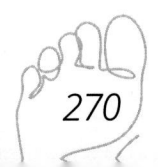

Os óleos essenciais, quando usados com **propósito medicinal**, devem derivar de plantas aromáticas adequadas àquilo a que se propõem. Estas devem ser identificadas por seu binômio latino correspondente ao nome botânico. O primeiro termo do binômio designa o gênero, como *Melaleuca*; o segundo, a espécie, como *altenifolia*; assim, *Melaleuca alternifolia* é o nome botânico da espécie popularmente conhecida como *tea tree*. Existem mais de 230 espécies catalogadas do gênero *Melaleuca*.

Por isso, o estudo dos óleos essenciais vai muito além da informação do nome comum, já que alguns podem provocar crises de epilepsia e eventualmente coma. Um exemplo é a *Salvia officinalis*, que contém tujona, substância neurotóxica e abortiva.

Em virtude da **concentração**, sugere-se a diluição em óleo vegetal à concentração de 0,5% a 3%, dependendo do propósito de uso (massagem, inalação, escalda-pés, aplicação local etc.). Também devem ser consideradas as características do óleo essencial a ser utilizado, isto é, se apresenta toxicidade ou possibilidade de irritação da pele. Além disso, é preciso levar em conta o perfil do paciente (criança, idoso, gestante, adulto) e a condição da podopatia a ser tratada (lesão aberta, com sangramento, com a presença de infecção, pele íntegra).

### 6.6.3
# Dosagens de diluição dos óleos essenciais

Os óleos essenciais têm recomendação de uso puro apenas em aromatizadores de ambientes. Não devem ser usados puros na pele, exceto lavanda e melaleuca, nem ingeridos, pois podem causar queimaduras na pele e nas mucosas. Existem terapeutas e médicos prescritores que recomendam a ingestão, mas estes fazem rastreamento do óleo essencial, ou seja, conhecem a forma de plantio, colheita etc., além de assumirem a responsabilidade sobre o paciente.

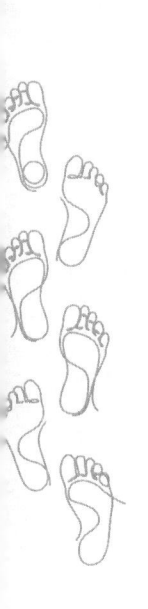

Segundo Silva (2004), para o preparo de solução segura do óleo essencial, deve-se fazer um cálculo padrão da seguinte forma: 100 gotas de óleo essencial (medidas em milímetro) divididas por 100; o resultado corresponde ao valor volumétrico de uma gota. No conta-gotas, 1 gota equivale a 0,025 mL. Portanto, em uma diluição com 8 gotas de óleo essencial em 10 mL de carreador, o cálculo fica assim:

> 8 gotas × (0,025 mL/gota) = 0,2 mL de óleo essencial
> 0,2 mL de óleo essencial em 10 mL de óleo vegetal = 0,2/10 = 0,02
> Multiplicado por 100: 0,02 × 100 = 2%
> Logo, com 8 gotas em 10 mL de carreador, obtém-se uma concentração de 2%.

A grande maioria dos óleos essenciais é vendida, no varejo, em frascos de 10 mL, 5 mL e 2 mL (mais raros). Considerando-se os cálculos anteriores, os frascos terão em média, respectivamente, 400, 200 e 80 gotas. Majoritariamente, os óleos essenciais utilizados na podologia são de 10 mL. Para fazer a sinergias, veja a tabela a seguir, que apresenta os cálculos baseados em 10 mL e 30 mL, em diferentes concentrações.

Tabela 6.1
Diluição dos óleos essenciais

| Concentração (%) | Gotas de óleo essencial para 10 mL de carreador | Gotas de óleo essencial para 30 mL de carreador |
|---|---|---|
| 0,5 | 2 | 6 |
| 1,0 | 4 | 12 |
| 1,5 | 6 | 18 |
| 2,0 | 8 | 24 |
| 2,5 | 10 | 30 |
| 3,0 | 12 | 36 |
| 3,5 | 14 | 44 |
| 4,0 | 16 | 48 |
| 4,5 | 18 | 54 |
| 5,0 | 20 | 60 |

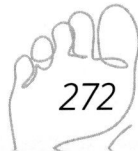

Os princípios ativos aromáticos dos óleos essenciais são componentes químicos com propriedades específicas. O quimiotipo remete à indicação terapêutica, à toxicidade e aos riscos associados. Esse conhecimento científico permite a aplicação terapêutica sob um ponto de vista mais amplo nas mais variadas possibilidades da medicina natural.

## 6.7 Podoaromaterapia

O conhecimento dos riscos inerentes à utilização dos óleos essenciais pode diferenciar o profissional de podologia, que pode, assim, associar os benefícios do tratamento podológico à aromaterapia. *Podoaromaterapia* é um termo que foi criado e definido pela autora desta obra como a prática podológica associada aos benefícios dos óleos essenciais, a aromaterapia. Dessa forma, o paciente/cliente/interagente pode ser assistido de maneira integrativa e complementar nas doenças psicossomáticas que podem repercutir nos pés. Com a podoaromaterapia, o indivíduo passa a ser cuidado por meio das técnicas podológicas tradicionais associadas ao uso dos óleos essenciais.

### Curiosidade

Baudoux (2018) dá alguns exemplos de famílias botânicas aromáticas dos óleos essenciais mais utilizados:

- Anonáceas: ylang-ylang (*Cananga odorata*).
- Burseraceae: olíbano (*Boswellia carterii*).
- Coníferas: cedro (*Juniperus virginiana*); cipreste (*Cupressus sempervirens*); tuia (*Thuja occidentalis*).
- Geraniáceas: gerânio (*Pelargonium graveolens*).
- Gramíneas: vetiver (*Vetiveria zizanioides* Stapf.); erva-cidreira (*Cymbopogon citratus*).
- Lamiaceae: alecrim (*Rosmarinus officinalis*); alfazema (*Lavandula officinalis*); hortelã-pimenta (*Mentha piperita*);

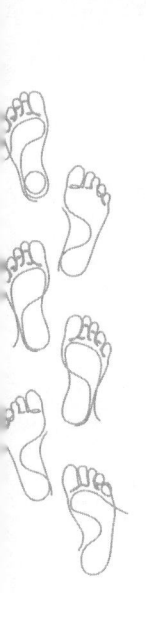

> tomilho (*Thymus vulgaris*); manjericão (*Ocimum basilicum*); prégano (*Origanum vulgare*); sálvia-esclareia (*Salvia sclarea*); patchuli (*Pogostemon cablin*).
> - Lauraceae: canela em casca (*Cinnamomum cassia*); louro (*Laurus nobilis*).
> - Mirtáceas: *tea tree* (*Melaleuca alternifolia*); cravo (*Eugenia caryophyllus*).
> - Rutáceas: *grapefruit*/pomelo/toranja (*Citrus reticulata*); laranja-azeda (*Citrus bigaradia*); laranja-doce (*Citrus sinensis*).

No desenvolvimento histórico da química das plantas e dos óleos essenciais, pode-se verificar o uso do termo *terpeno* (metabólitos secundários), um tipo de composto especializado necessário à sobrevivência da planta em seu ambiente. O terpeno é formado a partir do isopreno. Em 1955, *terpenoide* surgiu como sinônimo de *terpeno*. Isoprenoides ou poliprenoides compreendem a classe dos terpenoides e dos esteroides.

O que interessa ao profissional de podologia é a classe dos terpenoides, que pode conter 100 ou mais compostos orgânicos. Seus constituintes variam de hidrocarbonetos terpênicos (fórmula geral: $(C_5H_8)n$) a compostos derivados de fenilpropanoides. Os hidrocarbonetos são formados por compostos oxigenados como álcoois simples e terpênicos, aldeídos, cetonas, fenóis, ésteres, éteres, óxidos e peróxidos. Já os fenilpropanoides são formados por compostos específicos, como ácidos orgânicos, furanos, lactonas e enxofre, e alguns compostos nitrogenados. Os diterpenos são encontrados com menor frequência e são constituídos por álcoois, cetonas, éteres, ésteres e aldeídos. Cada constituinte pode apresentar diversas funções orgânicas.

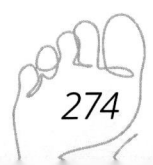

Na podoaromaterapia, conhecer as propriedades farmacológicas dos óleos essenciais é fundamental, tendo em vista a variedade existente, as sinergias e as formulações possíveis. Desse modo, o podólogo/podologista, normalmente restrito ao uso dos óleos de melaleuca e lavanda, indo discretamente ao orégano e talvez ao cravo, pode ampliar sua atuação, explorando o máximo que cada óleo essencial pode oferecer individualmente ou em blends, creme, gel e óleos vegetais. Por exemplo, os componentes do óleo essencial de lavanda são: ésteres; álcoois terpênicos; monoterpenos; sesquiterpenos; cetonas; cumarinas; ácidos; aldeídos; óxidos e elementos traços. O podologista pode utilizar óleos essenciais de outras plantas que tenham a composição majoritária parecida com a lavanda, preparando blends, ou mesmo usar individualmente diversas plantas. Conhecendo-se as propriedades químicas, a utilização pode ser mais direcionada ao objetivo que se pretende alcançar.

Para a utilização de forma segura e eficiente, faz-se necessário um carreador, também conhecido como *veículo* ou *base*, que pode ser, como citado anteriormente, cera, manteiga, gel, creme-base e óleos graxos (óleos vegetais). Esta última opção é a forma mais comum empregada para carrear o óleo essencial. Os óleos vegetais são extraídos de plantas oleaginosas, por meio da prensagem a frio de grãos, castanhas, sementes e frutos. Entre eles, podemos citar soja, castanha-do-pará, semente de uva e abacate.

Quando 100% puros, ou seja, sem adição de óleo mineral ou outros aditivos, os óleos vegetais não são comedogênicos, portanto não causam oleosidade à pele. Favorecem a penetração cutânea, têm alta compatibilidade com a pele e são fontes de ácidos graxos essenciais e vitaminas. São absorvidos rapidamente, integrando-se ao manto hidrolipídico e interagindo com os lipídios produzidos pela pele, controlando a perda de água transdérmica. Penetram o estrato córneo, passam pelas camadas vivas da epiderme profunda e atingem a derme, onde ocorre a permeação cutânea. Dessa forma, esse tipo de carreador consegue levar o óleo essencial para as camadas mais profundas da pele. Além disso, os óleos vegetais são ricos em vitaminas A, D, E, K, sais minerais e ácidos graxos – estes últimos não são produzidos pelo nosso organismo, porém são necessários como fonte de energia celular.

Pela ação umectante e hidratante, os óleos vegetais promovem a maciez da pele. Na podologia, podem ser usados puros ou como carreadores em diversos tratamentos de podopatias, como fissuras e pele ressecada/descamada, na cicatrização, na reflexologia, na massagem relaxante, na hidratação da pele e das unhas, variando o óleo essencial e a concentração conforme o quadro clínico e o perfil da pessoa assistida (idoso, adulto, gestante ou criança).

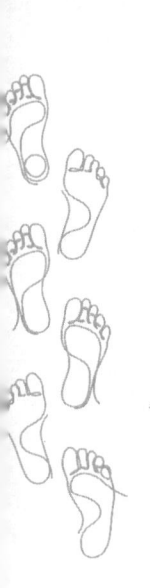

### 6.7.1
# Podoaromaterapia e equilíbrio entre corpo e mente

Saraiva Junior et al. (2022) afirmam que diversos países vêm estudando os temas da ansiedade, da depressão e do estresse e sua relação com doenças de pele. Os autores citam a psoríase como um exemplo de que o estresse emocional pode exacerbar as doenças de pele e apresentam um estudo realizado na Iugoslávia sobre estresse e doenças psicossomáticas.

Assim, quadros de depressão, ansiedade ou estresse facilitam o surgimento de podopatias, como psoríase ungueal, psoríase palmo-plantar, onicofagia, cutisfagia, ressecamento da pele, fissuras, disidrose, hiperidrose, dermatite atópica, dores nos joelhos e nas pernas, feridas, úlceras, onicocriptose recidivante, varizes e baixa da imunidade, facilitando o surgimento de infecção fúngica, virótica e bacteriana, como onicomicose, verruga plantar e paroníquia. Além disso, o estresse e a ansiedade são responsáveis pelo enfraquecimento das unhas, tornando-as quebradiças, favorecendo o surgimento de relevos, com coloração pálida, amarelada, e de hemorragia.

A prática da podoaromaterapia, portanto, é uma necessidade nos consultórios de podologia, e a escolha do óleo essencial ou da sinergia deve considerar aquele que melhor atenda à necessidade de cada paciente/cliente/interagente, conforme o quadro clínico e o estado emocional.

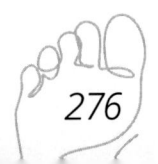

Segundo a aromaterapia, para restaurar o equilíbrio do corpo e da mente, é preciso fundamentar-se nas definições de saúde e no poder das plantas aromáticas. Conforme Baudoux (2018), o poder curativo das plantas deriva dos princípios ativos presentes nos óleos essenciais, que amenizam os sintomas e ajudam o corpo a se recuperar. Para as plantas, os óleos essenciais são um tipo de hormônio que repele ou atrai insetos, estimula o crescimento, protege contra parasitas e ambientes hostis e poliniza; para os humanos, são princípios ativos com composições químicas farmacológicas que têm poder de atuação sobre diversos órgãos e sistemas (imunológico, digestório, respiratório, linfático, cardiovascular, endócrino, tegumentar, nervoso etc.).

Diante disso, a podologia deve disponibilizar aos pacientes todos os benefícios dos óleos essenciais, tendo em vista suas propriedades químicas, relaxantes e calmantes, com vistas a ajudar na concentração, melhorar a autoestima e diminuir efeitos depressivos e melancolia.

Alguns óleos essenciais podem alterar o fluxo sanguíneo, aumentando ou diminuindo os batimentos cardíacos, como o alecrim, que tende a elevar a pressão em virtude do aumento dos batimentos cardíacos. Por esse motivo, é preciso ter ciência de que o óleo aplicado no pé do paciente terá outros efeitos além do efeito físico. No quadro a seguir constam alguns óleos essenciais e suas indicações na podologia.

Quadro 6.4
Óleos essenciais indicados na podologia

| Função/problema | Óleo(s) indicado(s) |
| --- | --- |
| Analgesia | Cravo-da-índia (*Syzygium aromaticum*) |
| Câimbra muscular | Gerânio-rosa gt Egito (*Pelargonium graveolens*); lavandim (*Lavandula x intermedia*); *wintergreen* indiano (*Gaultheria fragrantissima*) |
| Cicatrização | Cisto (ládano) (*Cistus creticus*); gerânio-*bourbon* (*Pelargonium graveolens*); gerânio-rosa gt Egito (*Pelargonium graveolens*); lavanda-spike (*Lavandula latifolia*); lavanda-verdadeira (*Lavandula angustifolia*); lavandim (*Lavandula x intermedia*) |
| Circulação sanguínea dos membros inferiores | Camomila-alemã (*Matricaria chamomilla*); cedro-do-atlas (*Cedrus atlantica*); cipreste-europeu (*Cupressus sempervirens*); tomilho qt tuianol (*Thymus vulgaris qt tuianol*); vetiver (*Chrysopogon zizanioides*) |

(continua)

(Quadro 6.4 – continuação)

| Função/problema | Óleo(s) indicado(s) |
|---|---|
| Circulação linfática dos membros inferiores | Gerânio-rosa gt Egito (*Pelargonium graveolens*); cedro-do-atlas (*Cedrus atlantica*); cipreste-europeu (*Cupressus sempervirens*); junípero-comum (*Juniperus communis*); patchuli (*Pogostemon cablin*) |
| Esporão de calcâneo | Louro (*Laurus nobilis*) |
| Edema nos membros inferiores | Cedro-da-virgínia (*Juniperus virginiana*); cipreste-europeu (*Cupressus sempervirens*) |
| Feridas | Lavanda-estoica (*Lavandula stoechas*); mirra (*Commiphora myrrha*); Olíbano (*Boswellia sacra*); tomilho (*Thymus vulgaris qt timol*); tomilho qt tuianol (*Thymus vulgaris qt tuianol*); gerânio-*bourbon* (*Pelargonium graveolens*); niaouli (*Melaleuca quinquenervia*); lavanda-verdadeira (*Lavandula angustifolia*); lavandim (*Lavandula x intermedia*) |
| Fissuras | Patchuli (*Pogostemon cablin*); gerânio-rosa gt Egito (*Pelargonium graveolens*); cisto (ládano) (*Cistus creticus*) |
| Heloma/ calosidade | Eucalipto-hortelã (*Eucalyptus dives*); limão (*Citrus limon*) |
| Infecção bacteriana | Tomilho (*Thymus vulgaris qt timol*); canela-do-ceilão (*Cinnamomum verum*); cisto (ládano) (*Cistus creticus*); citronela-do-ceilão (*Cymbopogon nardus*); eucalipto-globulus (*Eucalyptus globulus*); gerânio-*bourbon* (*Pelargonium graveolens*); gerânio-rosa gt Egito (*Pelargonium graveolens*); orégano (*Origanum compactum*); tomilho qt borneol (*Thymus saturejoides*) |
| Infecção fúngica em geral (pele e unha) | Tomilho (*Thymus vulgaris qt timol*); tomilho qt linalol (*Thymus vulgaris qt linalol*); tomilho (*Thymus vulgaris qt geraniol*); sálvia-esclareia (*Salvia sclarea*); niaouli (*Melaleuca quinquenervia*); louro (*Laurus nobilis*); Litsea cubeba (*Litsea cubeba*); lavanda-verdadeira (*Lavandula angustifolia*); lavanda-spike (*Lavandula latifolia*); gerânio-rosa gt Egito (*Pelargonium graveolens*); cravo-da-índia (*Syzygium aromaticum*); eucalipto-globulus (*Eucalyptus globulus*); canela-do-ceilão (*Cinnamomum verum*); canela-da-china (*Cinnamomum cassia*); melaleuca (*Tea tree*); citronela-do-ceilão (*Cymbopogon nardus*); orégano (*Origanum compactum*) |
| Infecção virótica | Cisto (ládano) (*Cistus creticus*); cravo-da-índia (*Syzygium aromaticum*); tomilho (*Thymus vulgaris qt geraniol*); niaouli (*Melaleuca quinquenervia*); melaleuca (*tea tree*) |

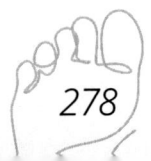

(continua)

(Quadro 6.4 – conclusão)

| Função/problema | Óleo(s) indicado(s) |
|---|---|
| Membros inferiores frios | Canela-do-ceilão (*Cinnamomum verum*); tomilho qt tuianol (*Thymus vulgaris qt tuianol*) |
| Psoríase | Gerânio-*bourbon* (*Pelargonium graveolens*); camomila-alemã (*Matricaria chamomilla*); lavanda-estoica (*Lavandula stoechas*); niaouli (*Melaleuca quinquenervia*); patchuli (*Pogostemon cablin*); eucalipto-hortelã (*Eucalyptus dives*) |
| Pernas pesadas | Patchuli (*Pogostemon cablin*); cedro-da-virgínia (*Juniperus virginiana*); cedro-do-atlas (*Cedrus atlantica*) |
| Queratose | Eucalipto-hortelã (*Eucalyptus-dives*) |
| Queimaduras | Lavanda-spike (*Lavandula latifolia*); lavanda-verdadeira (*Lavandula angustifolia*) |
| Rigidez nas articulações, artrite, gota | *Wintergreen* indiano (*Gaultheria fragrantissima*); *Wintergreen* (*Gaultheria procumbens*); *petitgrain* de laranja-amarga (*Citrus x aurantium*); gengibre (*Zingiber officinale*) |
| Úlcera varicosa | Cedro-da-virgínia (*Juniperus virginiana*); cedro-do--atlas (*Cedrus atlantica*); louro (*Laurus nobilis*) |

FONTE: Elaborado com base em Baudoux, 2018.

A seguir, apresentamos um quadro com alguns dos principais óleos essenciais e sua função emocional.

Quadro 6.5
Óleos essenciais com função emocional

| Função/problema | Óleo(s) indicado(s) |
|---|---|
| Ansiedade | Bergamota (*Citrus reticulata*); olíbano (*Boswellia carterii*); *ylang-ylang* (*Cananga odorata*) |
| Insônia | Camomila (*Matricaria chamomilla*); manjerona (*Origanum majorana*); lavanda (*Lavandula angustifolia*); laranja; *ylang-ylang* (*Cananga odorata*) |
| Depressão | Salvia-esclareia (*Salvia sclarea*); gerânio (*Pelargonium*); jasmim (*Jasminum*); néroli (*Citrus aurantium*); patchuli (*Pogostemon cablin*); *ylang-ylang* (*Cananga odorata*); bergamota (*Citrus reticulata*); manjericão (*Ocimum basilicumr*); olíbano (*Boswellia carterii*); lavanda (*Lavandula angustifolia*); alecrim (*Salvia rosmarinus*); sândalo (*Santalum album*) |

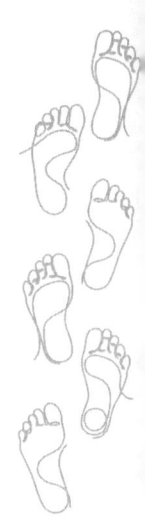

(continua)

(Quadro 6.5 – conclusão)

| Função/problema | Óleo(s) indicado(s) |
|---|---|
| Estresse | Manjerona (*Origanum majorana*); laranja; ylang-ylang (*Cananga odorata*); sândalo (*Santalum album*); toranja (*Citrus x paradisi*); petitgrain (*Citrus aurantium*); vetiver |
| Calmante | Olíbano (*Boswellia carterii*); lavanda (*Lavandula angustifolia*); petitgrain (*Citrus aurantium*); sálvia-esclareia (*Salvia sclarea*); bergamota (*Citrus reticulata*); laranja (*Citrus x sinensis*); sândalo (*Santalum album*); ylang-ylang (*Cananga odorata*) |

**Fonte:** Elaborado com base em Baudoux, 2018.

Além disso, existem óleos essenciais que tratam diversas patologias e que podem ser associados aos tratamentos podológicos com massagem. Veja o quadro a seguir.

*Quadro 6.6*
Óleos essenciais para massagem

| Óleo | Função |
|---|---|
| Canela | Antisséptico forte, indicado para má circulação, dores musculares, resfriados, gripes. É afrodisíaco masculino, estimulante e aquecedor. |
| Sálvia-esclareia | Relaxante muscular. Indicado para asma, digestão, tensão menstrual, cãibras, depressão, dores, gripes e como tônico. |
| Olíbano | Indicado para ansiedade, infecções respiratórias, calmante, asma e como tônico uterino. |
| Gerânio | Antidepressivo, adstringente, diurético, hemostático. Promove regulação hormonal feminina. Indicado para tensão pré-menstrual. |
| Lavanda | Analgésico, antibiótico, antiviral, anti-inflamatório. Indicado para dor de cabeça, dor menstrual, acne. |
| Limão | Estimula o sistema imunológico. Indicado para calos, verrugas, sangramento nas gengivas e como digestivo e tônico do sistema circulatório. |
| Capim-limão | Indicado para infecções, febre, dor de cabeça e como digestivo, tônico e desodorante para os pés. |
| Mirra | Indicado para estômago, eczema, acne, úlceras da boca e como anti-inflamatório e digestivo. |
| Patchuli | Antidepressivo, antisséptico, adstringente, anti-inflamatório. Indicado para retenção de líquidos, picadas de insetos. |

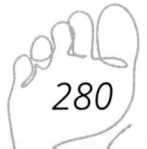

(continua)

(Quadro 6.6 – conclusão)

| Óleo | Função |
|---|---|
| Hortelã-pimenta | Indicado para cólica, diarreia, indigestão, vômito, dor de estômago, resfriado, febre, dor de cabeça, mau hálito. |
| Alecrim | Indicado para coração, fígado, vesícula biliar, visão, memória, resfriado, catarro, otite, sinusite, asma, caspa. |
| Tomilho | Indicado para resfriado, gripe, fadiga muscular, artrite, tosse convulsa ou coqueluche, amigdalite, dor de garganta. |
| Melaleuca | Indicado para influenza, fungos, vírus, verrugas, micose, feridas do frio, bolhas, acne. |

FONTE: Elaborado com base em Baudoux, 2018.

## 6.8 Argiloterapia ou geoterapia

A argiloterapia ou geoterapia é uma terapia em que se utiliza argila medicinal como método de intervenção. É uma prática milenar. Alguns autores definem esse tipo de terapia como a utilização da terra para o tratamento e o cuidado da saúde, e muitos outros a consideram como o uso terapêutico de argilas. Conforme Delfino, Medeiros e Schlindwein (2020, p. 213-214), "é uma terapêutica curativa de forma integradora, fundamentada pelas teorias biofotônica, bioelétrica, piezoelétrica e mineralizante, que atua em todos os aspectos do indivíduo, resultando em estado de equilíbrio, relaxamento e harmonia, favorecendo a saúde".

Muitos países, como Alemanha, Suíça, França, Escandinávia e Austrália, utilizam largamente a geoterapia como terapia holística. No Brasil, essa terapêutica foi incluída na PNPIC e é considerada uma prática simples, segura e não invasiva, de eficácia comprovada em estudos clínicos, que pode ser empregada em processos inflamatórios, cicatrização, ferimentos, lesões e em doenças osteomusculares, pois extrai as impurezas do organismo e tem ação regeneradora celular, entre outros benefícios.

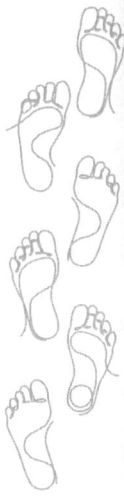

As argilas são minerais com fina granulometria e característica plástica, fáceis de moldar em contato com a água. São constituídas por óxido de alumínio, óxido de silício e alguns óxidos de metais alcalinos e alcalinoterrosos. Sua ação terapêutica fundamenta-se no poder regenerador da mãe terra, que concebe as fontes de água e alimento, os minerais e os metais. Podem ser usadas externamente, puras ou em cosméticos (cremes, sabonetes) e, por vezes, de forma interna, via oral. Para tratamento de saúde, devem ser naturais, virgens e sem produtos químicos.

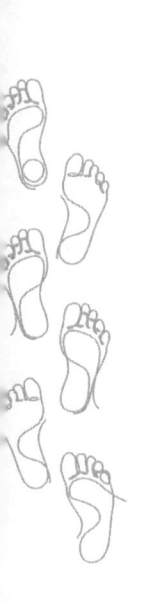

> **Curiosidade**
>
> A argila foi usada em diferentes tempos por diversos povos e para as mais diversas finalidades, pela grande quantidade de minerais em sua composição. Era utilizada para se proteger do sol, contra queimaduras até em rituais de cura, nos quais a pessoa doente era enterrada na argila por horas, deixando apenas a cabeça de fora.

Cada vez mais as pessoas estão buscando tratamentos com práticas naturais em saúde, e a argila, sendo um mineral, atende a essa demanda.

A composição físico-química da argila indica sua utilização: absorver impurezas do organismo, revigorar tecidos e ativar a circulação, além das funções tensora, estimulante, suavizante e catalisadora. Isso se deve à quantidade de minerais presentes em sua composição, como ferro, magnésio, potássio, silício e alumínio. Também são variadas as técnicas de aplicação, o tempo de permanência e a temperatura. A argila deve ser hidratada com água antes do uso. O que difere uma argila da outra é a concentração dos oligoelementos, além da fonte de extração.

As argilas podem ser primárias (pó) e secundárias (lama), diversas em composição e cores, como veremos a seguir.

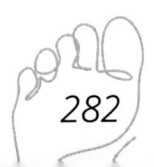

### 6.8.1
# Composição e cores das argilas

Como mencionado anteriormente, os benefícios da argila devem-se à sua riquíssima composição em minerais e outros nutrientes, que são transferidos para o corpo, bem como ao alto poder de absorção de diversas toxinas e metais pesados presentes no organismo.

Entre os **silicatos** encontrados nas argilas e seus **benefícios**, destacam-se os seguintes:

- Alumínio: tonifica a pele, tem poder cicatrizante e pode inibir o crescimento de algumas bactérias, como *Staphylococcus aureus*.
- Silício: importante para a reconstituição dos tecidos cutâneos e a proteção do tecido conjuntivo, tem ação hemostática, remineralizante, purificante e adstringente. Hidrata a pele, reduz inflamações e ajuda na elasticidade, diminuindo a flacidez.
- Ferro: promove oxigenação celular e transferência de elétrons.
- Potássio e sódio: ajudam no equilíbrio iônico das células cutâneas.
- Manganês: tem ação específica na biossíntese do colágeno, além de ser anti-infecciosa, antialérgica e cicatrizante.

Ainda podem ser encontrados outros minerais:

- Zinco: auxilia na formação de novas células cutâneas e na produção de colágeno.
- Cobre: promove regeneração tecidual, importante para a produção de colágeno e elastina.
- Titânio: proporciona proteção dos raios solares UVA e UVB.
- Magnésio: fixa os íons de potássio e cálcio, além de promover formação e manutenção celular.
- Cálcio: mantém a espessura da pele, controla a função dos melanócitos, fortalece a barreira hidrolipídica e é antioxidante.
- Molibdênio: protege as células da pele e ajuda a eliminar as toxinas do organismo.

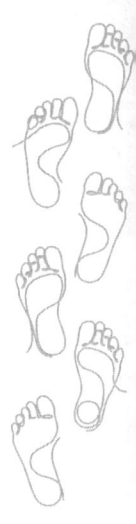

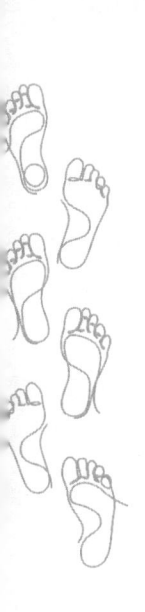

As percentagens desses minerais nas argilas são bem parecidas com as do corpo humano. Os tratamentos são muito úteis em afecções prolongadas ou recorrentes, complementando os tratamentos tradicionais, e sua ação favorece a desintoxicação.

## IMPORTANTE!

A ação da argila deve-se a três fatores: absorção, adsorção e liberação.

Na absorção, obtém-se elasticidade quando a argila é misturada com água, formando uma pasta eficaz no tratamento de inflamações, edemas e inchaços.

Na adsorção, a argila deixa passar moléculas, elementos gasosos e partículas microscópicas do ambiente para a pele, sendo liberados posteriormente.

Na liberação, são transmitidos elementos ativos capazes de proteger e absorver toxinas de órgãos, pele e mucosas.

Desse modo, a argila é altamente desintoxicante, além de ativar a energia física. Tem ação germicida, impedindo a proliferação de corpos estranhos no organismo, e refrescante, por isso reduz a febre. É cicatrizante, uma vez que estimula o sistema linfático e sanguíneo.

A argila pode ser aplicada em diversas partes do corpo, como pés e rosto, ou até no corpo todo. O banho de argila contribui significativamente para a circulação periférica e melhora quadros de insônia e fadiga muscular. Para o banho, recomenda-se acrescentar duas colheres de café de argila (dissolvida previamente) à água e, nesse caso, ela tem ação desintoxicante e germicida.

A **argila quente** proporciona relaxamento ao sistema nervoso central (SNC) e aos tecidos cutâneos e subcutâneos da região aplicada, elimina ácido úrico e desobstrui os poros, provocando o suor. É indicada para tratamento de osteomielite, furúnculo, doenças dos ossos, asma e outros. A **argila fria** diminui a febre e afecções que geram calor, como inflamações, e alivia dores.

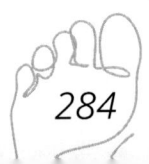

Muitas das doenças sistêmicas repercutem nos pés. Assim, quando o paciente é cuidado integralmente, o resultado será percebido na melhora do quadro de algumas podopatias. A geoterapia é um tratamento holístico e natural que, mesmo aplicado aos pés, pode favorecer o organismo como um todo.

A composição físico-química das argilas, além das ações diferenciadas e potencializadas, define sua **coloração**, como indica o quadro a seguir.

*Quadro 6.7*
Cores das argilas

| Cor | Função |
|---|---|
| Argila branca ou caulim | Naturalmente misturada com outros tipos de argila para suavizar os efeitos intensos. <br> Encontram-se os seguintes elementos: óxido de enxofre ($SO_3$); ferro (Fe); óxido de magnésio (MgO); boro (B); óxido de cálcio (CaO); enxofre (S); potássio (K); cálcio (Ca); silício (Si); e alumínio (Al). <br> Por conter caolinita e quartzo, ser rica em silício e ter alta quantidade de alumínio em relação às outras argilas, melhora a cicatrização e a circulação e tem poder antisséptico. <br> Ideal para hidratação da pele com efeito depurativo, tensor, revitalizante; suaviza rugas e linhas de expressão. <br> Ideal para aplicar nos pés que apresentam a pele fina com fissuras e descamação leve. <br> Pode ser aplicada em todo o corpo. <br> Indicada para peles sensíveis e desidratadas. Mantém as proteínas da pele e dos cabelos, proporciona renovação celular, além de clarear e absorver a oleosidade da pele sem desidratar. <br> É a mais suave de todas as argilas, de pH neutro, muito próximo ao da pele. |
| Argila vermelha | É a mais rica em óxido de ferro, cobre e silício. <br> O silício auxilia na reconstituição dos tecidos cutâneos, é adstringente, desintoxicante e purificante, previne o envelhecimento da pele, acelera o metabolismo local e estimula a circulação sanguínea e o calor, o que torna seu uso contraindicado em pessoas com inflamações, agitadas, ansiosas ou sob efeito de estresse. <br> Ideal para pacientes com queixa de pés frios e dores nas pernas. |

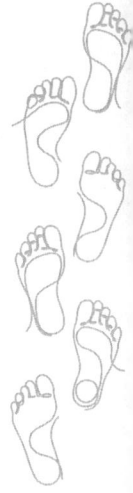

(continua)

(Quadro 6.7 – continuação)

| Cor | Função |
|---|---|
| Argila dourada ou amarela | Tem ação tonificante, hidratante e é indicada para peles maduras e cansadas. Ideal para podogeriatria.<br>Também tem em sua composição silício, que ajuda na reconstituição tecidual, e alumínio, que acelera o processo de cicatrização, além de potássio e ferro, que mantêm a hidratação e favorecem a elasticidade da pele. Inibe o desenvolvimento de bactérias e pode ser utilizada em ferimentos.<br>Sua aplicação proporciona bem-estar e alivia o estresse. Deve ser evitada nos quadros de inflamação aguda, diarreia e febre por conter cálcio, cobre, manganês, ferro, magnésio e potássio. |
| Argila preta | Retirada das profundezas, normalmente contém impurezas.<br>Quando bem tratada, é ideal para melhorar a circulação sanguínea e aliviar dormência das extremidades do corpo, por sua grande quantidade de enxofre, material presente nas unhas.<br>Rica em titânio, alumínio, zinco, ferro e silício, é a mais nobre de todas as argilas.<br>Tem ação oxigenante e reativante.<br>Encontrada também como lama vulcânica, é rejuvenescedora. Muito utilizada para a desintoxicação da pele, tem ação anti-inflamatória, antiartrítica, absorvente, antitumoral, antiestresse, antisséptica, redutora e adstringente.<br>Trata flacidez, elimina fungos cutâneos, aumenta a capacidade reprodutora de células, diminui rugas e linhas de expressão.<br>Por sua composição, apresenta as propriedades das argilas branca, verde e vermelha. |
| Argila rosa | Mistura da argila branca com a vermelha, utilizada mais para fins estéticos, pois combate flacidez e promove elasticidade e tonificação.<br>Muito utilizada em máscaras faciais, corporais e capilares. Os elementos majoritários são óxido de ferro e de cobre e sódio. |

(Quadro 6.7 – conclusão)

| Cor | Função |
|---|---|
| Argila verde | Aplicada em casos de desequilíbrio e doenças crônicas e/ou dores decorrentes de processo inflamatório crônico, como em dores articulares, pelas propriedades analgésicas, anti-inflamatórias e equilibradoras. Colabora para a homeostase.<br>Com diversidade de elementos, é indicada para peles oleosas e com acne, já que tem ação adstringente, tonificante, secativa e estimulante.<br>Para os pés, é ideal para combater edemas; é bactericida, analgésica e cicatrizante. Não deve ser utilizada nos pés que tenham a pele ressecada.<br>Ideal para drenar e desintoxicar o organismo. Ameniza celulite e gordura localizada.<br>Auxilia a pele de forma energética e nutricional, pois é rica em cobre e tem ação anti-inflamatória e pH neutro.<br>Atua na desintoxicação e na regulação da glândula sebácea, provocando efeitos adstringentes e uma suave esfoliação na região desejada. |
| Argila cinza | Indicada para peles oleosas e manchadas.<br>Em razão do titânio presente em sua composição, é um excelente esfoliante para ser utilizado nos pés.<br>É antioxidante natural, retardando o envelhecimento da pele.<br>Previne o surgimento de fissuras, absorve a radiação solar e é anti-inflamatória e cicatrizante. |

## 6.8.2
# Excipientes para utilização com argila

Na manipulação da argila, deve-se evitar o uso de recipientes de metal para não alterar sua estrutura física. O ideal é utilizar recipientes de madeira, cerâmica ou vidro.

A aplicação pode ser feita em banhos com argila quente ou fria, compressas, cataplasma ou emplastros, dependendo de cada caso e das necessidades. Recomendam-se sessões de 7 em 7 dias ou de 10 em 10 dias, a depender de cada quadro e paciente. No início da aplicação, quando começa a eliminação das toxinas, parece haver um agravamento do quadro clínico do paciente.

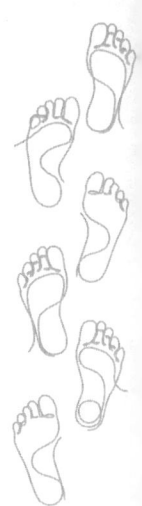

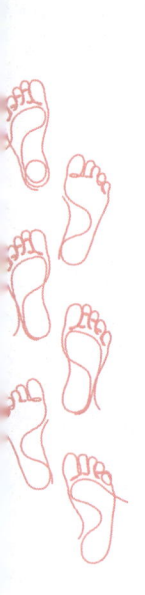

O tempo de aplicação pode variar de 20 minutos a 2 horas. Os primeiros resultados podem ser verificados com 20 dias de aplicação de forma geral; há situações em que o resultado já é percebido nas primeiras sessões, principalmente as aplicações faciais.

Não se recomenda deixar a argila secar demais; se isso ocorrer, deverá ser trocada. Enquanto a argila está úmida, faz absorção das toxinas e, quando seca demasiadamente, devolve as impurezas ao organismo. Durante a aplicação, pode-se umidificar a argila com hidrolato ou chás. Ela também pode ser aplicada com óleos essenciais, vegetais e ervas.

Na **podologia**, a argila é aplicada externamente, diretamente no pé, em uma espessura de 0,5 cm a 1 cm, deixando-se agir por 20 minutos aberta e por 30 minutos ocluída.

**Antes da aplicação**, a argila pode ser diluída com hidrolato, água mineral, água de coco ou soro fisiológico, na proporção de 1 colher de líquido para 1 colher de argila. Pode-se ajustar a pasta colocando mais líquido ou mais argila. Para potencializar a ação, também é possível acrescentar algumas gotas de óleo essencial ou vegetal, ou ambos, conforme a demanda física e emocional do paciente.

*Figura 6.4*
Aplicação de argila nos pés

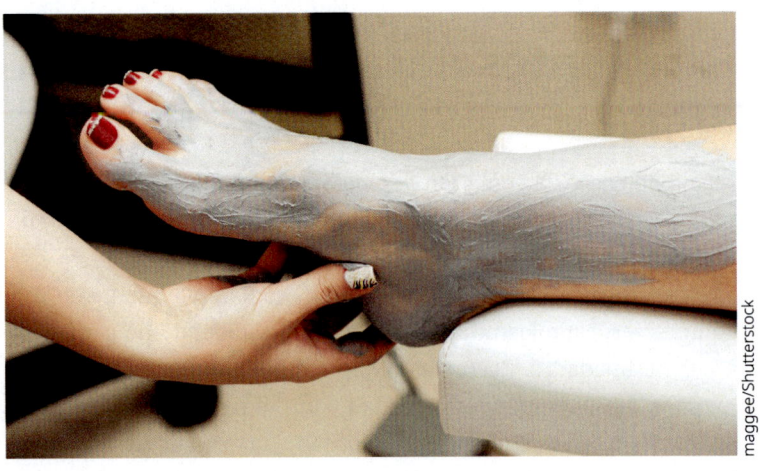

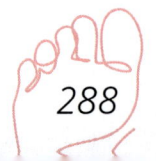

A aplicação pode ser **aberta** ou **ocluída** com pano de banho descartável, gaze ou papel-filme. No caso dos pés, a umidificação da argila durante a aplicação pode ser feita com chá ou hidrolato de alecrim, camomila, lavanda, melaleuca, entre outros. Para remoção, deve-se utilizar o pano de banho descartável umedecido em água morna.

### 6.8.3 Cuidados na utilização da argila

Em alguns casos, no início da utilização de argilas, é possível que o paciente desenvolva prurido ou pequenas feridas. Isso acontece porque o paciente apresenta alguns problemas, como vermes, vírus, intoxicações e impurezas no sangue, o que provoca essa reação da movimentação, chamada de *reação de cura*. Dessa forma, o ideal é ir aplicando argila em tempos menores, de 10 a 15 minutos para forma aberta e de 15 a 20 minutos para forma ocluída, até o organismo acostumar.

A argila verde pode ser aplicada como cataplasma ao redor de feridas, mas nunca sobre a ferida, pois tende a aumentar a lesão.

Não há contraindicações para o uso de argila, somente alguns cuidados, como não aplicar cataplasma frio sobre regiões como rins, coração, coluna e pulmões. Quando a parte do corpo estiver muito fria, deve-se aplicar um cataplasma morno; quando estiver bem quente, um cataplasma frio.

#### PARA SABER MAIS

AMARAL, F. **Técnicas de aplicação de óleos essenciais**: terapia de saúde e beleza. São Paulo: Cengage Learning, 2015.

Esse livro, escrito pelo professor e osmólogo Fernando Amaral, especialista em plantas aromáticas, tem um conteúdo direcionado a todos os profissionais de área de saúde e beleza, especialmente os que tratam pele, cabelos e unhas. Na obra, o autor descreve óleos essenciais e óleos vegetais e suas utilizações terapêuticas, bem como técnicas da aromaterapia em protocolos de saúde e beleza.

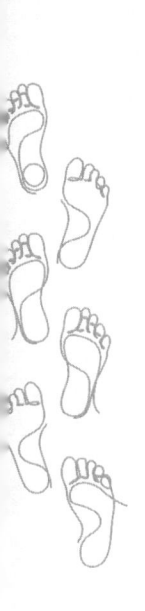

DULTON, D. **Mãos e unhas**: faça você mesmo cosméticos naturais para preservar sua beleza e juventude. Montefranco: Tektime, 2023. Livro 4.

Esse livro apresenta diferentes receitas e dicas que podem ser aplicadas na podologia na orientação ao paciente de como manter a saúde das unhas com o uso de ingredientes completamente naturais e sem produtos químicos.

## Síntese

Neste sexto e último capítulo, destacamos o crescente mercado dos cosméticos no Brasil e no mundo, juntamente com a abordagem dos componentes ativos e das matérias-primas presentes nas formulações de cosméticos e alimentos classificados como naturais, veganos, sustentáveis ou *cruelty free*.

Abordamos também a ação das substâncias na pele e suas vias de penetração. Descrevemos alguns ativos naturais utilizados na podologia, tais como óleos essenciais e vegetais, manteigas, ceras, géis e extratos. Também apontamos ingredientes a serem evitados, os xenobióticos, nocivos à saúde e presentes em grande parte dos cosméticos.

Além disso, apresentamos os óleos essenciais mais empregados na podologia, suas vias de utilização consideradas as mais seguras e seus benefícios. Nessa abordagem, não poderia faltar a argiloterapia, com cores e ativos presentes em cada tipo de argila, bem como as indicações conforme a composição.

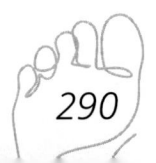

## Questões para revisão

1] Quais são os critérios para um cosmético ser considerado natural?

2] Qual é a diferença entre um cosmético *cruelty free* e um vegano?

3] Indique se as afirmações a seguir são verdadeiras (V) ou falsas (F):

[ ] São considerados cosméticos produtos de higiene pessoal e perfumes constituídos por substâncias naturais ou sintéticas, destinados à parte externa do corpo humano.

[ ] Para ser orgânico, o cosmético deve ter no mínimo 95% de ingredientes orgânicos certificados e autorizados.

[ ] Cosméticos *cruelty free* são aqueles que não contêm derivados de animais.

[ ] Para a Ecocert, o cosmético natural deve conter 99% do conteúdo total das matérias-primas de origem natural. O outro 1% pode ser de substâncias sintéticas.

[ ] Cosméticos naturais apresentam propriedades botânicas que influenciam as funções biológicas da pele e podem desempenhar um papel importante no tratamento de vários distúrbios da pele listados pela certificadora.

Agora, assinale a alternativa que corresponde à sequência obtida:

a] V, V, F, V, V.
b] V, F, V, V, V.
c] F, F, F, V, F.
d] F, V, F, V, F.
e] F, F, F, V, V.

4] Sobre a podoaromaterapia, é correto afirmar:

a] Os óleos essenciais aplicados aos pés agem apenas de forma física, como analgésicos, fungicidas, bactericidas e virucidas.

b] Para melhor eficácia, os óleos essenciais devem ser utilizados puros, em grandes dosagens e em vários tipos de blends.

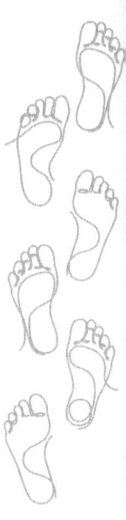

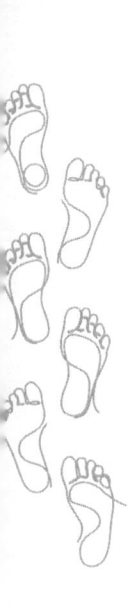

c] O óleo essencial aplicado aos pés também é inalado e, dessa forma, pode melhorar o bem-estar físico e mental e equilibrar as emoções.
d] Óleos essenciais de canela, tomilho, cravo e orégano são melhores por serem mais fortes.
e] Não é possível tratar com óleos essenciais patologias que acometem os pés e têm fundo emocional.

5] Indique se as afirmações a seguir são verdadeiras (V) ou falsas (F):

[ ] A composição físico-química da argila indica sua utilização.
[ ] A argila é composta por minerais como ferro, magnésio, potássio, silício e alumínio.
[ ] A argila tem a ação de aliviar dores e extrair impurezas do organismo; é cicatrizante e regeneradora celular.
[ ] A argila quente gera calor como inflamações, porém alivia dores.
[ ] A argila fria proporciona relaxamento ao sistema nervoso central.

Agora, assinale a alternativa que corresponde à sequência obtida:

a] V, V, V, V, V.
b] V, V, V, F, F.
c] F, F, F, V, V.
d] F, V, V, V, F.
e] V, V, F, F, V.

## Questões para reflexão

1] A aromaterapia faz uso de óleos essenciais por meio de aplicação tópica, inalatória ou olfatória, objetivando a prevenção, a cura e a diminuição de sintomas. Diante disso, descreva a importância da aromaterapia na prática clínica interprofissional.

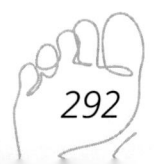

**2]** Neste capítulo, vimos a eficácia dos óleos essenciais para tratamento de problemas de saúde e na promoção do bem-estar e da qualidade de vida. Tendo isso em vista, explique qual é a participação do podólogo/podologista na redução da ansiedade e na promoção do bem-estar psicológico das pessoas que passam diariamente pelos consultórios de podologia.

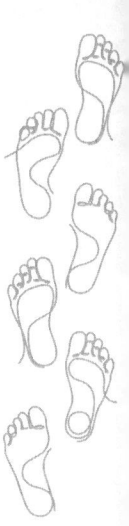

# Considerações finais

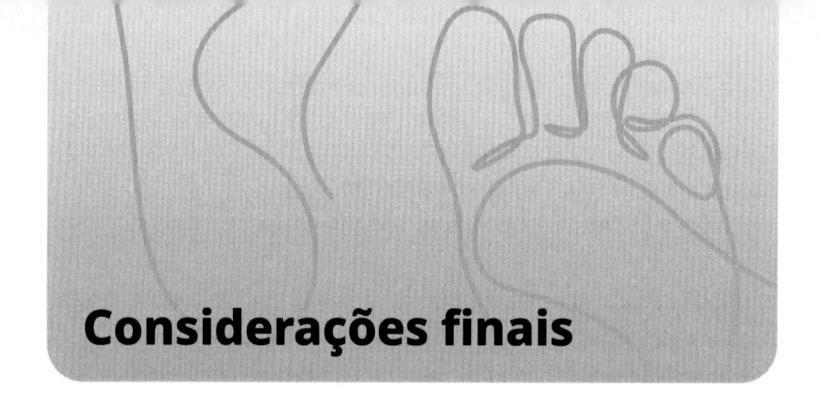

Com este livro, objetivamos levar o leitor a refletir sobre a atuação podológica diante dos desafios da atualidade, do consultório, das consequências da vida moderna e do estilo de vida adotado por clientes/pacientes.

Os pés são a base da estrutura corpórea e "carregam" a pessoa o dia todo na realização de suas atividades. O envelhecimento populacional é uma realidade e, juntamente com o sedentarismo, a má qualidade do sono e a má alimentação, constitui um fator que proporciona o aparecimento de doenças. Por esse motivo, a busca constante por aprimoramento e novos conhecimentos sobre a saúde geral da população é também responsabilidade do podólogo/podologista, uma vez que muitas doenças sistêmicas repercutem nos pés.

Nesta obra, mostramos a evolução da podologia no tempo e nos costumes, enfocando como essa atividade se iniciou no Brasil e quem foram os precursores. Hoje, embora a profissão ainda não esteja regulamentada no país, o profissional deve atuar embasado na legislação, nas normas e no código de ética.

Os pés e suas estruturas, bem como dores, tipos de pisada, tipos de pés e principais patologias, foram outro tema abordado. Entender a estrutura e a biomecânica dos pés é de extrema relevância para se fazer uma análise da possível etiologia da maioria das podopatias. Além disso, em certos casos, a intervenção não compreende apenas a realização da podoprofilaxia, vai muito além – é preciso encaminhar o paciente a outros especialistas da área da saúde, como ortopedista, nutricionista, dermatologista e fisioterapeuta.

As áreas de atuação podológica estão exigindo conhecimento aprofundado, pois cada nicho tem suas particularidades, que demandam aprofundamento científico constante. Isso requer novos estudos e pesquisas conforme a faixa etária, os hábitos e costumes ou a atividade esportiva ou de lazer exercida pelo cliente/paciente.

As consequências dos maus hábitos da vida moderna, evidentemente, refletem-se nos pés, como já mencionado, e o diabetes é um dos problemas atuais mais recorrentes. É uma doença silenciosa, que causa danos severos nas pessoas, como retinopatia, doença renal crônica, impotência sexual, problemas cardiovasculares, doença arterial obstrutiva periférica, pés diabéticos, amputações e morte precoce. Portanto, aprofundamos o conhecimento sobre os tipos de diabetes e destacamos a importância da podologia no acolhimento, atendimento e encaminhamento dos pacientes com essa doença a outros profissionais. O podólogo/podologista tem um papel relevante para prevenir amputação de membros inferiores por conta da doença e para a sobrevida com qualidade das pessoas diabéticas.

A anamnese, atividade tão importante para a área da podologia, também foi tema deste livro. Esse registro conduz para uma eficiente avaliação do estado geral de saúde do paciente, mediante a inspeção do pé – buscando-se observar possíveis alterações na pele e nas unhas, deformidades, ausência de pelos, temperatura e alterações anatômicas – e a realização de testes neurológicos e do exame ITB (índice tornozelo-braquial). São testes e exames simples que, além de agregarem valor ao serviço de podologia, permitem identificar precocemente alterações e, dessa maneira, encaminhar o paciente para o médico especializado, a fim de iniciar o tratamento adequado em tempo hábil para evitar a evolução e o agravamento da doença.

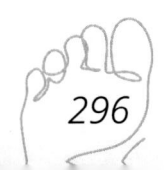

Para despertar ainda mais o interesse do leitor, abordamos a podologia cosmética natural, uma alternativa que amplia as possibilidades de tratamento por meio dos produtos naturais. Apresentamos uma vasta e extensa lista de produtos e formas de utilização, os quais permitem a prevenção do aparecimento de patologias nos pés e no organismo. Além disso, vimos como essas substâncias penetram e agem no organismo, qual é a ação dos minerais e das vitaminas no corpo humano e quais são seus reflexos na saúde dos pés. Destacamos a podoaromaterapia e o modo como os óleos essenciais podem ajudar o paciente em sua vida diária no ritmo frenético que a rotina moderna impõe.

Esperamos que esta leitura tenha ampliado os conhecimentos do leitor e, principalmente, contribuído para instigá-lo a se aprofundar nos temas abordados, olhando o paciente como um ser de luz que, por algum motivo, chegou até o profissional. Como diz o professor Mario Sergio Cortella, "Capriche em você fazer o teu melhor na condição que você tem enquanto você não tem condições melhores pra fazer melhor ainda!" (Faça..., 2024).

# Referências

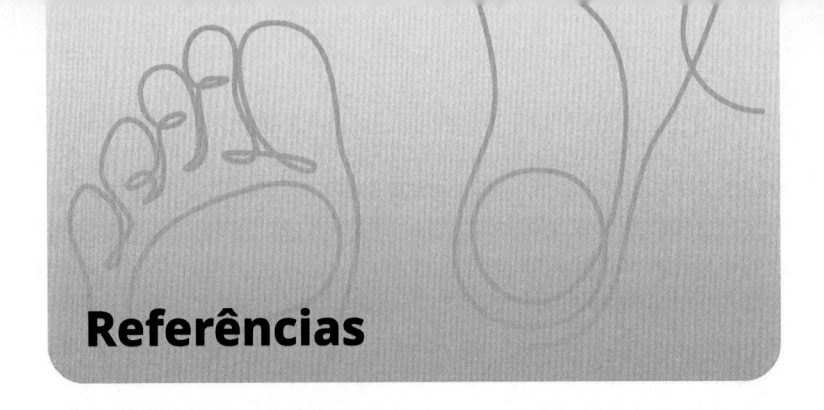

ABIHPEC – Associação Brasileira da Indústria de Higiene Pessoal, Perfumaria e Cosméticos. Disponível em: <https://abihpec.org.br/>. Acesso em: 26 fev. 2024.

ACHILLES, J. V. **Cosméticos naturais sob a ótica da socialização do consumo**: o consumidor de beleza diante desta tendência de mercado. 2019. Dissertação (Mestrado Executivo em Gestão Empresarial) – Fundação Getulio Vargas, Rio de Janeiro, 2019. Disponível em: <https://bibliotecadigital.fgv.br/dspace/bitstream/handle/10438/28585/JuliaAchilles_versao%20biblioteca.pdf?sequence=1&isAllowed=y>. Acesso em: 21 dez. 2023.

ÁLVAREZ, M. L. G. **Lesões nos pés em podologia esportiva**. São Paulo: Podologia Hoje, 2008.

ANVISA – Agência Nacional de Vigilância Sanitária. **Perguntas & respostas**: requisitos sanitários para óleos e gorduras vegetais. 2. ed. Brasília: Copar, 2024.

AZEVEDO, V. F. et al. Revisão crítica do tratamento medicamentoso da gota no Brasil. **Revista Brasileira de Reumatologia**, v. 57, n. 4, p. 346-355, 2017. Disponível em: <https://www.scielo.br/j/rbr/a/mFvgxkXjD8DqzHkSXxJd8mR/?format=pdf&lang=pt>. Acesso em: 21 dez. 2023.

BARCHIFONTAINE, C. de P. de; TRINDADE, M. A. Bioética, saúde e realidade brasileira. **Revista Bioética**, Brasília, v. 27, n. 3, p. 439-445, 2019. Disponível em: <https://www.scielo.br/j/bioet/a/ZvSBP75G4dywpTNjXbRzyRf/?format=pdf&lang=pt>. Acesso em: 21 dez. 2023.

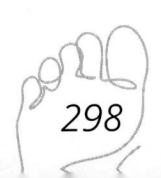

BARROS, L. A. (Coord.). **Dicionário de dermatologia**. São Paulo: Cultura Acadêmica, 2009. Disponível em: <http://sobende.org.br/pdf/Dicionario_dermatologia.pdf>. Acesso em: 21 dez. 2023.

BATISTA, F. **Uma abordagem multidisciplinar sobre pé diabético**. São Paulo: Andreoli, 2010.

BAUDOUX, D. **O grande manual da aromaterapia de Dominique Baudoux**. Tradução de Mayra Corrêa e Castro. Belo Horizonte: Laszlo, 2018.

BEGA, A. **Tratado de podologia**. 2. ed. São Caetano do Sul: Yendis, 2014.

BEGA, A.; LAROSA, P. R. R. (Org.). **Podologia**: bases clínicas e anatômicas. São Paulo: Martinari, 2010.

BERNARDO, A. F. C.; SANTOS, K. dos; SILVA, D. P. da. Pele: alterações anatômicas e fisiológicas do nascimento à maturidade. **Revista Saúde em Foco**, n. 11, p. 1221-1233, 2019. Disponível em: <https://portal.unisepe.com.br/unifia/wp-content/uploads/sites/10001/2019/11/PELE-ALTERA%C3%87%C3%95ES-ANAT%C3%94MICAS-E-FISIOL%C3%93GICAS-DO-NASCIMENTO-%C3%80-MATURIDADE-1.pdf>. Acesso em: 21 dez. 2023.

BERTOLDI, C. M. da L.; PROENÇA, R. P. da C. Doença venosa e sua relação com as condições de trabalho no setor de produção de refeições. **Revista Nutrição**, Campinas, v. 21, n. 4, p. 447-454, jul./ago. 2008. Disponível em: <https://www.scielo.br/j/rn/a/6tf9HRqvsn4wg83wbq3gfJp/abstract/?lang=pt#ModalTutors>. Acesso em: 12 mar. 2024.

BÍBLIA SAGRADA. 154. ed. São Paulo: Ave-Maria, 2002.

BLACKBURN, E.; EPEL, E. **O segredo está nos telômeros**: receita revolucionária para manter a juventude e viver mais e melhor. Tradução de Solange Pinheiro. São Paulo: Planeta, 2017.

BORGES, E.; TRINDADE, L. de L. Processo de trabalho em saúde e em enfermagem. **Revista ROL de Enfermería**, suplemento digital, v. 44, p. 43-50, 2021. Disponível em: <https://comum.rcaap.pt/bitstream/10400.26/38564/1/ICOHN21_43-50.pdf>. Acesso em: 26 fev. 2024.

BRANDINI, A. C. L. **Primeiro atlas temático sobre pé diabético**. Curitiba: Fundação Pro-Renal Brasil, 2015.

BRASIL. Câmara dos Deputados. **Projeto de Lei n. 6.042-B, de 2005**. Disponível em: <https://www.camara.leg.br/proposicoesWeb/prop_mostrarintegra;jsessionid=2886FABA853B6D4AB8B10AB126D85657.node2?codteor=499604&%3Bfilename=Avulso⁺-PL⁺6042/2005#:~:text=O%20Projeto%20de%20Lei%20n%C2%BA,exerc%C3%ADcio%20da%20profiss%C3%A3o%20de%20Pod%C3%B3logo.&text=A%20proposi%C3%A7%C3%A3o%20tamb%C3%A9m%20destaca%20que,disciplinar%20e%20defender%20a%20classe.>. Acesso em: 21 dez. 2023.

BRASIL. **Classificação Brasileira de Ocupações**: códigos, títulos e descrições. 3. ed. Brasília: Ministério do Trabalho e Emprego, 2010. Disponível em: <http://www.cofen.gov.br/wp-content/uploads/2015/12/CLASSIFICA%C3%87%C3%83O-BRASILEIRA-DE-OCUPA%C3%87%C3%95ES-MEC.pdf>. Acesso em: 21 dez. 2023.

BRASIL. Ministério da Saúde. Agência Nacional de Vigilância Sanitária. **Cosméticos**. Disponível em: <https://www.gov.br/anvisa/pt-br/assuntos/cosmeticos>. Acesso em: 26 fev. 2024a.

BRASIL. Ministério da Saúde. Agência Nacional de Vigilância Sanitária. Resolução RDC n. 23, de 24 de abril de 2013. **Diário Oficial da União**, Brasília, DF, 24 abr. 2013. Disponível em: <https://bvsms.saude.gov.br/bvs/saudelegis/anvisa/2013/res0023_23_04_2013.html#:~:text=RESOLU%C3%87%C3%83O%20DA%20%2D%20RDC%20N%C2%BA%2023,III%20e%20IV%2C%20do%20art.>. Acesso em: 21 dez. 2023.

BRASIL. Ministério da Saúde. Agência Nacional de Vigilância Sanitária. **Uso de luvas**: folheto informativo. ago. 2009. Folheto informativo. Disponível em: <https://www.gov.br/anvisa/pt-br/assuntos/servicosdesaude/prevencao-e-controle-de-infeccao-e-resistencia-microbiana/UsodeLuvasFolhetoInformativo.pdf>. Acesso em: 26 fev. 2024.

BRASIL. Ministério da Saúde. Portaria n. 1.600, de 17 de julho de 2006. **Diário Oficial da União**, Brasília, DF, 17 jul. 2006a. Disponível em: <https://bvsms.saude.gov.br/bvs/saudelegis/gm/2006/prt1600_17_07_2006.html#:~:text=Aprova%20a%20constitui%C3%A7%C3%A3o%20do%20Observat%C3%B3rio,%C3%9Anico%20de%20Sa%C3%BAde%20(SUS)>. Acesso em: 26 fev. 2024.

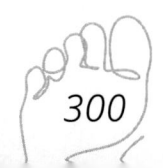

BRASIL. Ministério da Saúde. Portaria n. 702, de 21 de março de 2018. **Diário Oficial da União**, Brasília, DF, 21 mar. 2018. Disponível em: <https://bvsms.saude.gov.br/bvs/saudelegis/gm/2018/prt0702_22_03_2018.html>. Acesso em: 26 fev. 2024.

BRASIL. Ministério da Saúde. Portaria n. 930, de 27 de agosto de 1992. **Diário Oficial da União**, Brasília, DF, 4 set. 1992. Disponível em: <https://pesquisa.in.gov.br/imprensa/servlet/INPDFViewer?jornal=1&pagina=47&data=04/09/1992&captchafield=firstAccess>. Acesso em: 21 dez. 2023.

BRASIL. Ministério da Saúde. Portaria n. 971, de 3 de maio de 2006. **Diário Oficial da União**, Brasília, DF, 2 maio 2006b. Disponível em: <https://bvsms.saude.gov.br/bvs/saudelegis/gm/2006/prt0971_03_05_2006.html>. Acesso em: 26 fev. 2024.

BRASIL. Ministério da Saúde. **Relatório de recomendação**: artrite reumatoide. Brasília, ago. 2021. (Protocolos Clínicos e Diretrizes Terapêuticas, n. 654). Disponível em: <https://www.gov.br/conitec/pt-br/midias/relatorios/2021/20210910_relatorio-artrite_reumatoide_final_654_2021.pdf>. Acesso em: 21 dez. 2023.

BRASIL. Ministério da Saúde. Secretaria de Atenção à Saúde. Departamento de Atenção Básica. **Manual do pé diabético**: estratégias para o cuidado da pessoa com doença crônica. Brasília: Ministério da Saúde, 2016. Disponível em: <http://www.as.saude.ms.gov.br/wp-content/uploads/2016/06/manual_do_pe_diabetico.pdf>. Acesso em: 21 dez. 2023.

BRASIL. Ministério da Saúde. Secretaria de Atenção à Saúde. Departamento de Atenção Básica. **Política Nacional de Práticas Integrativas e Complementares no SUS**. 2. ed. Brasília, DF, 2015. Disponível em: <https://bvsms.saude.gov.br/bvs/publicacoes/politica_nacional_praticas_integrativas_complementares_2ed.pdf>. Acesso em: 21 dez. 2023.

BRASIL. Ministério do Trabalho e Emprego. **Norma Regulamentadora n. 6 (NR-6)**. 12 dez. 2023a. Disponível em: <https://www.gov.br/trabalho-e-emprego/pt-br/acesso-a-informacao/participacao-social/conselhos-e-orgaos-colegiados/comissao-tripartite-partitaria-permanente/normas-regulamentadora/normas-regulamentadoras-vigentes/norma-regulamentadora-no-6-nr-6> Acesso em: 26 fev. 2024.

BRASIL. Ministério do Trabalho e Emprego. **Norma Regulamentadora n. 9 (NR-9)**. 12 dez. 2023b. Disponível em: <https://www.gov.br/trabalho-e-emprego/pt-br/acesso-a-informacao/participacao-social/conselhos-e-orgaos-colegiados/comissao-tripartite-partitaria-permanente/normas-regulamentadora/normas-regulamentadoras-vigentes/norma-regulamentadora-no-9-nr-9>. Acesso em: 14 jan. 2024.

BRASIL. Ministério do Trabalho e Emprego. **Norma Regulamentadora n. 12 (NR-12)**. 25 mar. 2024b. Disponível em: <https://www.gov.br/trabalho-e-emprego/pt-br/acesso-a-informacao/participacao-social/conselhos-e-orgaos-colegiados/comissao-tripartite-partitaria-permanente/normas-regulamentadora/normas-regulamentadoras-vigentes/norma-regulamentadora-no-12-nr-12>. Acesso em: 13 jul. 2024.

BRASIL. Ministério do Trabalho e Emprego. Portaria n. 25, de 29 de dezembro de 1994. **Diário Oficial da União**, Brasília, DF, 30 dez. 1994. Disponível em: <https://www.gov.br/trabalho-e-emprego/pt-br/assuntos/inspecao-do-trabalho/seguranca-e-saude-no-trabalho/sst-portarias/1994/portaria_25_aprova_a_nr_09_e_altera_a_nr_5_e_16_1994.pdf/view>. Acesso em: 26 fev. 2024.

BRITO, J. F. P. et al. Alterações sensório-motoras e fatores associados em pacientes com diabetes mellitus. **Texto & Contexto Enfermagem**, v. 29, e20180508, 2020. Disponível em: <https://www.scielo.br/j/tce/a/cn8bvThfGmjfFSvvPFKG7jf/?format=pdf&lang=pt>. Acesso em: 21 dez. 2023.

BRITO, L. P. et al. Correção de pé plano valgo flexível pediátrico por artrorrise. **Scientific Journal of Foot & Ankle**, v. 13, n. 2, p. 112-118, 2019. Disponível em: <https://doi.org/10.30795/scijfootankle.2019.v13.915>. Acesso em: 26 fev. 2024.

BRUNO, C. M. A.; ALMEIDA, M. R. Óleos essenciais e vegetais: matérias-primas para fabricação de bioprodutos nas aulas de Química Orgânica Experimental. **Química Nova**, v. 44, n. 7, p. 899-907, 2021. Disponível em: <https://doi.org/10.21577/0100-4042.20170722>. Acesso em: 21 dez. 2023.

BURIHAN, M. C.; CAMPOS JÚNIOR, W. (Ed.). **Consenso no tratamento e prevenção do pé diabético**. Rio de Janeiro: Guanabara Koogan, 2020. Disponível em: <https://sbacv.org.br/wp-content/uploads/2021/03/consenso-pe-diabetico-24112020.pdf>. Acesso em: 22 fev. 2024.

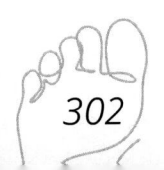

CARVALHO, A. C. M. de S. **Sinais ungueais de doenças sistémicas**. 2011. Trabalho final (Mestrado Integrado em Medicina, área científica de Dermatologia) – Faculdade de Medicina da Universidade de Coimbra, 2011. Disponível em: <https://hdl.handle.net/10316/47685>. Acesso em: 26 fev. 2024.

CASTRO, I. L. de O. **Estudo do desenvolvimento da formulação de um xampu sem sulfatos**. 2018. Monografia (Bacharelado em Engenharia Química) – Universidade Federal Rural do Semiárido, Mossoró, 2018. Disponível em: <https://repositorio.ufersa.edu.br/server/api/core/bitstreams/fdb464f8-9ed5-4523-a2af-4b3d2a9779cb/content>. Acesso em: 12 mar. 2024.

CAVALCANTI, R. K. B. C. et al. Maquiagem mineral desenvolvida a partir de argilas bentoníticas naturais e tratadas organofilicamente. **Cerâmica**, n. 64, v. 370, p. 266-275, 2018. Disponível em: <https://www.scielo.br/j/ce/a/cMsbP9Bcb68gzvT56dwZ9Rt/?lang=pt>. Acesso em: 21 dez. 2023.

CEMBRANEL, F. et al. Relação entre consumo alimentar de vitaminas e minerais, índice de massa corporal e circunferência da cintura: um estudo de base populacional com adultos no sul do Brasil. **Cadernos de Saúde Pública**, n. 33, v. 12, e00136616, 2017. Disponível em: <https://doi.org/10.1590/0102-311X00136616>. Acesso em: 21 dez. 2023.

CENTURIÃO, P. de O. et al. Avaliação da qualidade de produtos cosméticos contendo ácido glicólico. **Revista Colombiana de Ciencias Químico-Farmacéuticas**, v. 50, n. 1, p. 158-173, 2021. Disponível em: <http://www.scielo.org.co/pdf/rccqf/v50n1/1909-6356-rccqf-50-01-158.pdf>. Acesso em: 21 dez. 2023.

CHEVALLIER, A. **O grande livro das plantas medicinais**. Tradução de Cristina Fernandes e Rosane Albert. São Paulo: Publifolha, 2017.

CNI – Confederação Nacional da Indústria. Perfil do consumidor: consumo consciente. **Retratos da Sociedade Brasileira**, ano 9, n. 52, 2020. Brasília, 2020. Disponível em: <https://static.portaldaindustria.com.br/media/filer_public/c3/e7/c3e7e7fa-0712-48e2-afd4-cb779df25853/retratosdasociedadebrasileira_52_consumoconsciente.pdf>. Acesso em: 12 mar. 2024.

CORDEIRO, B. M.; MACHADO, K. E.; WEICKERT, L. M. Benefícios do silício orgânico como ativo cosmético na prevenção do envelhecimento cutâneo. **ID On-Line: Revista de Psicologia**, v. 16, n. 63, p. 250-266, out. 2022. Disponível em: <https://idonline.emnuvens.com.br/id/article/download/3524/5620>. Acesso em: 26 fev. 2024.

COSTA, B. B. da; MOREIRA, T. A. Main Pathophysiological and Clinical Aspects Present in Type I Diabetes mellitus (Autoimmune). **Research, Society and Development**, v. 10, n. 14, e153101421773, 2021. Disponível em: <http://dx.doi.org/10.33448/rsd-v10i14.21773>. Acesso em: 21 dez. 2023.

CRANE, J. **Perfumaria botânica**: a arte de criar perfumes naturais. Tradução de Ane Walsh e Cecília Barbosa. Belo Horizonte: Laszlo, 2018.

DELFINO, M. T.; MEDEIROS, G. M.; SCHLINDWEIN, A. D. Argila medicinal verde no tratamento da dor lombar inespecífica: ensaio clínico. **Brazilian Journal Of Pain – BrJP**, São Paulo, v. 3, n. 3, p. 213-216, 2020. Disponível em: <https://www.scielo.br/j/brjp/a/gXrnHbwsMKrHhn7yqKwqznN/?format=pdf&lang=pt>. Acesso em: 21 dez. 2023.

DELFRATE, G.; FONSECA, R. I. D.; SCHEFFER, E. W. de O. Determinação do composto triclosan em amostras de água superficial. **Brazilian Journal of Development**, v. 7, n. 1, p. 2240-2246, 2021. Disponível em: <https://doi.org/10.34117/bjdv7n1-153>. Acesso em: 12 mar. 2024.

DORNA, M. de S. Alimentação de idosos diabéticos e não diabéticos no Brasil. **Arquivos Brasileiros de Cardiologia**, v. 118, n. 2, p. 398-399, 2022. Disponível em: <https://www.scielo.br/j/abc/a/sxJxWJLFTmFvTRWsPwycNgf/?format=pdf&lang=pt>. Acesso em: 12 mar. 2024.

DUARTE, M. L. et al. Coalizão cuneiforme lateral-cuboide: uma coalizão rara. **Arquivos Médicos dos Hospitais e da Faculdade de Ciências Médicas da Santa Casa de São Paulo**, v. 65, e12, 2020. Disponível em: <https://arquivosmedicos.fcmsantacasasp.edu.br/index.php/AMSCSP/article/download/597/869/1432>. Acesso em: 12 mar. 2024.

ECOCERT. **Cosméticos orgânicos e naturais**. Disponível em: <https://www.ecocert.com/pt-BR/certifica%C3%A7%C3%A3o-detalhe/cosmeticos-organicos-e-naturais-cosmos>. Acesso em: 13 ago. 2024.

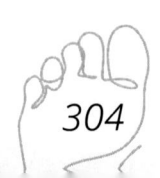

FAÇA o teu melhor nas condições que você tem! Cortella. **Motivação Power**. Disponível em: <https://www.youtube.com/watch?v=Ywh4YMnkaDw>. Acesso em: 12 mar. 2024.

FARIA, L. L. et al. Soft Tissue Calcifications: a Pictorial Essay. **Radiologia Brasileira**, n. 53, v. 5, p. 337-344, 2020. Disponível em: <https://www.scielo.br/j/rb/a/x7hJ4pmWHcYhnNqPq7hpPVP/?format=pdf&lang=pt>. Acesso em: 21 dez. 2023.

FEITOSA, M. R. P. V. D. **Aplicação da espectroscopia Raman Confocal para rastreamento de um novo produto cosmético pela unha humana no tratamento da Síndrome de Unhas Frágeis**. 2020. Dissertação (Mestrado em Engenharia Biomédica) – Universidade Brasil, São Paulo, 2020. Disponível em: <https://universidadebrasil.edu.br/portal/_biblioteca/uploads/20210416193704.pdf>. Acesso em: 21 dez. 2023.

FERNANDES, E. S.; SILVA, M. C. T. de; DRAEGER, C. L. Vitamina D e magnésio: importância desses nutrientes para saúde muscular. **Revista Ibero-Americana de Humanidades, Ciências e Educação**, São Paulo, v. 8, n. 5, p. 2800-2814, 2022. Disponível em: <https://periodicorease.pro.br/rease/article/view/5807>. Acesso em: 26 fev. 2024.

FERNANDES, F. C. G. M. et al. O cuidado com os pés e a prevenção da úlcera em pacientes diabéticos no Brasil. **Cadernos Saúde Coletiva**, n. 28, v. 2, p. 302-310, 2020. Disponível em: <https://doi.org/10.1590/1414-462X202028020258>. Acesso em: 21 dez. 2023.

FERREIRA, R. C. Pé diabético: parte 1 – úlceras e infecções. **Revista Brasileira de Ortopedia**, n. 55, v. 4, p. 389-396, 2020. Disponível em: <https://www.scielo.br/j/rbort/a/w9c9DrGkYXKPwMws7JQ9LJM/?lang=pt&format=pdf>. Acesso em: 21 dez. 2023.

FREITAS, P. R. et al. Abordagens terapêuticas nas doenças inflamatórias: uma revisão. **Revista Interfaces**, v. 7, n. 2, p. 318-324, 2019. Disponível em: <https://www.arca.fiocruz.br/handle/icict/37034>. Acesso em: 21 dez. 2023.

GOIS, T. da S. et al. Fisiopatologia da cicatrização em pacientes portadores de diabetes mellitus. **Brazilian Journal of Health Review**, Curitiba, v. 4, n. 4, p. 14438-14452, 2021. Disponível em: <https://ojs.brazilian

journals.com.br/ojs/index.php/BJHR/article/view/32304/pdf>. Acesso em: 21 dez. 2023.

GOMES, A. C. **Dor em membros inferiores em trabalhadores da indústria**. 114 f. Dissertação (Mestrado em Saúde, Ambiente e Trabalho) – Universidade Federal da Bahia, Faculdade de Medicina, 2012. Disponível em: <https://repositorio.ufba.br/bitstream/ri/31722/1/DISSERTA%C3%87%C3%83O%20-%20FINAL%20-%2007.07.14.pdf>. Acesso em: 12 mar. 2024.

GOMES, M. F. **Avaliação dos efeitos de triclosan, triclocarban e suas misturas em diferentes bioindicadores**. 85 f. Dissertação (Mestrado em Ciência e Tecnologia Ambiental) – Universidade Tecnológica Federal do Paraná, Curitiba, 2019. Disponível em: <https://repositorio.utfpr.edu.br/jspui/bitstream/1/4310/1/CT_PPGCTA_M_Gomes%2C%20Monike%20Felipe_2019.pdf>. Acesso em: 21 dez. 2023.

GONÇALVES, E. S. et al. A importância da determinação analítica de intermediários reativos e de seus produtos de reações com biomacromoléculas: uma minirrevisão. **Química Nova**, n. 37, n. 2, p. 317-322, 2014. Disponível em: <https://www.scielo.br/j/qn/a/G75sWZ5RBzfpvJLM9mCspfm/?lang=pt#>. Acesso em: 21 dez. 2023.

IBD CERTIFICAÇÕES. **Diretrizes Ingredientes Naturais Veganos**. Para produtos cosméticos e higiene pessoal e ingredientes certificados como natural. Para produtos alimentícios em geral classificáveis como naturais. 1. ed. dez. 2020. Disponível em: <https://www.ibd.com.br/wp-content/uploads/2020/12/8_1_2_V_Diretrizes_IBD_IN_Veganos_15122020.pdf>. Acesso em: 29 dez. 2023.

IBD CERTIFICAÇÕES. **Guia para elaboração e verificação de rótulos de produtos certificados IBD**. 9. ed. [S.l.], 2018. Disponível em: <https://www.ibd.com.br/wp-content/uploads/2019/07/2.pdf>. Acesso em: 29 dez. 2023.

IBD CERTIFICAÇÕES. **Organic and Natural Guidelines for Certification of Organic and Natural Cosmetics and Personal Hygiene and Ingredients**. 6. ed. [S.l.], 2019. Disponível em: <https://www.ibd.com.br/wp-content/uploads/2019/10/8_1_2_C_Diretrizes_IBD_Cosmeticos_En_17102019_V.pdf>. Acesso em: 21 dez. 2023.

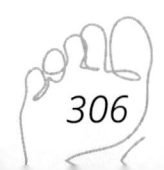

IDF – International Diabetes Federation. Disponível em: <https://idf.org/>. Acesso em: 26 fev. 2024.

IFPI – Instituto Federal de Educação, Ciência e Tecnologia do Piauí. **Manual de procedimentos operacionais padrão (POP's)**: serviço de enfermagem. Teresina: Instituto Federal do Piauí, 2020. Disponível em: <https://www.ifpi.edu.br/noticias/ifpi-implanta-sistematizacao-da-assistencia-de-enfermagem/ManualdeProcedimentosOperacionaisPadroIFPI.pdf>. Acesso em: 26 fev. 2024.

IMOTO, F. S. et al. Osteossíntese do dedo em martelo com placa e parafuso: avaliação de 25 pacientes. **Revista Brasileira de Ortopedia**, n. 51, v. 3, p. 268-273, 2016. Disponível em: <https://www.scielo.br/j/rbort/a/Cy8qpywrY5P9vbfKr3GLtPD/?format=pdf&lang=pt>. Acesso em: 21 dez. 2023.

LESSA; R. S.; FERNANDES; R. de C. P. Dor nas extremidades inferiores, demandas físicas e psicológicas em trabalhadores da limpeza urbana: estudo transversal. **Revista Brasileira de Saúde Ocupacional**, v. 47, e2, 2022. Disponível em: <https://www.scielo.br/j/rbso/a/QXkpCxz3S3qc4LccVtGQB6y/?format=pdf&lang=pt>. Acesso em: 26 fev. 2024.

LIMA, D. C. de. As varizes na saúde do trabalhador: sintomas, tratamento e prevenção. **Revista Brasileira de Medicina do Trabalho**, n. 17, V. 4, p. 589-593, 2019. Disponível em <https://www.rbmt.org.br/details/486/pt-BR/as-varizes-na-saude-do-trabalhador sintomas tratamento-e-prevencao>. Acesso em: 21 dez. 2023.

LOPES, D. R. et al. Avaliação dos teores de alumínio em antitranspirantes. **Colloquium Exactarum**, v. 10, n. 2, p. 1-6, 2018. Disponível em: <https://journal.unoeste.br/index.php/ce/article/view/2679>. Acesso em: 12 mar. 2024.

LOPES, L. M. D. et al. Inovações educacionais com o uso da realidade aumentada: uma revisão sistemática. **Educação em Revista**, n. 35, e197403, 2019. Disponível em: <https://doi.org/10.1590/0102-4698197403>. Acesso em: 21 dez. 2023.

LOUPA, A. et al. Biomecânica da marcha. **Journal of Aging & Innovation**, v. 9, n. 1, p. 136-140, 2020. Disponível em: <https://www.researchgate.net/profile/Serafim-Silva/publication/342480038_Gait_biomechanics/

links/5ef63b05299bf18816e8a976/Gait-biomechanics.pdf>. Acesso em: 26 fev. 2024.

LUENGO, R. de F. A. et al. Determinação de minerais no solo e análise de folhas de couve produzida em Brasília. **Brazilian Journal of Food Technology**, n. 21, e2017141, 2018. Disponível em: <https://doi.org/10.1590/1981-6723.14117>. Acesso em: 21 dez. 2023.

LUVAS cirúrgicas e luvas de procedimentos: considerações sobre o seu uso. **Boletim Informativo de Tecnovigilância**, Brasília, n. 2, p. 1-5, 2011. Disponível em: <http://egov.df.gov.br/wp-content/uploads/2019/10/Luvas-cir%C3%BArgicas-e-luvas-de-procedimentos-%E2%80%93-considera%C3%A7%C3%B5es-sobre-o-uso.pdf>. Acesso em: 26 fev. 2024.

MACEDO; R. R. et al. Concordância interobservadores dos métodos estáticos de avaliação dos tipos de pisada em praticantes de corrida. **Revista Brasileira de Ortopedia**, São Paulo, v. 55, n. 4, 2020. Disponível em: <https://doi.org/10.1055/s-0039-3402464>. Acesso em: 26 fev. 2024.

MADEIRA, E. S. et al. Potenciais fatores associados a maior chance de recidiva de erisipela. **Acta Paulista de Enfermagem**, v. 35, eAPE02822, 2022. Disponível em: <https://www.scielo.br/j/ape/a/DdMZ6JYdKgwDtGcfWbFjbgL/?format=pdf&lang=pt>. Acesso em: 21 dez. 2023.

MADELLA JÚNIOR, O. **Dicionário ilustrado de podologia**. 8. ed. São Paulo: R. Garcias, 2018.

MADELLA JÚNIOR, O. História da podologia. **Podologista Orlando Madella Jr**, 9 set. 2004. Disponível em: <https://podologiabr.com/Historia_27.html>. Acesso em: 13 ago. 2024.

MAGALHÃES, R. N. M. **Fisiologia da cicatrização**. Gama, DF: Uniceplac, 2022. Disponível em: <https://dspace.uniceplac.edu.br/bitstream/123456789/2082/1/Fisiologia%20da%20cicatriza%C3%A7%C3%A3o.pdf>. Acesso em: 26 fev. 2024.

MANUAIS MSD. Disponível em: <https://www.msdmanuals.com/pt-br/>. Acesso em: 26 fev. 2024.

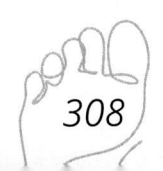

MARTINS, A. de M.; BRATI, L. P. Tratamento para o diabetes mellitus gestacional: uma revisão de literatura. **Femina**, n. 29, v. 4, p. 251-256, 2021. Disponível em: <https://docs.bvsalud.org/biblioref/2021/05/1224096/

femina-2021-494-p251-256-tratamento-para-o-diabetes-mellitus-g_OVEyeFi.pdf>. Acesso em: 21 dez. 2023.

MARTINS, T. S. I. **Revisão do potencial toxicológico de excipientes com aplicação em dermocosmética**. 74 f. Dissertação (Mestrado em Ciências Farmacêuticas) – Universidade do Algarve, 2021. Disponível em: <https://sapientia.ualg.pt/handle/10400.1/18766>. Acesso em: 12 mar. 2024.

MEZÊNCIO, B.; FERREIRA, J. C.; AMADIO, A. C. Biomecânica do movimento humano. **Corpoconsciência**, Cuiabá, v. 25, n. 2, p. 87-109, 2021. Disponível em: <https://periodicoscientificos.ufmt.br/ojs/index.php/corpoconsciencia/article/view/12682>. Acesso em: 26 fev. 2024.

MORITA, T. C. A. B. et al. Atualização em vasculites: visão geral e pontos relevantes dermatológicos para o diagnóstico clínico e histopatológico – Parte I. **Anais Brasileiros de Dermatologia**, v. 95, n. 3, p. 355-371, 1º maio 2020. Disponível em: <http://www.anaisdedermatologia.org.br/pt-atualizacao-em-vasculites-visao-geral-articulo-S2666275220301661>. Acesso em: 22 fev. 2024.

NASCIMENTO, A. S. do. et al. Óleos essenciais para a cicatrização e/ou prevenção de infecção de feridas cirúrgicas: revisão sistemática. **Revista da Escola de Enfermagem da USP**, n. 56, e20210442, 2022. Disponível em: <https://www.scielo.br/j/reeusp/a/Kn7qqGSTRy9bqX4d4FgwdCg/?format=pdf&lang=pt>. Acesso em: 21 dez. 2023.

NASCIMENTO JUNIOR, B. J. do. **Anatomia humana sistemática básica**. Ilustrações de Orlando Matos de Almeida Neto. Petrolina: Univasf, 2020.

NECA, C. S. M. et al. A influência do estresse sobre o sistema imunológico: uma revisão da literatura. **Research, Society and Development**, n. 11, v. 8, e539118291, 2022. Disponível em: <https://rsdjournal.org/index.php/rsd/article/download/18291/26775/356669>. Acesso em: 26 fev. 2024.

NEVES, D. R. et al. Sentido e significado do trabalho: uma análise dos artigos publicados em periódicos associados à Scientific Periodicals Electronic Library. **Cadernos EBAPE.BR**, Rio de Janeiro, v. 16, n. 2, p. 318-330, 2018. Disponível em: <https://www.scielo.br/j/cebape/a/ncWvqK58zG8PqZC5ZQCGz9x/?format=pdf&lang=pt>. Acesso em: 21 dez. 2023.

NEVES, J. C. de J. et al. Influência do arco longitudinal medial na distribuição plantar e na flexibilidade posterior. **Fisioterapia e Pesquisa**, n. 27, v. 1, p. 16-21, 2020. Disponível em: <https://www.scielo.br/j/fp/a/wF6cMNwSMTLpBG78yhFvYzy/?format=pdf&lang=pt>. Acesso em: 21 dez. 2023.

OLIVEIRA, G. et al. Fatores de risco cardiovascular, saberes e práticas de cuidado de mulheres: possibilidade para rever hábitos. **Escola Anna Nery**, n. 26, e20210281, 2022. Disponível em: <https://doi.org/10.1590/2177-9465-EAN-2021-0281>. Acesso em: 21 dez. 2023.

OLIVEIRA, T. M. M. de et al. Onicomicose e verrugas plantares: diagnósticos e tratamentos. **Revista Ibero-Americana de Podologia**, v. 3, n. 1, p. 1-4, 2021. Disponível em: <https://www.iajp.com.br/index.php/IAJP/article/view/57>. Acesso em: 21 dez. 2023.

OPAS – Organização Panamericana de Saúde. **Medicinas tradicionais, complementares e integrativas**. Disponível em: <https://www.paho.org/pt/topicos/medicinas-tradicionais-complementares-e-integrativas>. Acesso em: 12 mar. 2024.

PARANÁ. Resolução n. 204, de 17 de março de 2009. **Diário Oficial do Estado do Paraná**, 19 mar. 2009. Disponível em: <https://www.legisweb.com.br/legislacao/?id=144103>. Acesso em: 26 fev. 2024.

PARANÁ. Secretaria da Saúde. **Vigilância Sanitária (VISA)**. Disponível em: <https://www.saude.pr.gov.br/Pagina/Vigilancia-Sanitaria-VISA#>. Acesso em: 21 dez. 2023.

PEDRAZA, D. F.; SALES, M. C. Brazilian Studies on Zinc Deficiency and Supplementation: Emphasis on Children. **Revista Brasileira de Saúde Materno-Infantil**, n. 17, v. 2, p. 217-232, abr.-jun. 2017. Disponível em: <https://doi.org/10.1590/1806-93042017000200002>. Acesso em: 21 dez. 2023.

PIRONTI, R.; KEPPEN, M. Metaverso: novos horizontes, novos desafios. **International Journal of Digital Law**, Belo Horizonte, ano 2, n. 3, p. 57-67, 2021. Disponível em: <https://journal.nuped.com.br/index.php/revista/article/view/v2n3pironti2021>. Acesso em: 26 fev. 2024.

PODS – Instituto de Podologia e Saúde. **Código Sanitário do Podólogo**. 2021. Apresentação de slides. Disponível em: <https://idoc.pub/

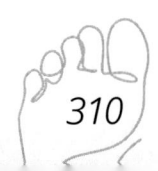

documents/codigo-sanitario-do-podologo-19n07qr12plv>. Acesso em: 28 fev. 2024.

PRETKO, R. da A. da S. **Iniciação às práticas podológicas**. 2021. Disciplina de Curso de Podologia.

PRETKO, R. da A. da S. Fissura plantar. **Revista Mais Saúde**, 20 jul. 2020. Disponível em: <https://www.maissauderevista.com.br/corpo/fissura-plantar/>. Acesso em: 21 dez. 2023.

PROJETO DIRETRIZES SBACV. **Doença arterial periférica obstrutiva de membros inferiores**: diagnóstico e tratamento. 2015. Disponível em: <https://sbacvsp.com.br/wp-content/uploads/2016/05/daopmmii.pdf>. Acesso em: 21 dez. 2023.

RIBEIRO, V. A. et al. Alterações biomecânicas encontradas no esporão de calcâneo e na fasceíte plantar. **Revista Ibero-Americana de Podologia**, v. 3, n. 1, p. 1-5, 2021. Disponível em: <https://iajp.com.br/index.php/IAJP/article/view/58>. Acesso em: 21 dez. 2023.

RODRIGUES, G. G. et al. **Toxicidade dos parabenos em produtos cosméticos**. Disponível em: <https://ayaeditora.com.br/wp-content/uploads/Livros/L156C26.pdf>. Acesso em: 26 fev. 2024.

SANTOS, C. de S.; NASCIMENTO, F. E. L. Consumo isolado de aminoácidos de cadeia ramificada e síntese de proteína muscular em humanos: uma revisão bioquímica. **Einstein**, São Paulo, v. 17, n. 3, p. 1-5, 2019. Disponível em: <https://www.scielo.br/j/eins/a/cVqNfhpkCmzTcrLWRVrVtVv/?format=pdf&lang=pt>. Acesso em: 21 dez. 2023.

SÃO PAULO. Secretaria Estadual de Saúde. Portaria CVS-11, de 16 de agosto de 1993. **Diário Oficial**, 16 ago. 1993. Disponível em: <https://saude.campinas.sp.gov.br/vigilancia/vig_sanitaria/legislacoes/Portaria_CVS-11_16.08.93.pdf>. Acesso em: 12 mar. 2024.

SARAIVA JUNIOR, J. R. et al. Aspectos emocionais – ansiedade, depressão e estresse – em pacientes com dermatoses atópicas: revisão sistemática. **Brazilian Journal of Development**, Curitiba, v. 8, n. 2, p. 9366-9381, 2022. Disponível em: <https://ojs.brazilianjournals.com.br/ojs/index.php/BRJD/article/download/43747/pdf/109420>. Acesso em: 26 fev. 2024.

SBACV – Sociedade Brasileira de Angiologia e de Cirurgia Vascular. **Brasil bate recorde de amputações de pés e pernas em decorrência do**

**diabetes**. 20 set. 2023. Disponível em: <https://sbacv.org.br/brasil-bate-recorde-de-amputacoes-de-pes-e-pernas-em-decorrencia-do-diabetes/>. Acesso em: 26 fev. 2024.

SBD – Sociedade Brasileira de Diabetes. **Classificação do diabetes**. 5 mar. 2024. Disponível em: <https://diretriz.diabetes.org.br/classificacao-do-diabetes/>. Acesso em: 12 mar. 2024.

SBD – Sociedade Brasileira de Diabetes. **Diretriz SBD 2022**. 2022. Disponível em: <https://profissional.diabetes.org.br/diretriz-sbd-2022/#:~:text=Est%C3%A1%20dispon%C3%ADvel%20a%20Diretriz%20SBD,atualiza%C3%A7%C3%A3o%20e%20difus%C3%A3o%20do%20conhecimento>. Acesso em: 26 fev. 2024.

SBD – Sociedade Brasileira de Diabetes. **Diretrizes da Sociedade Brasileira de Diabetes – 2019-2020**. 2019. Disponível em: <http://www.saude.ba.gov.br/wp-content/uploads/2020/02/Diretrizes-Sociedade-Brasileira-de-Diabetes-2019-2020.pdf>. Acesso em: 21 dez. 2023.

SBD – Sociedade Brasileira de Dermatologia. **Unhas**. Disponível em: <https://www.sbd.org.br/unhas/>. Acesso em: 14 jan. 2024.

SBEM – Sociedade Brasileira de Endocrinologia e Metabologia. Tireoide e alimentação: o que se sabe. **Departamento de Tireoide da SBEM**, 26 jan. 2021. Disponível em: <https://www.tireoide.org.br/tireoide-e-alimentacao-o-que-se-sabe/>. Acesso em: 21 dez. 2023.

SBGG – Sociedade Brasileira de Geriatria e Gerontologia. **O que é geriatria e gerontologia?** Disponível em: <https://sbgg.org.br/espaco-cuidador/o-que-e-geriatria-e-gerontologia/>. Acesso em: 14 jan. 2024.

SBP – Sociedade Brasileira de Pediatria. **Consenso sobre anemia ferropriva**: atualização – destaques 2021. 26 ago. 2021. Disponível em: <https://www.sbp.com.br/fileadmin/user_upload/23172c-Diretrizes-Consenso_sobre_Anemia_Ferropriva.pdf>. Acesso em: 21 dez. 2023.

SCHAPER, N. C. et al. **Diretrizes práticas sobre a prevenção e o tratamento da doença do pé relacionada ao diabetes**: atualização IWGDF 2023. 2023. Disponível em: <https://www.saude.ba.gov.br/wp-content/uploads/2023/05/IWGDF-2023-TRADUZIDO-Practical-Guidelines-1-1_230516_145830.pdf>. Acesso em: 23 fev. 2024.

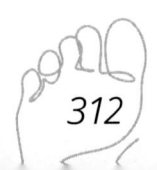

SEBRAE – Serviço Brasileiro de Apoio às Micro e Pequenas Empresas. **6 passos para abrir seu novo negócio.** 24 fev. 2024. Disponível em: <https://sebrae.com.br/sites/PortalSebrae/sebraeaz/6-passos-para-iniciar-bem-o-seu-novo-negocio,a28b5e24d0905410VgnVCM2000003c74010aRCRD>. Acesso em: 26 fev. 2024.

SEBRAE – Serviço Brasileiro de Apoio às Micro e Pequenas Empresas. **Propósito e valores que influenciam o consumidor do mercado de beleza.** 24 ago. 2023. Disponível em: <https://sebrae.com.br/sites/PortalSebrae/artigos/proposito-e-valores-que-influenciam-o-consumidor-do-mercado-de-beleza,36e1fd9430c46810VgnVCM1000001b00320aRCRD>. Acesso em: 14 ago. 2024.

SILVA FILHO, P. J. da. et al. Prevalência e fatores associados à doença arterial periférica em pessoas com diabetes tipo 2. **Fisioterapia em Movimento**, v. 34, e34122, 2021. Disponível em: <https://www.scielo.br/j/fm/a/FvZdksQswTXXdKGbdKPTJzG/?format=pdf&lang=pt>. Acesso em: 21 dez. 2023.

SILVA, A. R. da. **Aromaterapia em dermatologia e estética.** São Paulo: Roca, 2004.

SILVA, G. C. I. et al. Deficiência de vitaminas e sais minerais: papel da tecnologia na prevenção da saúde: uma revisão integrativa. **Research, Society and Development**, v. 9, n. 10, e4129108700, 2020. Disponível em: <https://rsdjournal.org/index.php/rsd/article/download/8700/7748/122280>. Acesso em: 12 mar. 2024.

SILVA, G. M. da. Baixa ingestão de fibras alimentares em idosos: estudo de base populacional ISACAMP 2014/2015. **Ciência & Saúde Coletiva**, n. 26 (Supl. 2), p. 3865-3874, 2021. Disponível em:<https://www.scielo.br/j/csc/a/RSNgCVHnrgnZQry79DmKbmx/?format=pdf&lang=pt>. Acesso em: 21 dez. 2023.

SILVA, S. L. et al. Onicomicoses por fungos do gênero Candida: uma revisão de literatura. **Research, Society and Development**, v. 9, n. 8, e560985771, 2020. Disponível em: <https://rsdjournal.org/index.php/rsd/article/download/5771/5158/28393>. Acesso em: 26 fev. 2024.

SOCIEDADE VEGANA. **Veganismo.** 26 set. 2011. Disponível em: <http://sociedadevegana.org/textos-fundamentais/veganismo/>. Acesso em: 21 dez. 2023.

SOUSA, J. di P. dos S. et al. Óleos vegetais como promotores de permeação cutânea em formulações tópicas e transdérmicas de anti-inflamatórios: uma revisão integrativa. **Research, Society and Development**, v. 10, n. 12, e541101220308, 2021. Disponível em:<https://rsdjournal.org/index.php/rsd/article/download/20308/18523/251915>. Acesso em: 21 dez. 2023.

SOUZA, A. de M. et al. Impacto da redução do teor de sódio em alimentos processados no consumo de sódio no Brasil. **Cadernos de Saúde Pública**, Rio de Janeiro, n. 32, v. 2, e00064615, fev. 2016. Disponível em: <https://www.scielo.br/j/csp/a/gZHRXDvcyvH9LMZgmkwXQVs/?format=pdf&lang=pt>. Acesso em: 21 dez. 2023.

TANIGUCHI, M. **Você é dono de potencialidade infinita**. 5. ed. São Paulo: Seicho-No-Ie do Brasil, 2012.

TEIXEIRA, M. J. et. al. Dor nos membros inferiores. **Revista de Medicina**, São Paulo, n. 80, p. 391-414, 2001. Disponível em: <https://www.revistas.usp.br/revistadc/article/viewFile/70001/72647>. Acesso em: 21 dez. 2023.

TOLFO, S. da R.; PICCININI, V. Sentidos e significados do trabalho: explorando conceitos, variáveis e estudos empíricos brasileiros. **Psicologia & Sociedade**, n. 19, ed. esp., p. 38-46, 2007. Disponível em: <https://www.scielo.br/j/psoc/a/GnLRwtX3KcddXXjnJ8LgRWy/?lang=pt>. Acesso em: 21 dez. 2023.

TORQUATTO, E. F. B. et al. **Estratificado pavimentoso queratinizado**. 2016. Disponível em: <http://projetos.unioeste.br/projetos/microscopio/index.php?option=com_phocagallery&view=category&id=31&Itemid=113>.Acesso em: 12 mar. 2024.

TRUPPEL, A.; MARAFON, H. C.; VALENTE, C. Argiloterapia: uma revisão de literatura sobre os constituintes e utilizações dos diferentes tipos de argila. **Revista Faz Ciência**, v. 22, n. 36, p. 143-163, 2020. Disponível em: <https://e-revista.unioeste.br/index.php/fazciencia/article/view/24828>. Acesso em: 21 dez. 2023.

WHO – WORLD HEALTH ORGANIZATION. **Global Report on Diabetes**. 2016. Disponível em: <https://apps.who.int/iris/bitstream/handle/10665/204871/9789241565257_eng.pdf> Acesso em: 21 dez. 2023.

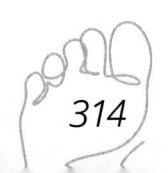

# Respostas

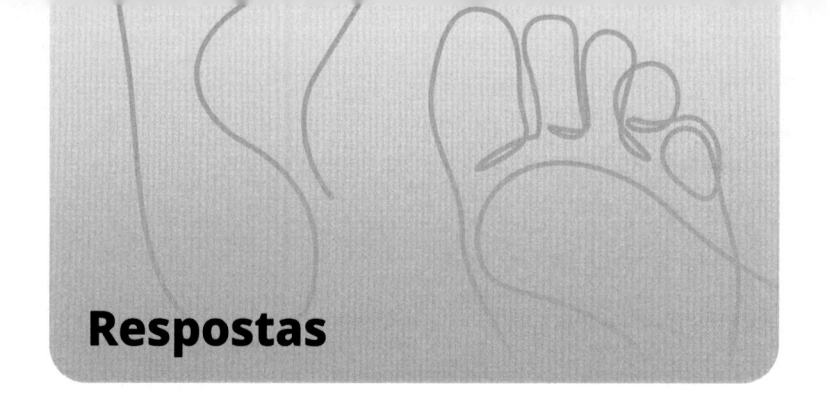

## Capítulo 1

*Questões para revisão*

1. b
2. e
3. d
4. Atividades técnicas e gerenciais que, idealizadas e executadas de forma ordenada, inter-relacionadas e voltadas para resultados, fazem uso de materiais e informações para gerar produtos e serviços requeridos pelos clientes.
5. A podologia proporciona diversos benefícios à saúde humana. Além de propiciar bem-estar e melhora na qualidade de vida, pode salvar vidas, já que trata infecções que poderiam evoluir para uma sepse, controla quadros de psoríase, corrige alterações anatômicas, orienta, educa, previne e trata. A podologia ajuda outros profissionais da área da saúde a tratar feridas e salvar pé diabético, por exemplo. Todas essas e outras patologias podem oferecer riscos à saúde e à vida humana.

## Capítulo 2

*Questões para revisão*

1. O pé é dividido em três partes:
   - Retropé: é composto de tálus e calcâneo. A articulação entre o tálus e o calcâneo é denominada *subtalar*.
   - Mediopé: é composto de navicular, cuneiformes e cuboide. A principal articulação é dos ossos naviculares (mediopé) com o tálus e o calcâneo (retropé), a articulação talocalcâneonavicular.
   - Antepé: é composto de metatarsos e falanges. A articulação entre o mediopé e o antepé denomina-se *tarsometarsal*.

2. A pele é responsável por funções vitais e é a melhor e primeira barreira de defesa do corpo humano contra agressões/traumas e infecções de agentes externos, como bactérias e vírus; protege contra a desidratação através do filme ou manto hidrolipídico; controla a temperatura do organismo; apresenta funções sensoriais, como tato, pressão, frio, calor e dor; promove o controle do fluxo sanguíneo e de funções metabólicas, a exemplo das reações de síntese da vitamina D; protege contra as radiações nocivas do sol e absorve a luz ultravioleta.
3. d
4. d
5. a

## Capítulo 3

*Questões para revisão*

1. Podologia clínica, podopediatria, podogeriatria, podologia esportiva, podologia laboral e atendimento especializado ao pé de risco e diabético.
2. As unhas dos idosos apresentam crescimento lento, são grossas, duras, com coloração amarelada.
3. b

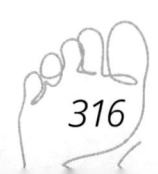

4. e
5. e

## Capítulo 4

*Questões para revisão*

1. Constituem um grupo de diversos distúrbios clínicos e subclínicos que acometem o sistema nervoso periférico (SNP) em decorrência do diabetes mellitus; podem afetar todos os neurônios autonômicos, sensitivos e motores.
2. Atrofia os pés, causando deformidades, como desabamento dos metatarsos, dedos em garra e elevação acentuada do arco longitudinal plantar (artropatia de Charcot).
3. c
4. a
5. c

## Capítulo 5

*Questões para revisão*

1. É referência para o rastreamento da doença arterial obstrutiva periférica (DAOP), pois detecta tanto os casos sintomáticos como os assintomáticos.
2. O ITB direito é obtido dividindo-se a maior pressão do MID (dorsal do pé ou tibial posterior) pela maior pressão nos MMSS (braço direito ou esquerdo). O ITB esquerdo é obtido dividindo-se a maior pressão do MIE (dorsal do pé ou tibial posterior) pela maior pressão nos MMSS (braço direito ou esquerdo). Deve ser usada a medida de PA de somente um dos braços.
3. d
4. e
5. d

### Capítulo 6

*Questões para revisão*

1. Um cosmético natural deve conter 95% das matérias-primas de origem natural. Os outros 5% podem ser substâncias sintéticas listadas pelas certificadoras, desde que não constem na lista de matérias-primas proibidas para cosméticos naturais.
2. Cosméticos *cruelty free* são aqueles livres de crueldade animal, que não foram testados em animais durante qualquer fase de seu desenvolvimento. Podem conter ingredientes de origem animal. Se o cosmético for livre de testes em animais e não contiver ingredientes de origem animal, apenas de origem vegetal, então será *cruelty free* e vegano.
3. a
4. c
5. b

# Sobre a autora

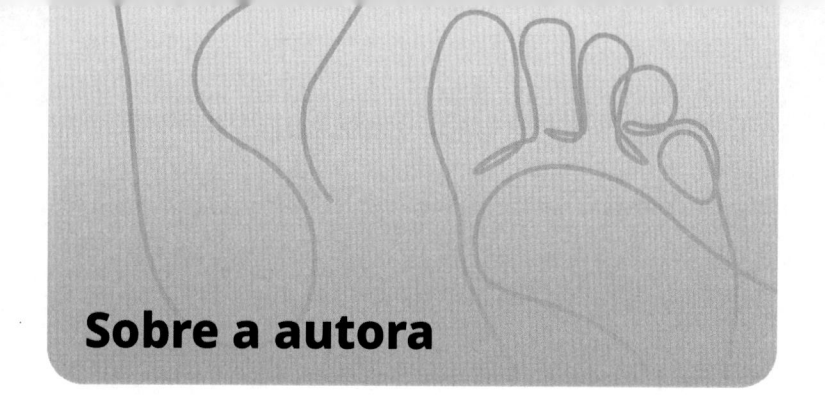

**Rozelia da Aparecida da Silva**

É pós-graduada em Docência do Ensino Superior (2018) pelo Centro Universitário Filadélfia (UniFil), em Estratégias Ortomoleculares (2020) pela Faculdade de Tecnologia de Rondônia e em Cosméticos Naturais, Orgânicos, Veganos e Sustentáveis (2021) pela Faculdade Unyleya; extensão acadêmica em Aromatologia (2021) pela Faculdade de Ciências Administrativas e de Tecnologias (Fatec); graduada em Podologia (2017) pelo UniFil; e técnica em Podologia (2014) pela Futura Educação Profissional. Também é capacitada em Pés Diabéticos (2013) pela Fundação Pró-Renal de Curitiba/PR. Fez cursos de aperfeiçoamento em Podoposturologia, Baropodometria e Palmilhas Proprioceptivas (2018) pela Faculdade Inspirar e em Bandagem Elástica Biomecânica (2017) pela Podoslife. Cursa Perfumaria Botânica pela Natural Perfume Academy. Atua como professora universitária e palestrante. É proprietária da Santopé Podologia™ e fundadora da marca DAHO Biocosméticos™.

**Impressão:**

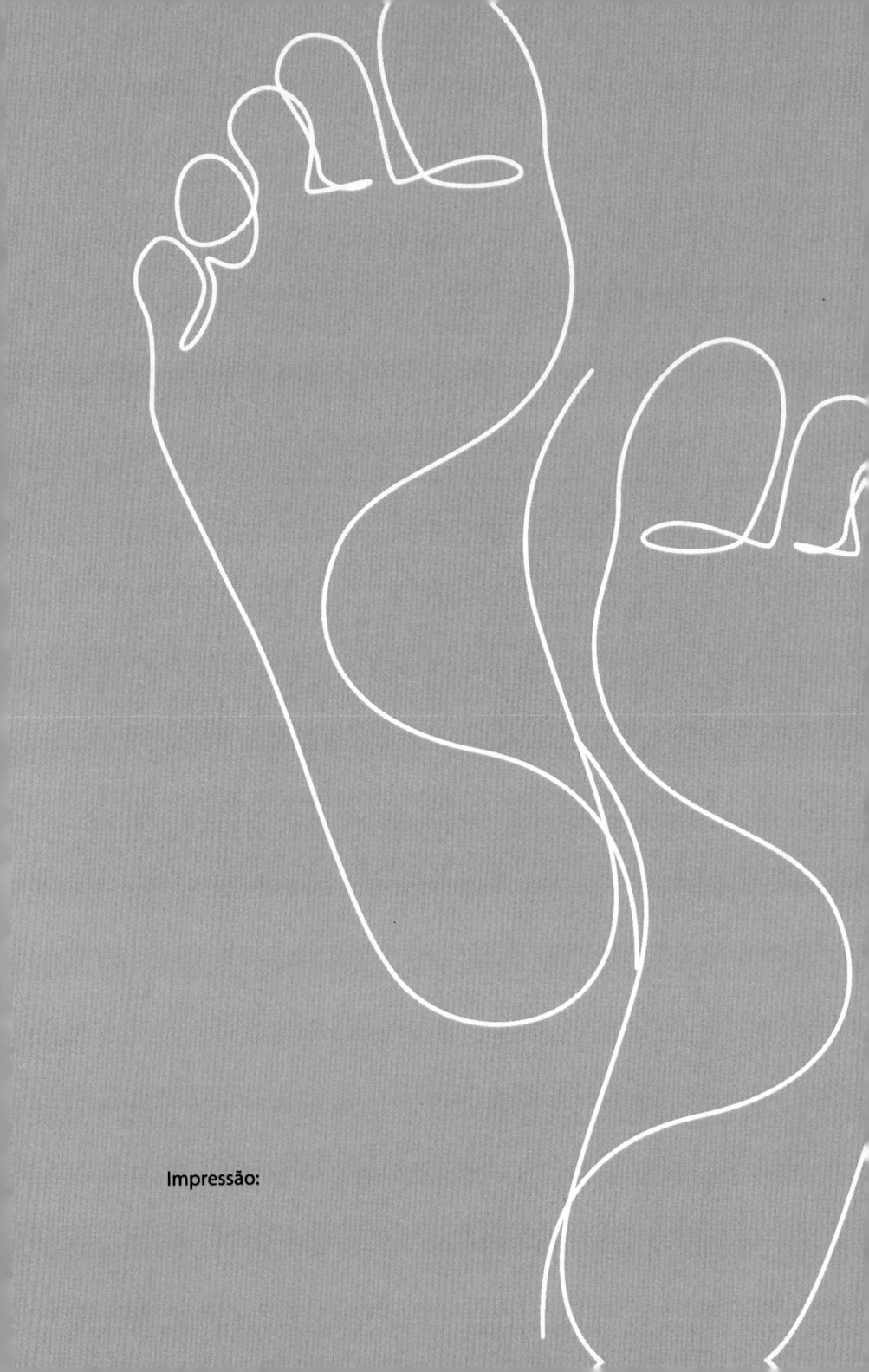